河南省中医药科研参考手册

河南省卫生健康委员会
河 南 省 中 医 管 理 局 主编

河南科学技术出版社
.郑州.

图书在版编目（CIP）数据

河南省中医药科研参考手册 / 河南省卫生健康委员会，河南省中医管理局主编. —郑州：河南科学技术出版社，2022.12

ISBN 978-7-5725-0998-8

Ⅰ. ①河… Ⅱ. ①河… ②河… Ⅲ. ①中国医药学—科学研究工作—河南—手册 Ⅳ. ①R2-62

中国版本图书馆CIP数据核字（2022）第236478号

出版发行：河南科学技术出版社

地址：郑州市郑东新区祥盛街27号　　邮编：450016

电话：（0371）65737028　65788613

网址：www.hnstp.cn

责任编辑：马晓薇

责任校对：牛艳春　丁秀荣

整体设计：中文天地

责任印制：朱　飞

印　　刷：河南省环发印务有限公司

经　　销：全国新华书店

开　　本：720mm×1020mm　1/16　印张：27.75　字数：490千字

版　　次：2022年12月第1版　　2022年12月第1次印刷

定　　价：83.00元

本书编写人员名单

主　编　阚全程　张智民　张若石　张健锋

副主编　姬淅伟　李建生　李素云　徐立然
朱　光　赵　旭　袁晓宇　白　颖
任孝德

编　委（按姓氏笔画排序）

马秋玲　王　振　王丹丹　王庆丰　王慧森
毕　倩　刘卫红　刘会娟　孙　武　杜冰罂
李更生　杨艳梅　汪　坤　张雪琳　陈建设
邵明义　罗石任　金靖谊　赵心蕊　郭继峰
符　宇　梁瑞峰　韩　宇　韩　亮　程　芳

序

中医药为中华民族的繁衍昌盛作出了重要贡献。随着我国人民群众日益增长的健康需求和科学技术日新月异的发展，中医药科技创新不足制约了中医药服务能力和产业发展，提升科技创新能力，促进中医药传承与创新发展是亟待解决的关键问题。

《河南省中医药科研参考手册》是河南省卫生健康委员会中医处组织全省优秀的中医科研一线专家编撰的手册，内容丰富，形式新颖，理念创新，是一部优秀的科研方法指导书籍，体现了中医药科研在新进展、新方法和新趋势上的探索。该书包括基础篇、管理篇，并以附录的形式收录了相关政策关件，既有中医药科学研究相关专业知识，也有涉及科研管理和科技政策相关内容，受众群体主要为临床科研一线工作人员、科研管理人员和中医药学研究生等。该书形式新颖，通篇以问题为导向，采用问答的形式，简明扼要，易于理解。

希望《河南省中医药科研参考手册》的出版能够为中医药人才的培养、中医药研究能力提高、科研促进临床服务能力持续提升起到积极的推动作用。

前 言

中医药学是中华民族的伟大创造，是中国古代科学的瑰宝，也是打开中华文明宝库的钥匙，为中华民族繁衍生息作出了巨大贡献，对世界文明进步产生了积极影响。党和政府高度重视中医药工作，将中医药定位为独特的卫生资源、潜力巨大的经济资源、具有原创优势的科技资源、优秀的文化资源和重要的生态资源，强调了中医药在我国经济社会发展中的地位作用。2019 年 10 月 20 日，为深入贯彻习近平新时代中国特色社会主义思想和党的十九大精神，认真落实习近平总书记关于中医药工作的重要论述，促进中医药传承创新发展，中共中央国务院提出《关于促进中医药传承创新发展的意见》。2020 年 4 月 9 日，为深入贯彻落实习近平总书记关于中医药工作的重要论述，充分发挥中医药在健康中原建设和保障人民健康中的作用，加快建设中医药强省，结合我省实际，中共河南省委、河南省人民政府出台《关于促进中医药传承创新发展的实施意见》。2021 年 5 月 12 日，习近平总书记在南阳市开展考察调研时指出：要做好守正创新、传承发展工作，积极推进中医药科研和创新，注重用现代科学解读中医药学原理，推动传统中医药和现代科学相结合、相促进，推动中西医药相互补充、协调发展，为人民群众提供更加优质的健康服务。

河南是中医药大省，有着深厚的中医药根基和丰富的中医药资源，全省中医药工作者必须紧紧抓住科技创新这一关键要素，深入挖掘我省中医药宝库中的精华，充分发挥张仲景学术思想的独特优势，适应新需求，开展新实践，形成新特色，做出更多原创发现，取得更多原创成果，提升中医药服务河南经济社会发展的贡献率和显示度。近年来，全省中医系统紧紧围绕中医药强省目标，坚持以发展为主题，以提升为主线，深入贯彻“五大发展理念”，不断总结探索中医药科研工作的客观规律，优化科技创新环境，激发科技创新活力，改善科技创新条件，加强学术交流合作，努力为优秀人才成长创造适宜环境，我省中医药科技创新工作进步明显，呈现出了好的态势，在科研平台建设、学科建设、课题立项、科研成果、论文和专利等方面都取得了新的进展。

为进一步提高中医、中西医结合临床医生、基层科研人员及科研管理人员的科研设计的能力和水平，促进科研成果转化，河南省卫生健康委员会中医处组织编撰了《河南省中医药科研参考手册》。本书初稿完成于2017年，旨在为省内中医药科研工作者提供一本介绍科研方法和项目申报、执行、结题验收的指导手册。全书以问题为导向，采用问答的形式，简明扼要，易于理解，作为内部资料供省内中医科研工作者参考使用，受到广大读者一致好评，普遍反映该书内容全面、重点突出、脉络清晰、实用性强。有鉴于此，编委会坚持采用原有编写原则：坚持实用、简洁的结构；坚持介绍成熟方法和理论的同时，注意介绍最新的概念、方法和理念；坚持以解决临床问题为出发点，注重解决临床问题的思路和方法。本手册共分为两部分，第一部分为基础篇，包含七章，主要介绍了科研基本概念，实验基础与应用，药学基础研究与应用，临床研究设计、实施，中医药传承、文献、伦理与质控，统计分析等相关问题；第二部分为管理篇，介绍了科研项目立项、执行、验收、成果奖励与转化，科研经费、论文论著、平台建设、团队建设、相关规范等内容。附录更新了近年来正在使用的科研经费、规范、经典名方等相关文件。

由于中医药的自身规律，中医药科研是个比较特殊的领域，与西医药研究有着很大的不同。按照习近平总书记指示的“遵循中医药规律，传承精华，守正创新”精神，中医药科研完全实现符合自身规律的标准和评价体系还有很长的路要走。希望这本手册能启发思路，抛砖引玉，当然也乐见争鸣甚至批评，通过思想的碰撞，产生更能体现规律，更符合中医药理论特点的研究方法、研究手段。让中医药通过科研创新实现更高质量的发展，更好服务于健康中国、健康中原。

编者

2021年10月

目录
CONTENTS

第一部分　基础篇

第一部分　基础篇

中医药反映了中华民族对生命、健康和疾病的认识，是具有悠久历史传统和独特理论及技术方法的医药学体系。中医药科研的基本任务是阐明中医药治疗疾病的机制，寻求防病治病的方法，提高医疗水平，增进人类健康。本部分对中医药科研进行了概述，对临床研究设计、中医药传承、中医药实验基础与应用研究、中药学研究、中医药临床研究质量控制与伦理原则等涉及的问题进行回答，对中医药研究常用统计方法进行详细介绍。

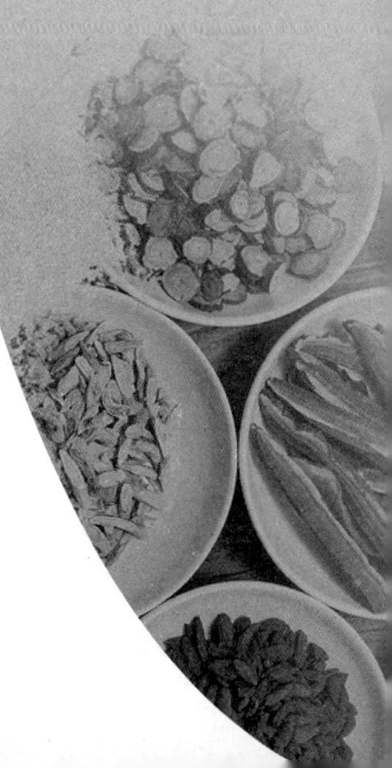

第一章　中医药科研概述

1.1 什么是科学研究与医学科学研究

科学研究是指运用科学的方法，探索未知现象，揭示客观规律，创造新理论、新技术、开辟知识应用新领域的智力性劳动。主要特征有：①探索性与创新性。②继承性和积累性。科学研究工作必须建立在科学的方法和知识基础上，而这些方法和知识是人们通过大量的科学研究积累、发展形成的。利用了这些方法和知识，体现了科学研究的继承性，同时在新的科学研究中的创新，也为科学的发展积累了知识。

医学科学研究简称医学科研，是在医学基础理论的指导下，围绕人类身心健康，对尚未研究或尚未深入研究的健康相关事物、现象进行探讨，旨在揭示矛盾的内部联系与客观规律，从而比较客观、正确地提出新观点、新理论和新技术，并对其进行评价。它是提高对疾病、健康的认识和比较各种医疗保健方法效果的重要途径，其目的是为改进医疗和保健措施等提供科学依据。

1.2 医学科学研究类型有哪些，按学科性质分类有哪几种

医学科学研究有多种不同的分类方法。①按照科技活动类型：基础研究、应用研究和临床研究。②按照研究方法：观察性研究、试验性研究、理论性研究。③按照试验场所：实验室研究、临床研究、人群研究。④按照研究的任务：纵向课题、横向课题、自选课题。⑤按照学科性质：基础医学、临床医学、预防医学、药学、中医学与中药学、中西医结合学等。⑥按照临床研究资料获得时间：前瞻性临床研究、回顾性临床研究等。

1.3 什么是基础研究、应用研究及临床研究

基础研究是指为了获得关于现象和可观察事实的基本原理的新知识（揭示客观事物的本质、运动规律，获得新发现、新学说）而进行的实验性或理论性研究，它不以任何专门或特定的应用或使用为目的。其成果以科学论文和科学著作为主要形式。

应用研究是指为获得新知识而进行的创造性研究，主要针对某一特定的目的或目标。应用研究是为了确定基础研究成果可能的用途，或是为达到预定的目标，探索应采取的新方法（原理性）或新途径。其成果形式以科学论文、专著、原理性模型或发明专利为主。

临床研究/临床试验是指任何在人体（患者或健康志愿者）进行的药物/临床干预措施的系统性研究，以证实或揭示试验药物/临床干预措施的作用、不良反应和/或吸收、分布、代谢及排泄，目的是确定试验药物或临床干预措施的安全性和有效性。

1.4 什么是前瞻性临床研究和回顾性临床研究

前瞻性临床研究（prospective study）是研究者根据选题和设计的要求而进行的研究。其特点是有明确的研究目的、周密的研究计划、合理的观察指标，并严格按设计要求详细记录临床资料，通过对这些资料的整理、归纳、统计、分析得出某一结论。研究随访的时间为从现在到将来某个时间，可以事先设计。

回顾性临床研究（retrospective study）是从以往临床工作积累的病例资料，选择某一时期同类临床资料进行整理、分析，以从中总结经验、找出规律、指导实践的研究，研究随访的时间为从过去某个时间点到现在，不能事先设计。

1.5 中医药科学研究及其常见类型有哪些

中医药科学研究是指探讨中医药学术知识的科学实践。主要目的是从中医药学的理论和实践出发，探索生命和疾病过程的规律，提高中医药防治疾病的疗效。一方面要对传统的中医药学理论和实践进行系统的整理，另一方面要在探索中获得创新和突破。

中医药科学研究常见类型主要包括：中医药文献研究、中医基础理论研究、中医临床研究、中医证候规范与标准研究、中药生物技术、病证结合研究、中药复方物质基础与药理研究、中药药性研究、针灸作用原理、基于中医临床大数据的知识发现、名老中医学术思想传承研究等。

例如方证相关性研究课题，从典型方证入手，应用现代科学方法和传统医学方法，开展方证相关性研究，证候在相应方药作用下的动态变化，并借以评价方药的疗效，揭示辨证论治规律的科学内涵；证候在相应方药的作用下有关微观指标的改变，并借以揭示证候的本质，探讨证候在结构、代谢、功能等方面的基础；从方证效的相关性中探讨方药作用的物质基础和机制；方药的不同配伍可能产生的对证候的不同影响，并借以探讨复方的配伍规律。通过系统的研究，进一步揭示证候的本质，推动辨证论治理论体系的发展和完善。

1.6 中医药科学研究的基本任务及方法有哪些

中医药科学研究在总体上可分为医学研究和药学研究两大门类，根据研究性质又可分为中医药基础研究、中医药临床应用研究和中药开发研究三类。

（1）中医药基础研究，研究的重点是病因、脏象、证候、治则、治法、方剂配伍规律等基础理论。研究以产生新观点、新学说，在理论方面的突破与创新以能够促进中医药学术水平的进一步提高为目标。

（2）中医药临床应用研究，研究的重点是：疑难病、病毒性疾病、常见病、多发病、重大疾病，因此，要充分发挥中医药对这些疾病治疗的优势和特色，研究开发创新点。研究应以产生新的治疗方法、新的治疗方案以及新的诊疗设备和新药为目标，促进中医药防治疾病水平的提高。

（3）中药开发研究，研究的重点是传统中药组方、药效物质基础、中药新药源、中药新制剂关键技术等，以产生新理论、新方法、新技术和创新中药为目标，促进中药合理广泛应用。

中医药科学研究的基本步骤：提出问题、思路与假说、拟订计划与设计实（试）验、进行实（试）验与收集证据、分析与论证、评估、总结、交流与推广。

1.7 中医药科学研究的思路与常用方法有哪些

中医药科学的思维方式多是形象思维，研究方法多见观察法、直觉领悟，“观物取象”“ 取象比类”等。它把人看作自然和社会中的人，人的健康和疾病与自然和社会相关。它认识疾病，面对“患者”，从整体来认识病证；诊断上“以外揣内”，治疗上针对个体辨证论治，这就形成了中医主张的“天人合一”、整体性、辨证性等固有的优势和特点，中医学的思维和理论有先进性，在临床治疗上有特色。但是由于历史条件限制，大多数定性内容没有足够的定量分析的支持，宏观层次的认识缺少微观层次的基础，需要吸收现代科学技术知识和成就，以揭示中医理论的辨证论治和治病用药规律，提高临床疗效。

中医基础理论的形成和发展过程与古代哲学思想的渗透、长期的实践观察和医疗经验的积累密切相关。中医学从整体、运动的观念出发去认识和解决医学问题颇具优势和特色。但是也应该看到，中医基础理论不仅包括中医学的基本概念、原理、规律，也包括具有理性思维特征的学说观点，因此，在某些学术概念上尚缺乏科学的规范，文字表达上还带有学术流派和各家学说的特征。所以注重深化对中医基础理论学术源流的研究，系统整理、科学界定中医理论基本概念的学术内涵和外延，探讨该理论的临床指导意义，为中医基础理论的规范化、标准化研究提供文献理论依据。

中医理论主要以东方的哲学思想与丰富的临床实践为理论源泉，将阴阳、五行等哲学概念引入其体系，用来说明人体组织结构的相对关系，功能活动的产生机制和疾病的发生发展规律，药物性味、配伍等，从而指导临床的诊断和治疗，具有整体性、宏观性、系统性、辨证性和全息性的特征。由于中医药理论体系的宏观性、整体性，在治疗上又重视个体化，因此，给中医药基础研究带来复杂性，单纯应用微观分析似乎也难以解决。故不仅需要有选择地吸取当代生命科学和生物医药的最新成果，而且要十分重视借助信息科学、应用数学、物理学、化学、天文地理学等的新理论、新技术，通过多学科的相互渗透、相互交叉，以促进中医药理论在继承的基础上创新，更有效地指导临床实践，提高中医药的临床疗效。

辨证论治是中医诊疗的基本特色，对证处方是中医治疗的基本方法，是中医学的精华所在，沿用数千年。但是时代发展到今天，辨证论治的理念也暴露出一些缺点与不足，尤其在进行中医临床研究时会碰到许多困难。所以也有必要研究辨病论治，利用现代技术，明确复杂疾病特征，用中药进行治疗。也就是研究、融合或者借鉴现代医学对有关疾病的认识以及现代中药药理学的知识来合理应用中药进行治疗。

中药基础应重点开展中药四气、五味、升降浮沉和归经的研究，逐步揭示其科学基础。方剂配伍理论研究应结合常见证候，研究代表方剂的配伍规律和作用原理。对部分常用中药和方剂可采用传统和现代多学科的先进技术和方法，揭示主要药效物质基础及其作用机制。根据方药的功能主治和组方组成及方解开展药效学、药代动力学和作用机制研究。同时也应注重配伍禁忌研究。加强对有毒中药及其复方的药效作用原理和安全性基础研究。现代药理药效的动物模型与量化分析的先进检测技术为中药研究提供了新发展。但必须看到中药之所以有效，往往不是直接作用于病原体，而是诱导机体内源性活性物质的产生而发挥治疗效果。如现已发现有些中药的多糖化合物能诱导机体内源性活性物质干扰素与白介素等细胞因子而起作用。因此，研究与中医药临床适应证相一致的药效学动物模型也是中药评价研究迫切需要解决的难题。

运用新理论、新技术的目的不仅是为了证明中医药学具有现代科学内涵，更重要的是发现人体中目前尚未了解的“暗箱”内容，使中医药在原有的基础上更上一层楼，同时也促进当代生命科学的发展。采用“病证”结合，辨证与辨病相结合进行临床实验研究是目前常用的方法，比较符合临床实际。辨证论治要强调抓住主证，照顾兼证，有规律地随证加减。影响临床辨证可靠性的因素是辨证标准和四诊规范性，通过文献整理和临床流行病学调查对证候的核心特征进行规范化研究，引进现代科学和人工智能等技术，结合临床建立科学的证候评估方法。同时积极创造条件，对原有研究基础较好的证候指征开展表观遗传学、基因组学及蛋白组学的探索性研究。

1.8 中医药科学研究的选题原则与要求有哪些

中医药科研能否立项、能否取得成果，关键在于选题是否切合实际、是否符合中医药发展的要求，设计是否科学合理、可行性强。中医药科研选题常遵循的要求与原则如下。

（1）研究假说要求：这是科研选题的核心环节，在初步确定了选题之后，要对准备研究的问题进行思考，依据已掌握的理论和事实形成一个解决问题的设想或思路，这就需要建立科学假说。然后根据思路假说来设计实验，进行研究，以便验证、修改或完善假说，甚至使研究假说上升为理论或应用基础。

（2）研究方法要求：既要有文献研究、临床观察的中医研究方法，又要运用现代科研设计和实验研究的方法；既要符合中医的基本理论，又要经得起现代科学技术研究的验证。对较大型的临床研究设计要求符合随机、对照、盲法、大样本、多中心五项指标等。

（3）实验技术要求：要避免高新技术指标堆积，科研设计选择的技术指标要和研究目标与内容密切相关，不能犯大量技术指标平行堆积的错误。选择技术指标时，能说明问题即可，对疑难复杂问题的研究，应有不同层次、不同方面的验证，还要充分考虑实验条件、研究组成员的专业结构和时间周期的要求。

（4）需求性原则：选题必须从国家经济建设和社会发展的需求出发，面向临床，面向生产，面向服务，要贯彻“统观全局，突出重点，有所为，有所不为”的原则，理清中医药学面临的任务和挑战，针对当前及今后一段时间内中医药学对社会、经济和卫生健康事业的发展有重大影响的关键问题展开重点研究。

（5）创新性原则：创新是科研的灵魂，也是科研选题应当遵循的一条基本原则。创新的研究课题，是前人没有充分认识以及没有完全解决的问题，因而具有先进性和新颖性。创新性的体现不仅包括前人未研究过的课题，还包括在前人基础上进一步的深入、发展、补充及修正，在研究手段和研究深度上有突破和提高。

（6）科学性原则：科研选题来源于临床实践，有客观事实或合乎逻辑推理的科学理论做依据，不能主观臆想或凭空猜想。同时，在实验设计上要做到：选题具体而明确，实验设计类型选择正确，统计学设计合理，专业设计的研究因素、研究对象及观察指标的选择合乎研究目的的要求，设计规范严谨，技术路线清晰，方案具体可行，实验步骤合理，实验方法先进。

（7）可行性原则：选题要从实际出发，结合本人专业和研究团队特点，在规定的时间内能得出阶段性成果，要科学设计技术路线和研究方法，根据课题要达到阶段目标，制定科研方法与步骤，充分考虑研究的支撑条件，在项目规定的时间内，明确定性与定量指标，拟能取得比较明确的阶段性成果。

第二章　中医药临床研究设计与实施

2.1 中医药临床研究如何选题

选题是临床研究的起始步骤，是科研重要环节，关系到研究的成效。选题的科研思路的目的性要明确，要注重实用性；要有先进性，即创新性，这是科研的核心和灵魂；还要有科学性和可行性。中医药选题的途径有以下几个方面：国家招标课题，在临床实践中找项目，在文献中找项目。临床研究选题的原则是以中医药为研究对象，是中医药、中西医结合防治疾病的临床研究。

2.2 临床研究题目包括的内容有哪些

临床研究题目应体现一个假说，包含三部分内容：观察对象（研究对象）、采用方法（研究因素）、观察指标（试验效应）。如六味地黄丸（研究因素）对肾阴虚型消渴病（研究对象）血糖（试验效应）的影响。

2.3 中医临床研究项目分类有哪些

（1）中医临床类：中医内科、中医外科、中医骨伤科、中医妇科、中医儿科、中医眼科、中医耳鼻喉与口腔科、中医肿瘤科、中医老年病学、中医针灸、推拿按摩研究。

（2）中药类：中药资源、中药鉴定、中药药效物质、中药药效评价、中药炮制、中药制剂、中药药性理论、中药代谢与药代动力学、中药药理、中药毒理等研究。

（3）中医养生与康复、中医护理、健康管理技术的临床研究。

（4）影像、检验、心电等诊疗技术的中医临床应用。

（5）中医药仪器、器械、设备的研究。

（6）智能穿戴、人工智能、5G传输、大数据等现代新技术在中医临床中的应用。

其他类别尚有：

（1）中医药理论传承与创新：选择与重大疾病、慢性疾病密切相关的基本证候，系统梳理该证候的历史沿革，结合临床开展证候形成研究、证候的辨证要素、证候要素结合和辨证规范化研究，明确辨证规范，建立证候诊断标准，并开展大样本临床流行病学验证，总结临床应用规律，探讨现代生物学基础，探索中医辨识新方法。

（2）中药复方或组分配伍理论与应用研究：选择临床长期应用且有一定基础的经典名方或大品种（《中国药典》收载），诠释中药配伍作用和量效关系的现代科学内涵。整合运用多学科方法开展复方配伍理论和优化技术研究，以增效减毒为目标，以相互作用为核心，突破中药复杂体系，解析关键技术，形成中药复方或组分配伍应用方案及技术规范，并形成中药配伍和量效关系研究模式，为中药复方重大新药创制和经方优化提供方法支撑。

（3）名老中医和民间医药的现代传承研究：围绕中医临床经验传承的需求，研究建立中医临床信息采集、数据处理、结局评估与随访，以及数据管理与分析利用等模块，形成智能化中医传承信息系统；建立以中医知识库、名老中医知识图谱为基础的个性化知识体系，形成基于名老中医经验的辨证论治辅助决策支持系统；构建多功能的中医传承服务平台，为提升基层青年中医临床诊疗服务水平提供支撑。所构建的中医传承平台经一定数量的临床传承研究验证。

（4）河南省中医文化研究：全面深入细致地开展中医文化的普查工作，研究河南省中医的历史沿革，挖掘整理中医历代传人的有关文献资料、学术贡献、医患佳话、民间传说等，使河南省中医文化的传承脉络更加清晰，发掘其中蕴含的丰富学术价值、实用价值和文化价值，并使之发展创新，这具有重大的现实意义。

2.4 怎么选择中医药临床研究机构

首选各级中医院。也可选择经过中医药科研能力培训，具有中医药科研能力与设备设施，能够完成科研任务的其他医疗机构。河南省中医药科研专项对于涉及临床疗效评价和疾病防治方法研究的课题，除承担单位外，必须有两家以上三级医院参与协作。新药临床研究需在具有临床试验机构资质的单位进行，应具备临床试验所需的专业知识、培训经历和能力。

2.5 什么是临床试验，其分期有哪些

临床试验（Clinical Trial），指以人体（患者或健康受试者）为对象的试验，意在发现或验证某种试验药物的临床医学、药理学及其他药效学作用、不良反应，或者试验药物的吸收、分布、代谢和排泄，以确定药物的疗效与安全性的系统性试验。

药物临床试验分为Ⅰ期临床试验、Ⅱ期临床试验、Ⅲ期临床试验、Ⅳ期临床试验及生物等效性试验。根据药物特点和研究目的，研究内容包括临床药理学研究、探索性临床试验、确证性临床试验和上市后研究。

Ⅰ期临床试验：初步的临床药理学及人体安全性评价试验。观察人体对于新药的耐受程度和药代动力学，为制定给药方案提供依据。

Ⅱ期临床试验：治疗作用初步评价阶段。其目的是初步评价药物对目标适应证患者的治疗作用和安全性，也包括为Ⅲ期临床试验研究设计和给药剂量方案的确定提供依据。此阶段的研究设计可以根据具体的研究目的，采用多种形式，包括随机盲法对照临床试验。

Ⅲ期临床试验：治疗作用确证阶段。其目的是进一步验证药物对目标适应证患者的治疗作用和安全性，评价利益与风险关系，最终为药物注册申请的审查提供充分的依据。试验一般应为具有足够样本量的随机盲法对照试验。

Ⅳ期临床试验：新药上市后应用研究阶段。其目的是考察在广泛使用条件下的药物疗效和不良反应。

2.6 中医药临床试验方案包括哪些内容

中医药临床试验方案设计的一般内容包括以下几方面。

（1）试验目的：进一步验证药物对目标适应证患者的治疗作用和安全性，评价利益与风险关系，最终为药物注册申请的审查提供充分的依据。

（2）病例选择：根据药物的处方组成，功能主治及临床预试验经验，参照《中药新药临床研究指导原则》或中医药行业标准，结合专业知识，以中医理论为指导确立所治病证。在确立中医病证的基础上，根据以下标准选择病例：诊断标准、中医辨证分型标准、中医病情分级标准、疾病分期、分型标准，并设病例纳入标准和排除标准，以保证入选病例的质量。

（3）试验方法：对照试验可以设盲也可以不设盲进行随机对照开放试验。对某些需比较长期治疗后疾病的死亡率或严重并发症的发生率等情况的药物，还应根据长期试验的要求进行详细的设计。基本的试验方法为随机对照试验法，根据试验药物的具体情况可采用合适的盲法。

试验病例数：依据预试验数据，根据观察指标（定量或定性），选择适当的统计学计算方法。

（4）治疗方法：详细说明治疗药物、对照药物的给药途径、给药方法、给药次数、疗程等。要明确除试验药物外，不得加用任何其他治疗同类疾病的药物或疗法。规定控制可变因素的措施，制定病情变化或加重或出现不良反应时停用试验药物或加用其他药物的标准。

（5）观察指标：包括一般检查项目、安全性指标、诊断性指标和疗效性指标。对中医症状要制定量化标准，尽量科学、可行。特殊试验检查项目，要说明试剂来源、仪器型号、类别、测试程序和方法等。作为多中心试验要明确质量控制的方法。需注明观察指标采集时间点。

（6）临床试验记录方法：全部病例均按方案要求观察，认真填写研究病历及病例报告表。病历及病例报告表作为原始记录，不得更改，做任何更正时不得改变原始记录，能采用附加叙述说明理由，列出参加临床试验的医师签名并注明日期。

临床试验中各种实验室数据均应记录，观察病例应将原始报告粘贴在病例报告表上。住院病例也可复制或复印后粘贴在病例报告表上。

在正常范围的实验室数据也应记录，对显著偏离或在临床可接受范围之外的数据须加以核实，由参加临床试验的医师做必要的说明。

（7）疗效判定：在中药新药的临床试验中、疗效判定主要有总疗效判定和证候疗效判定，应采用目前公认的疗效判定标准。对特殊的疾病，要进行特殊项目的疗效判定。疗效制定一般为四级判定标准：痊愈，显效，有效，无效。

（8）不良反应的观察：

1）不良反应的评价：一般采用五级标准确定不良反应与药物之间的关系：有关，很可能有关，可能有关，可能无关及无关。

2）不良反应记录与报告方法：对试验期间出现的不良反应，应详细记录其表现、严重程度、发生时间、持续时间、处理措施等，并在综合考虑合并用药的基础上，评价其与试验药物的相关性。制定出现不良反应时是否终止观察的标准，对因不良反应而停止观察的病例应追踪观察，详细记录其结果。明确规定若出现严重不良事件，研究者应立即对受试者采用适当的保护措施，并报告药政管理部门、申办者和伦理委员会。

（9）终止和撤除临床试验的标准：要明确规定终止临床试验的标准。有特殊原因不能坚持治疗者；试验中出现严重不良反应者；试验过程中出现严重的其他并发疾病；症状恶化，必须采取紧急措施者；非疗效原因，患者提出退出临床试验。

（10）数据处理与统计方法：说明数据是否采用计算机数据库进行管理。明确数据处理的方法，不同资料应采用不同的统计学方法，并说明所用统计软件名称。

（11）临床试验质量控制和质量保证。

（12）临床试验相关的伦理学内容，如伦理审查、知情同意、受试者《知情同意书》。

（13）其他：①试验病例的分配。若临床试验为多中心试验，要根据临床试验预期的进行、病种、病例来源确定临床试验单位数量。再根据各观察单位的情况，结合统计学要求确定各个单位的观察例数。②记录进行临床试验的场所，申办者的姓名、地址，试验研究者的姓名、资格、地址。

（14）参考文献：列出制订临床试验方案所参考的主要文献。

2.7 实验研究与试验研究的区别是什么，临床研究与临床观察的区别是什么

实验研究是验证性的，即通过实际对理论、方法进行验证，其结果是已知的。属于对已知的东西进行再认识的过程，不属于创新性的。比如对牛顿力学进行实验，对阿基米德定律进行实验等。而试验研究是试着进行实际验证，结果属于未知，去试着看。因此，探索未知的东西就得进行试验，看看结果如何，由于

论文往往是对试验的总结和描述，是未知的东西，故用试验研究的字眼而不是实验。

临床研究，人们用研究来检验疾病预防、筛检、治疗的方法能否改善患者生存质量。临床观察在医学或临床心理学中，对于特定的疾病诊断有一些判断的准则（症状或行为表现），这些症状或行为表现可以透过某些方式来获得，例如：检验、检查（抽血、X 光等）、心理测验。而临床观察主要是针对症状做观察了解，有些症状适合使用检验检查来确定，有些则需要透过临床观察来探究。临床观察所针对的应该是有诊断目的或医学相关议题的观察，所注重的应该是临床症状与疾病问题的呈现。

例如："少腹逐瘀汤对前列腺炎大鼠前列腺特异抗原的影响"，已知中药对前列腺炎大鼠前列腺特异抗原有调节作用，现观察少腹逐瘀汤对其是否有调节作用，故是实验研究。而"少腹逐瘀汤对前列腺炎患者尿流率的影响"，没有既往研究观察少腹逐瘀汤对前列腺炎患者尿流率是否有改善，先试着去观察，故是试验研究。

2.8 临床科研设计的关键要素是什么

任何一项研究总要包括受试对象、处理因素、观察指标或效应指标三个基本要素，随机对照试验研究设计时应遵照对照、随机和重复、均衡的原则。

2.9 中医药研究对象、干预方法、措施如何选择

中医药研究对象的选择应能按照中医理论指导下进行疾病诊断、证候诊断和疗效评价。其干预方法、措施的选择，根据不同的科研设计类型，结合中医临床经验、现代医学理论和动物实验进行选择，采用适宜的中医药方法，如中药、针灸、推拿、导引等，不能脱离中医理论的指导。

2.10 什么是随机对照试验

随机对照试验（randomized controlled trial，RCT）是一种对医疗卫生服务中的某种疗法或药物的效果进行检测的手段，常用于医学、生物学、农学。随机对

照试验的基本方法是，将研究对象随机分组，对不同组实施不同的干预，以对照效果的不同。具有能够最大限度地避免临床试验设计、实施中可能出现的各种偏倚，平衡混杂因素，提高统计学检验的有效性等诸多优点，被公认为是评价干预措施的金标准。

2.11 RCT临床研究的基本原则是什么

RCT研究的临床试验必须遵循对照、随机和重复的基本原则，这些原则是减少临床试验中出现偏倚的基本保障。临床研究尚需遵循GCP（《药物临床试验质量管理规范》）、IRB（伦理委员会）、知情同意的规范。

2.12 什么是随机，随机的目的和方法是什么

随机是临床科研的重要方法和基本原则之一，指在抽样或分组时，每个研究对象都不受研究者或研究对象主观因素的影响，机会均等地被抽取或分配到某一组。在科研设计中，随机方法包括两种形式。

1. 随机抽样　指被研究的对象从被研究的目标人群中选出，借助于随机抽样的方法，使目标人群中的每一个体都有同样的机会被选择作为研究对象。

2. 随机分组　将随机抽样的样本（或连续的非随机抽样的样本）应用随机化分组的方法，使其都有同等机会进入“试验组”或“对照组”接受相应的试验处理。

随机是减少选择性偏倚和混杂偏倚的有效方法，随机的目的是使组间的若干已知的或未知的影响因素基本一致，使能被测量和不能被测量的因素基本相等，平衡了混杂因素，减少了偏倚的干扰，增强组间的可比性。

2.13 临床研究如何随机

临床试验中应用的随机方法通常有以下几种：

1. 简单随机　有抛硬币法、抽签、查随机数字表、应用计算机或计算器随机法。根据计算机所产生的随机数字或统计学教科书中的随机数字表更常用。

2. 区组随机　比较适合临床科研中入选患者分散就诊的特点。根据研究对象

进入试验时间顺序，将全部病例分为数相同的若干区组，每一区组内病例随机分配到各研究组，以避免两组间人数差异过大。

3. 分层随机　为了减少重要的预后因素可能在两组分布不均匀，或者研究在不同的中心进行，可以根据预后因素或中心分层，在每层内将患者随机分配到治疗组和对照组。

2.14 什么是对照，对照的目的是什么

对照指的是在研究的过程中，确立可供相互比较的参照组别。比较性研究是临床试验的重要方法。为了说明新药的疗效和安全性，必须选择一个可供参照、比较的对象，即对照药。设立对照药可以科学、定量地判断，受试者在疗效与安全性方面的获利有多少是来自试验药物。在临床试验中，习惯将接受对照药治疗的受试者人群称为对照组，接受新药治疗的受试者人群称为试验组。

对照的目的在于鉴别处理因素、非处理因素的差异，从而确认处理因素的真实效应。

2.15 中医药临床研究如何设置对照组

临床试验中常见的对照组设置有五种类型：安慰剂对照、空白对照、剂量对照、阳性药物对照和外部对照。前四种对照方式需要试验组和对照组来自同一个患者总体，并且随机地进入各组别。第五种外部对照受试者来自与试验组不同的患者总体，它只适合于一些特殊目的或特殊情况的试验。

保证各对照组间患者分布的均一性、基础情况的均衡性是对照临床试验取得科学结论的前提。对照可以是平行对照，或是交叉对照；可以是盲法，或是非盲法；同一个临床试验可以采用一个或多个类型的对照组形式，需视具体情况或试验目的而定。

对于中医药临床研究对照组的选择，应根据具体的科研设计类型、研究目的、中医病种、中医疗效评价方式、伦理考量等进行对照组选择。如队列研究，以干预因素与非干预因素（对照）分组。临床随机对照研究（RCT），对照组可设阳性药物对照组、安慰剂对照组、空白对照组等，单从研究效能来说，安慰剂对照、空白对照是效能最高的。

2.16 中医药临床研究的对照药物选择标准是什么

对于中医药临床研究选择阳性药物对照的，应采用公认、有效的已上市的中药或公认的经典方剂进行对照，两种药物应功效相似。

例如：对于某种中药治疗感冒的研究，可以选择安慰剂对照，也可以选择空白对照。对于某个方剂治疗心血瘀阻型胸痹的研究，可选择具有同样功效的已上市的复方丹参片或经典方剂血府逐瘀汤进行对照。

2.17 什么是盲法，盲法的目的是什么

在临床试验中，如果试验的研究者或受试者都不知道试验对象分配所在组，接受的是试验措施还是对照措施，这种试验方法称为盲法试验。盲法还用于对研究资料的分析与报告。

盲法是为了有效地避免干预实施过程及统计过程来自受试对象、研究者、统计人员的偏倚。

2.18 中医药临床研究如何设盲

盲法试验可分为单盲法试验、双盲法试验和双盲双模拟法试验。单盲法试验是指医护人员不设盲，患者设盲，即试验药与对照药外观虽有区别，但患者不知哪种为试验药、哪种为对照药。单盲法由于药物外观有区别，医护人员无法设盲，因而不能排除医护人员的主观偏倚。双盲法试验的前提是能够获得外观与气味等均无区别的 A 与 B 两种药，医护人员与患者均不知 A 与 B 哪种是试验药或对照药。双盲双模拟法试验用于 A 与 B 两种药的外观或气味均不相同又无法改变时，可制备二种外观或气味分别与 A 或 B 相同的安慰剂，分组服药时，服 A 药组加服 B 药安慰剂，服 B 药组加服 A 药安慰剂，则两组均分别服用一种药物和另一种药物的安慰剂两种药，且外观与气味均无不同，患者与临床医生均无法区别。在盲法试验中，试验用药品的编码系统应当包括紧急揭盲程序，以便在紧急医学状态时能够迅速识别何种试验用药品，而不破坏临床试验的盲态。

因中药的外观、气味难以完全相同，中医药设盲较为困难。可选择的方法如：使用 1/10 浓度的研究药物、安慰剂加调色调味剂、保持同样的外形（片剂、

胶囊）等。

2.19 中医药临床研究目标有哪些，研究目标如何制订

研究目标包括阶段目标、最终目标、预期成果形式、成果水平、科学价值、社会经济效益及推广应用等内容。

研究目标的制订包括：阐述通过什么样的研究，要达成哪些预期的效果。在研究目标的表述中应注意不要把教育方针、培养目标或是工作目标作为研究的目标，应该扣住课题写目标。

比如：通过……的实验（实践）；完成……；探讨……问题；在……内容、方法、途径的研究上，形成协调的成果；构建……若干模式；提高……实效性；完善……操作指标。

中医药临床研究目标中，验证改善中医证候及疾病疗效是重要的目标，并辅以阐明作用机制。对于一些必须用确切的指标才能评价疗效的，首选临床检验检查指标，次选证候指标。

2.20 临床研究样本量如何确定

临床试验足够的样本含量是保证试验结论的可靠或试验可重复性的重要保证。足够的样本含量还可起到部分抵消混杂因素影响的作用，增强组间的可比性。样本含量计算主要与试验设计类型（差异性设计、优劣效设计、队列研究、生存分析等）、主要疗效指标数据类型、疗效差异大小、试验要求的精确度（假阳性、假阴性值），以及处理组和对照组比例、脱落率等多种因素有关，计算时应设置不同的参数，采用不同的计算公式。样本含量计算可运用 PASS、SAS 等专业软件计算。

2.21 研究期限如何制订

研究期限的制订主要根据课题管理机构招标指南要求，同时也要根据课题的性质与规模及主客观条件，确定研究完成的期限，有的课题及疾病的有效防治可能需要较长的时间方能获得科学结论，因此，时间设置可分阶段来制订，这要

按照具体的研究而定。

2.22 什么是安慰剂和安慰剂效应

安慰剂是一种“模拟药物”。其物理特性，如外观、大小、颜色、剂型、重量、味道和气味都要尽可能与试验药物相同，但不能含有试验药的有效成分。安慰剂效应又名伪药效应、代设剂效应，指患者虽然获得无效的治疗，但却“预料”或“相信”治疗有效，而让症状得到舒缓的现象。安慰剂效应于1955年由毕阙博士提出。与之相对应的是反安慰剂效应，即患者不相信治疗有效，可能会令病情恶化。安慰剂效应并不是由所服用的药物引起的，而是基于患者心理上对康复的期望。对此效应的大小，研究仍存在争议。

2.23 什么是临床疗效评价

临床疗效评价是用一定的标准评定药物对疾病的治疗效果。一般按病情改善程度分3级标准，即治愈、进步与失败；国内目前实行4级评定法，即痊愈、显效、进步与无效。对于个别无法评价疗效的病例，应说明情况，另列一项“不能评价”。

2.24 临床疗效指标的分类有哪些，中医药确定临床疗效指标的依据是什么

临床疗效指标分为主要指标、次要指标、复合指标、综合指标。

主要指标是能够为试验主要目的提供可信证据的最重要指标。次要指标是指与试验主要目的有关的附加支持指标，也可以是与试验次要目的有关的指标，在实验方案中需要说明与定义。复合指标为多个指标组合起来构成一个指标，用于难以确定单一的主要指标时。综合指标是指将研究指标改变的印象综合起来设定的指标，通常是等级分类指标。

临床研究观察指标的选取以能否准确评价干预措施的疗效和安全性为前提。

中医研究中证候疗效评价是重要的评价方法，多采用证候积分的量化方法。疾病的证候计分标准及证候评价标准可参照新版的《中药新药临床研究指导原

则》。中医药疗效的特色有减毒增效、提高生活质量等方面，可考虑选择。实验室指标对中医药疗效评价越来越重要，除了证候疗效评价，确证的客观理化指标也应尽可能选择。

2.25 什么是“金标准”

“金标准”是指当前临床医学界公认的诊断疾病最可靠、最准确、最好的诊断方法，也称标准诊断方法。临床上常用的金标准有组织病理学检查（活检、尸检）、手术发现、影像诊断（CT、核磁共振、彩色 B 超）、病原体的分离培养以及长期随访所得的结论。金标准一般是特异性诊断方法，可以正确区分为“有病”和“无病”。

2.26 什么是结局指标、终点指标及安全性指标

结局指标是对患者影响最大、最直接，患者最关心、最想避免的临床事件，包括疾病终点（如死亡、残疾、功能丧失）和某些重要的临床事件（如骨质疏松症引起的骨折，糖尿病并发视网膜病变引起的失明，高血压引起的心、脑血管事件）。

终点指标是存活率、复发率、治愈率。

安全性指标包括研究过程中出现的不良反应、与安全性判断相关的实验室数据和理化检查、与预期不良反应相关的检测指标。

2.27 中医药临床研究的纳入、排除、剔除标准如何确定

纳入标准：指合格受试者所应具备的条件。在一项具体研究中，被纳入研究的对象，除应符合诊断标准外，研究者还必须根据具体的研究目的及实施的可行性，对纳入研究的对象的其他条件同时做出规定。一般包括：①对于病情、病型、病期、病程的规定；②对年龄、性别、婚姻状况的规定；③对职业、居住地、个人嗜好状况等的规定。

排除标准：指不应该被纳入研究的条件。其目的在于排除其他情况对于研究结论的影响。①不符合诊断标准和纳入标准者。②虽符合诊断标准，但有下列

情况之一者：a.同时患有其他病、证或合并症者；b.已接受有关治疗，可能影响对效应指标观测者；c.伴有影响效应指标观测、判断的其他生理或病理状况，如月经周期，心、肝、肾损害，影响药物体内代谢者；d.某些特征人群，如被纳入研究则有悖于医疗道德者（孕妇、婴幼儿、未成年人、高龄患者、过敏体质、病情危笃或疾病的晚期患者）；e.不合作者，如不愿意接受研究措施或因患有精神病未能合作者；f.其他，如居住地过远，未能随访者。上述“排除标准”并非绝对的。不同的研究目的常有不同的排除标准。如果一项研究旨在观察药物在肝肾功能损害人群中的剂量选择，排除标准中就不应该将肝肾功能损害者列入其中。

剔除参考标准：病例不符合纳入标准，复核排除标准。未曾使用试验药物，在随机化之后没有任何数据。资料统计分析前，由统计人员和主要研究者讨论病例是否剔除。

中医诊断标准的确定：参考的层级由高到低分别为国际标准、国家标准、中医药行业协会标准、中医教材、地方标准，应就高选择，并采用最新的标准。

2.28 受试者筛选、随访及提高受试者依从性有哪些方法

筛选前确认候选人是否符合纳入 / 排除的标准。某些研究要求特别的检查，如肝脏的生化检查、血常规检查、超声检查等。如果还没有这些结果，则筛选前应完成这些检查并取得检查结果。确认受试者签署了知情同意书。在受试者登记表上填写详细的人口学资料。有以下几个方面：

（1）根据临床试验方案与法规的要求严格筛选受试者，对符合试验入组标准的受试者进行编码，并建立《受试者筛选登记表》《受试者身份鉴别代码表》和《受试者入选登记（注册）表》（保密）。

（2）受试者一旦入选试验观察，应严密跟踪观察受试者的用药过程和反应，发现与入选 / 剔除标准相违背的受试者应立即中止试验观察。

（3）建立入选统计表，保证临床试验顺序与随机进度表一致，即确保入组受试者是依据时间顺序安排的合格受试者。

临床研究随访的原则是按照试验方案既定的时间窗进行随访，但由于各种原因导致的超窗随访，应如实记录随访时间。

提高受试者依从性的措施：

（1）受试者进入临床研究时，让其了解研究的全过程、可能的受益与潜在的风险，提供其自愿性。

（2）改善临床研究的医疗服务环节和医护服务质量，加强对受试者的用药指导。

（3）加强医疗常识的宣传教育，使受试者对疾病和医疗防治知识有正确的认识。

（4）合理安排就诊时间。

2.29 真实世界临床研究类型及其与传统临床研究的区别是什么

真实世界研究（real world study，RWS）起源于实用性临床试验，是指在较大的样本量（覆盖具有代表性的更大受试人群）基础上，根据患者的实际病情和意愿非随机选择治疗措施，开展长期评价，并注重有意义的结局治疗，以进一步评价干预措施的外部有效性和安全性，其涵盖的范围较随机对照试验更宽，除治疗性研究外，还可用于诊断、预后、病因等方面的研究。

真实世界数据或真实世界研究覆盖多种研究类型及数据资源，包括患者注册研究、已有的电子健康记录、常规收集的服药数据、患者原始数据、人群健康调查等，数据来源广泛。在多种数据类型中，临床终点指标（如发病率、死亡率）、患者报告的终点事件、安全性数据、疾病进展的自然病史均可直接供他国参考，而处方类型、经济学模型数据、流行病学数据则要分别结合当地经济及政策、疾病及国家具体情况考虑，治疗路径、使用资源、患者服务经验则因各国具体国情不一无法参考。

RWS在真实医疗过程中进行观察性临床研究，用于观察药物、新疗法在广泛真实医疗过程中的疗效和不良反应，是从患者角度评估医疗措施的“效果”（effectiveness）。需要注意的是，效力并不等于效果。传统临床研究关注效力研究（efficacy trials），即药物与干预措施能否在理想、严格控制的环境下产生预期的效果，着重于内部有效性，不易普遍化；选择人群观察时间短，人群样本小，测量手段主要有中间终点，如糖化血红蛋白、肺功能－第一秒用力呼气量、血压等，当然如果随访时间较长也有硬终点，如病死率等。RWS关注效果研究（effectiveness trials），即评价药物在真实临床环境下的治疗效果，重在外部有效性；缺乏控制，存在选择性偏倚、观察性偏倚等混杂因素，需要有不同于RCT

的统计方法进行校正，测量手段有死亡率、无症状时间、患者生存质量等。

2.30 中医药真实世界临床研究的特点是什么

中医药真实世界临床研究的特点：以中医药为主要治疗手段，中药配方多变，常同时使用多种中医治疗技术和西医治疗方法，研究变量多，混杂因素多，干扰因素多，评价方法复杂，验证评价指标常常需要更大的样本量。例如观察血府逐瘀汤治疗冠心病疗效的真实世界研究，由于中医以辨证论治为施治原则，不同患者的血瘀证有不同表现，使用血府逐瘀汤时会随证加减，配方多变。患者在治疗过程中因症状变化，会合并使用其他中药和西药，对判定血府逐瘀汤疗效产生干扰，分析时应考虑这些因素的影响，需要多种分层分析，也需要较大的样本量。

2.31 什么是因果关系，常用的因果关系推断标准有哪些

原因和结果是揭示客观世界中普遍联系着的事物具有先后相继、彼此制约的一对范畴。原因是指引起一定现象的现象，结果是指由于原因的作用而引起的现象。

常用的因果推断标准包括病因推断和防治效应推断。

（1）关联的时间顺序：如果怀疑病因（或防治处理）X 引起疾病（或防治效应）Y（X → Y），则 X 必须发生于 Y 之前，这就是前因后果的时间顺序。在确定前因后果的时间顺序上，实验和队列研究最好，病例对照（用新病例）和生态学时间序列研究次之。横断面研究较差。

（2）关联的强度：有时间先后的统计关联说明怀疑病因（暴露）可能为危险因素（流行病学层次的病因），而关联强度越大，是偏倚所致的可能性就越小。关联强度的测定，根据资料的性质或来源可以有以下指标。①优势比 OR（病例对照研究）、相对危险度 RR（队列研究）、预防分数 PF 或功效比例（实验研究）等反映分类资料关联指标。②剂量 - 反应关系，针对等级或连续性变量资料，等级 OR 或 RR，各等级的绝对效应，等级相关系数和积差相关系数等。③生态学相关，利用群组（分析单位）资料来计算的相关系数，反映分布的一致性。

（3）关联的可重复性：指关联可以在不同的人群、不同的地区和不同的时

间重复观察到，除非有明确的理由来解释不同的结果。

（4）关联的合理性：①对于关联的解释与现有理论知识不矛盾，符合疾病的自然史和生物学，相当于客观评价。②研究者或评价者从自身的知识背景出发，支持因果假设的把握度，相当于主观评价。

（5）研究设计的因果论证强度：较好的研究设计类型除了满足上述的时间顺序和可重复性，主要还能较好地控制各类偏倚的干扰，所获结论不易被后来的研究所否定。

2.32 什么是量表

量表又称测量工具，是由若干问题或自我评分指标组成的标准化测定表格，用于测量研究对象的某种状态、行为或态度。

2.33 中医量表设计的注意事项有哪些

中医量表设计时要重视中医基础理论的指导，体现中医学的理论特点，体现中医学优势和特色。重视中医量表对中医临床的指导作用，其制定必须立足于中医临床，避免生硬固化的种种形式，采取中医学“量”和“表”的适当表现形式。中医量表制定时既要遵守一般性的中医基础理论，还需体现具体疾病本身的特殊性，做到一般性和特殊性两方面的统一。为避免由于医生个体判断造成的偏倚，量表制定中应重视患者的自身评价。

例如：气虚证中医疗效评价量表由 3 个维度（乏力、气短、神疲），10 个条目（需要休息、影响饮食、影响日常活动、懒得去做事、说话气短、活动气短、懒言、不能完成喜欢的事、犯困、烦躁）构成。胸痹气虚证疗效评价量表含 3 个维度（乏力、胸闷、气短），10 个条目（影响日常活动、懒得去做事、影响饮食、需要休息、活动胸闷、经常性胸闷、偶尔闷胀不适、活动气短、说话气短、懒言）构成。

2.34 知情同意书的内容主要有哪些

知情同意书（informed consent form）指受试者被告知可影响其做出参加临床

试验决定的各方面情况后，确认同意自愿参加临床试验的过程。该过程应当以书面的、签署姓名和日期的知情同意书作为文件证明。知情同意书和提供给受试者的其他资料应当包括：临床试验概况与研究目的；试验治疗和随机分配至各组的可能性；受试者需要遵守的试验步骤，包括创伤性医疗操作；受试者的义务；临床试验所涉及试验性的内容；试验可能导致受试者的风险或者不便，尤其是存在影响胚胎、胎儿或者哺乳婴儿的风险时；试验预期的获益，以及不能获益的可能性；其他可选的药物和治疗方法，及其重要的潜在获益和风险；受试者发生与试验相关的损害时，可获得的补偿及治疗；受试者参加临床试验可能获得的补偿；受试者参加临床试验预期的花费；受试者参加试验是自愿的，可以拒绝参加或有权在试验任何阶段随时退出试验而不会遭到歧视或者报复，其医疗待遇与权益不会受到影响。

2.35 知情同意书的签署要求及知情同意过程的注意事项有哪些

知情同意书的签署要求：声明已经阅读了有关研究资料，所有的疑问都得到满意的答复，完全理解有关医学研究的资料以及该研究可能产生的风险和受益；确认已有充足的时间进行考虑；知晓参加研究是自愿的，有权在任何时间退出本研究而不会受到歧视或报复，医疗待遇与权益不会受到影响；同意药品监督管理部门、伦理委员会或申办者查阅研究资料，表示自愿参加研究。签字项：执行知情同意的研究者、受试者必须亲自签署知情同意书并注明日期。对无能力表达同意的受试者（如儿童、老年痴呆患者等），应取得其法定监护人同意及签名并注明日期。

知情同意过程要注意争取受试者的充分知情，使其充分理解并有充分的时间考虑、所提问题均得到满意答复，保证其签署知情同意书是其个人意愿的真实反映。执行知情同意过程的医师或研究小组指定的医师必须将自己的联系电话及手机号码留给受试者，以保证随时回答受试者提出的疑问或响应受试者的要求。

2.36 什么是不良反应和不良事件

不良反应（adverse drug reaction，ADR）指临床试验中发生的任何与试验用药品可能有关的对人体有害或者非期望的反应。试验用药品与不良事件之间的因果关系至少有一个合理的可能性，即不能排除相关性。

不良事件（adverse event，AE）是受试者接受试验用药品后出现的所有不良医学事件，可以表现为症状体征、疾病或者实验室检查异常，但不一定与试验用药品有因果关系。

不良反应的严重程度分为以下三类。

（1）轻度不良反应：受试者可忍受，不影响治疗，不需要特别处理，对受试者康复无影响。

（2）中度不良反应：受试者难以忍受，需要撤药或做特殊处理，对受试者康复有直接影响。

（3）重度不良反应：危及受试者生命，致死或致残，需立即撤药或做紧急处理。

不良事件记录包括发生的起止时间、频次、症状或体征、程度的描述，以及是否采取了相应措施。采取措施包括对原使用药物是否调整剂量或停用，采取哪些医疗措施，不良反应的结局。

2.37 严重不良事件的定义是什么，其报告时间及内容有何要求

严重不良事件（serious adverse event，SAE）指受试者接受试验用药品后出现死亡、危及生命，永久或严重的残疾或功能丧失，受试者需要住院治疗或者延长住院时间，以及先天性异常或者出生缺陷等不良医学事件。

出现非预期严重不良事件时，由项目负责人（申办方）在24小时内以书面形式报告给单位科研管理部门、单位伦理委员会、项目上级主管部门、卫生行政管理部门。报告内容包括：发生时间、症状、体征、实验室检查结果、持续时间、程度，与试验药物的因果关系、处理措施、发生过程与转归、报告时间等内容。

第三章　中医药学术传承与文献研究

3.1 名老中医传承在中医药发展中的地位和作用是什么

名老中医学术思想源于临床，结合经典，反复论证，具有高度概括性、抽象性、实用性、原创性等反映中医防治疾病内在规律的理性认识，而临床经验是学术思想重要的体现载体，是“病－证－方－药”内在关系中的关键环节。名老中医是擅长某一领域的疾病诊治，具有最高学术造诣的优秀代表，是熟谙经典、勤于临证、提升医技、丰富理论的践行者，是中医药知识传承、挖掘、创新、发扬的重要载体。名老中医学术思想和临床经验是中医药现代化和科技创新的动力和源泉，传承和发扬其思想与经验是培养、造就新一代名中医的途径之一。

3.2 中医药传承的老师包括哪些

国医大师、全国名中医、全国老中医药专家学术经验继承工作指导老师、省级名中医、市级名中医及具有突出特长的民间中医等。

3.3 中医药传承的形式有哪些

中医药传承的主要形式为院校教育和师承教育。其中，以师带徒和家传为主的师承教育模式，在我国中医教育史上曾经占据着主导地位。近年来，国家级、省级中医药主管部门先后推出了由政府引导和支持的师承项目，包括以下项目。

（1）国家级：全国老中医药专家学术经验继承工作；中医师承专业博士学位和硕士学位；全国中医（西学中）优秀人才研修项目。

（2）省级：河南省中医药传承与创新人才工程（仲景人才工程），包括中医药学科领军、拔尖、青苗人才等。

3.4 师承教育对中医药传承发展有什么作用

师承教育模式通过老师的口传心授，将自己的临床经验、对经典所阐发的中医药核心观念及自身的学术思想传授给学生或子女。它强调要从实践中获得经验，进而逐步领悟中医药的精髓。几千年来，师承教育模式为中医药的人才培养、学科的存留与发展作出了巨大贡献。

3.5 中医药传承的内容是什么

（1）中医传承：

1）诊治疾病理论、方药、手段。

2）中医传统文化：天人相应、阴阳学说、五行学说等。

3）中医康复：针灸、推拿、拔罐、药浴等。

4）中医养生：养精神、调饮食、练形体、慎房事、适寒温。

（2）中药传承的内容：

1）炮制：传统炮制技艺、临方炮制。

2）鉴定：中药鉴别技术。

3）制剂：中药制剂。

4）传承中药文化的历史价值、功能价值、使用价值及经济价值。

3.6 建设名老中医工作室的目的是什么

通过建立一批规范的具备较好条件的传承工作室，整理、继承、推广名老中医药专家学术观点和临床经验，探索名老中医药专家学术经验传承及推广的有效方法和创新模式，培养一批高层次的中医药人才，促进中医药事业的发展。

3.7 名老中医工作室建设的主要内容是什么

（1）内涵建设：①收集整理名老中医药专家的典型医案（教案）、处方等原始资料；②收集名老中医药专家的临床资料，重点是对回顾性临床资料进行挖掘整理研究；③结合名老中医药专家学术观点和临床经验，重点选择名老中医药专家擅长治疗的 3 ~ 5 个常见病、疑难病进行系统的总结研究，形成相应的临床诊疗方案，推广应用于临床；④传承研究，结合工作实际，开展名老中医药专家学术观点和临床经验相关课题的研究。

（2）条件建设：①名老中医药专家临床经验示教诊室。面积不小于 $20m^2$，在场所安排、环境布置、物品摆放、工作程序等方面充分体现中国传统文化和中医药特色的元素。②名老中医药专家示教观摩室。面积不小于 $30m^2$，能同时满足数十人观摩名老中医药专家的诊疗示教活动。③名老中医药专家资料室（阅览室）。面积不小于 $50m^2$，在查阅资料功能的基础上，注重收集和展示名老中医药专家论文、论著、临床医案、处方等原始资料。④配置计算机、网络宽带、声像采集系统（摄录设备和编辑系统等）、实时记录设备（录音笔、移动存储设备等）。

3.8 什么是经典名方

历代医籍有较多记载及医案证据，目前仍广泛应用、疗效确切，适应证、剂量明确，具有明显特色及优势，且现代文献中有较多临床及实验研究报道，得到中医临床进一步凝练及权威专家广泛认可，各类中医药教材中广为收录的中药方剂。参考国家中医药管理局《古代经典名方目录（第一批）》（见附录）。

3.9 中医特色诊疗技术及传承方法有哪些

中医特色诊疗技术通常理解为运用中医研究理论开展的具有中医特色的诊断和治疗技术。

诊断技术：望、闻、问、切。

治疗技术：针灸（毫针、头针、面针、三棱针、体针、皮肤针等）、推拿、拔罐、艾灸、耳针、耳穴压豆、梅花针、穴位注射、穴位贴敷、刮痧、中药熏洗、穴位埋线等。

传承方法：①明确其适应证；②明确操作方法；③明确源流。

3.10 中医药传承的研究方法

（1）文献整理：开展中医药古籍、文献整理研究，推进数字化保护工作。

（2）数据挖掘：利用数据挖掘技术从中医累积的数据中探索和发现其中蕴含的规律。

（3）临床实证整理：在临床实践过程中整理中医药有价值的方法和技术。

（4）真实世界研究：在真实世界环境下收集与患者有关的数据（RWD），通过分析，获得中医药治疗疾病的方法、方剂、药物的使用价值及潜在获益或风险的临床证据（RWE），主要研究类型是观察性研究，也可以是临床试验。

（5）人用经验：人用经验相关转化研究。

（6）师承教育的效果及考核评价研究。

3.11 河南省中医药非物质文化遗产有哪些

1. 第一批河南省省级非物质文化遗产名录

游艺、传统体育与竞技：98 Ⅶ –1 心意六合拳（漯河市、淮阳县），99 Ⅶ –2 八极拳（博爱县），100 Ⅶ –3 苌家拳（荥阳市），106 Ⅶ –9 少林功夫（少林寺），107 Ⅶ –10 太极拳（温县）。

民间手工技艺：123 Ⅷ –16 四大怀药种植与炮制（焦作市），124 Ⅷ –17 禹州中药加工炮制技艺（禹州市）。

生产商贸习俗：126 X–1 百泉药会（辉县市），127 X–2 禹州药会（禹州市）。

民间信仰：142 XⅢ –9 医圣张仲景祭祀（南阳市）。

民间知识：144 XIV–1 八卦符号文化（河南省社会科学院），146 XIV–3 周易文化（安阳市），147 XIV–4 洛阳正骨（洛阳市），148 XIV–5 针灸铜人（开封市）。

2. 第二批河南省省级非物质文化遗产名录

传统体育、游艺与竞技：63 Ⅶ –12 黄派查拳（开封市），64 Ⅶ –13 通背拳（通臂拳）（偃师市、焦作市解放区、焦作市中站区），65 Ⅶ –14 梅花拳（内黄县、清丰县），66 Ⅶ –15 小尚炮拳（炮捶）（焦作市中站区），69 Ⅶ –18 圣门莲花拳（商水县），71 Ⅶ –20 两仪拳（沈丘县）。

传统技艺：89 Ⅷ –34 上庄姜种植与加工（博爱县）。

传统医药：107 Ⅸ –1 刘陈铺齐氏骨科（兰考县），108 Ⅸ –2 象庄秦氏妇科（洛阳市第一人民医院、秦震妇科研究所及秦彩霞中医妇科诊所、孟津县），109 Ⅸ –3 传统膏药 [黄氏膏药、黄塔膏药]（滑县），110 Ⅸ –4 柳位同裕堂陈氏传统骨病疗法（柳位陈钞骨科）（卫辉市），111 Ⅸ –5 黑虎丸（长垣市），112 Ⅸ –6 合水张氏正骨（西平县）。

3. 第三批非物质文化遗产名录

运动类：Ⅶ –1 心意六合拳（邓州市，襄城县），Ⅶ –12 查拳（驻马店市驿城区），Ⅶ –14 梅花拳 [闫村梅花拳、梅花拳]（濮阳县），Ⅶ –21 岳家拳（新乡市牧野区），Ⅶ –22 南无拳（洛阳市老城区），Ⅶ –23 子路八卦拳（白拳）（开封县），Ⅶ –24 回族七式拳（开封市顺河区），Ⅶ –25 阴阳八卦拳（武陟县），Ⅶ –26 马坡八卦掌（沁阳市），Ⅶ –27 太乙拳（郑州市管城区），Ⅶ –28 杨家枪（南乐县），Ⅶ –29 摔跤 [沈氏摔跤]（郑州市金水区）。

医药类：Ⅸ –7 烧伤疗法 [黄家烧伤药膜，烧伤自然疗法与自然烧伤膏，潘氏烧伤传统疗法]（三门峡市湖滨区，洛阳市，杞县），Ⅸ –8 口腔咽喉疾病疗法 [张氏喉科，秦李庄周氏口腔咽喉科，纯德堂口疮散，杜氏口疮治疗技法，杨氏珍珠散治疗口疮技艺]（柘城县，浚县，洛阳市老城区，卫辉市，开封市），Ⅸ –9 中医正骨疗法 [快庄李氏中医正骨，刘氏正骨，陈氏正骨，杨家正骨疗法]（浚县，漯河市郾城区，武陟县，商水县），Ⅸ –10 中医外科 [张八卦中医外科，世医堂中医外科，买氏中医外治疗法]（民权县，濮阳县，周口市川汇区），Ⅸ –11 张氏经络收放疗法（新乡市），Ⅸ –12 针灸 [贵氏针灸]（新乡市凤泉区），Ⅸ –13 毛氏济世堂脱骨疽症疗法（新蔡县），Ⅸ –14 李氏眼药（通许县），Ⅸ –3 传统膏药 [明氏正骨膏药，杨氏沙园膏药，济世堂李占标膏药，聂麟郊膏药]（滑县，洛阳市老城区，宜阳县）。

4. 第四批非物质文化遗产名录

传统体育、游艺与杂技：嵩山内养功法Ⅶ –34（登封市），奇士拳Ⅶ –35（开封市顺河回族区），大洪拳Ⅶ –36（台前县），忠义门拳Ⅶ –37（宁陵县）。

传统医药：中医传统制剂方法（五更太平丸制备工艺）Ⅸ –15（洛阳市高新区），李楼李八先生妇科Ⅸ –16（洛阳市洛龙区），陈氏痘疹伤寒疗法Ⅸ –17（林州市），董氏中医痹症疗法Ⅸ–18（浚县），李氏中医精神病疗法Ⅸ–19（获嘉县），传统中医骨病疗法（长垣单寨骨科）Ⅸ–20（长垣市），史家中医药组方Ⅸ–21（商丘市），黄氏经络五行调法Ⅸ–22（河南省民间组织管理局），张氏耳病针灸疗法Ⅸ–23（新乡市牧野区）。

传统医药拓展：传统膏药（李氏膏药、姚家膏药）Ⅸ–3（郑州市中原区、安阳市文峰区），中医正骨疗法（鸭李正骨、后河张氏正骨）Ⅸ–9（中牟县、国家濮阳经济技术开发区），针灸（石氏中医针灸）Ⅸ–12（济源市），中医外科（宋氏中医外科、众度堂中医外科疗法）Ⅸ–10（汝州市、开封市鼓楼区）。

3.12 国家对名老中医传承工作的资助项目有哪些

国家对名老中医传承工作立项资助的有：重点研发计划、国家科技支撑计划、国家级名老中医工作室传承项目。

国家重点研发计划是针对事关国计民生的重大社会公益性研究，以及事关产业核心竞争力、整体自主创新能力和国家安全的战略性、基础性、前瞻性重大科学问题、重大共性关键技术和产品的计划，为国民经济和社会发展主要领域提供持续性的支撑和引领。

国家科技支撑计划是面向国民经济和社会发展的重大科技需求，落实《国家中长期科学和技术发展规划纲要（2006—2020年）》重点领域及优先主题的任务部署，以重大工艺技术及产业共性技术研究开发与产业化应用示范为重点，主要解决综合性、跨行业、跨地区的重大科技问题，突破技术瓶颈制约，提升产业竞争力。

3.13 什么是国医大师、中医药高等学校教学名师、全国名中医

（1）国医大师：首届“国医大师”评选工作于2008年10月28日正式启动，是从全国中医药系统从事临床工作的中医药（包括民族医药）人员中遴选出来的，均为省级名中医或全国老中医药专家学术经验继承工作指导老师，同时还要品德高尚，获得社会广泛赞誉；为发展中医药事业作出突出贡献；中医药理论造诣深厚，学术成就卓越，在全国及行业内具有重大影响；从事中医临床或中药工作55年以上，在群众中享有很高声誉。获得首届“国医大师”称号的30名中医

专家是：王玉川、王绵之、方和谦、邓铁涛、朱良春、任继学、苏荣扎布（蒙）、李玉奇、李济仁、李振华、李辅仁、吴咸中、何任、张琪、张灿玾、张学文、张镜人、陆广莘、周仲瑛、贺普仁、班秀文、徐景藩、郭子光、唐由之、程莘农、强巴赤列（藏）、裘沛然、路志正、颜正华、颜德馨。

2013 年 11 月，人力资源社会保障部、国家卫生计生委、国家中医药管理局共同组织第二届“国医大师”评选活动，评选 30 名“国医大师”，享受省部级先进工作者和劳动模范待遇。第二批国医大师名单：干祖望 、王琦、巴黑·玉素甫（维）、石仰山、石学敏、占堆（藏）、阮士怡、孙光荣、刘志明、刘尚义、刘祖贻、刘柏龄、刘敏如、吉格木德（蒙）、吕景山、张大宁、李士懋、李今庸、陈可冀、金世元、郑新、尚德俊、洪广祥、段富津等。

2017 年 6 月，人力资源社会保障部、国家卫生计生委和国家中医药管理局在北京联合举办国医大师、全国名中医表彰大会，授予 30 位同志“国医大师”荣誉称号，享受省部级先进工作者和劳动模范待遇。第三批国医大师名单：王世民、王烈、韦贵康、卢芳、包金山、尼玛、吕仁和、朱南孙、伍炳彩、刘嘉湘、许润三、李业甫、李佃贵、杨春波、邹燕勤、沈宝藩、张志远、张磊、张震、周岱翰、周学文、周信有、段亚亭、柴嵩岩、梅国强、葛琳仪、雷忠义、廖品正、熊继柏、薛伯寿。河南省国医大师有：李振华、唐祖宣、张磊。

（2）中医药高等学校教学名师：2016 年 12 月 29 日，由国家中医药管理局、教育部、国家卫生计生委在北京人民大会堂举办中医药高等学校教学名师表彰大会，授予丁樱等 60 位教师中医药高等学校教学名师荣誉称号。这是新中国成立以来，国家首次对中医药高等学校教学名师进行评选表彰。河南省中医药高等学校教学名师有丁樱、赵文霞两位老师。

（3）全国名中医：2017 年 4 月，国家中医药管理局根据《人力资源社会保障部、国家卫生计生委、国家中医药管理局关于评选国医大师、全国名中医的通知》（人社部函〔2016〕282 号）精神，经逐级推荐和评审，并经国医大师、全国名中医评选表彰工作领导小组审核，拟授丁书文等 100 人全国名中医荣誉称号并进行表彰。河南省有丁樱、毛德西、崔公让三位获得全国名中医荣誉称号。

3.14 河南省支持中医药传承创新的举措有哪些

中医药学是中华民族在数千年生产生活和与疾病斗争中逐步形成并不断发

展的医学科学，是我国卫生事业的重要组成部分。河南是在全国有重要地位的中医药大省，具有明显的历史人文优势、机构规模优势、人才技术优势和中药资源优势。河南省对于中医药传承创新的支持力度很大，制定了许多相关举措：

（1）建立和完善符合中医药特点和河南省情的科技创新体系、评价体系和管理体制，改革和创新中医药科技工作组织管理模式，整合中医药科技资源。

（2）建成以国家和省两级中医临床研究基地为主体的临床研究平台。

（3）建成以重点研究室、科研实验室为重点的开放性科研服务平台。依托现有省级以上重点专科、重点学科、名老中医工作室，围绕中医优势病种研究和经典文献研究进一步明确科研重点领域，培育优秀科研团队。争取在重点研究领域取得一批科研成果，获得较高层次科研奖励。

3.15 目前关于名老中医传承研究需要突破的技术瓶颈有哪些

随着社会条件的变化，名老中医学术传承的模式也在不断发展。相对于中医学术发展及人才培养需求而言，名医学术传承仍然很大的发展空间；从现代知识管理的视角看，还存在以下 3 个瓶颈亟待突破。

（1）传承的效率有待提高：传统的名医传承多属于个体传授，教育面窄，难以大规模地培养人才。一方面，名老中医学术传承对弟子的基础条件有较高的要求，优秀的传授对象难以在大范围内遴选，这使得名老中医学术传承的范围受到限制。另一方面，名老中医知识的转移多是一个渐进的过程，弟子的培养进程缓慢，传承周期比较长。而现代模式中跟师学习的时间往往不足，加上不少弟子是本部门的业务骨干，本职工作繁忙，无法全身心地投入名医学术传承中。因此，无论从时间还是范围上考察，目前的名医学术传承的效率亟待提高。

（2）名医学术至今难以完整传承：一方面，名老中医的临床经验、诊疗能力及技巧只有一部分可以通过语言、文字、图像、符号等显示知识的方式表达出来，更多的隐性知识因其难以表达而不容易传授，弟子往往难以完整继承名医的学术思想。另一方面，有的名老中医临床技术炉火纯青，但不擅长传道解惑，以致其弟子在理解和学习的过程中遇到相当大的困难，尤其在准确凝练老师的学术思想时面临巨大的挑战。

（3）传承的学术水平有待提高：相对而言，名医学术传承在内容上常常受到学派门户的影响，容易形成知识壁垒，不易形成学术碰撞，个人知识转化为群体知识的能力受到极大的限制。而在传承方法上，更注重临床经验技术的传承，在一定程度上忽视与理论的结合以及对于理论的研究。研究型师承往往基于临床问题，采用病－方－药（技）－效的研究模式，定性研究及理论梳理相对弱化。因此，部分继承工作系统化不足，名医知识难以由经验总结上升为学术思想。

通过以上现象和有关研究发现，名老中医学术思想传承模式和方法的研究不足，导致其中隐性知识的挖掘不够充分，使中医专业学生和青年医师不易学习、理解和掌握，是造成名老中医学术思想传承困难的主要因素。中医教育改革的核心应是重视和促进中医学隐性知识的传承和创新。

3.16 中医药临床文献的定义及意义是什么

广义的中医药临床文献包括所有的与中医临床疾病的诊断、治疗有关的文献内容。狭义的中医药临床文献是从“经方”中分离出来的临床各科文献，其含义肇始于宋代。

（1）中医药文献研究是丰富和发展中医学术理论的重要途径：如先秦时期《黄帝内经》和东汉末年《伤寒杂病论》，构成了中医基础理论的基本框架。中医文献需进一步整理挖掘，全面系统地研究中医文献各自学术特点，才能不断发展和完善中医学术理论。

（2）中医药文献研究是提高中医临床水平的必要条件：整理研究方书和医案，有助于了解和掌握前辈医家的学术思想以及辨证立法、制方遣药诸方面的经验，开拓思路，指导临床。

（3）中医药文献研究是中医科研决策的重要依据：全而准的文献情报信息，反复地科学论证，探求其内在联系，进而作更深入的研究。

3.17 中医药临床文献研究的主要任务是什么

“古为今用，推陈出新”是古籍整理的一贯方针。近年来，中医临床文献研究越来越成为主要话题，特别是对某些病种的研究逐渐趋于深化，一些重大疾病研究、重点专科专病研究，也开始注重文献研究。中医临床文献研究如何和临床、科研的重大项目对接，为基础理论课题的筛选提供支撑，为优势病种和重点病种的研究寻找切入点和突破口，中医临床科研工作如何有效利用中医古籍文献中的研究成果，这些问题一直是我们关注和思考的。

因此，中医临床文献研究主要任务应该包括以下 3 个方面：①强化中医文献学理论研究，逐步建立与完善中医临床文献学；②利用中医临床文献学，指导中医临床文献研究；③利用中医临床文献研究成果，为中医临床、教学、科研等提供可靠的学术资料。

3.18 中医药学文献名词术语有哪几类

中医药学文献名词术语是中医药学理论、方法及其技术概念的语言，是中医学重要的基础学科。该学科名词术语可以分为 8 类：中医医史文献学分支学科名称，医政与医学教育术语，古代医生与医学分科术语，医学流派与学说术语，古代医学人物名称，古代中医学著作名称，医疗器具术语，诊疗技术术语。

3.19 中医药文献研究的分类有哪些

中医药文献是中华民族医学宝库中最为宝贵的遗产，现存之多之广，为继承祖国医学、发展现代中医药事业，充分发挥了其在医学研究和医疗中的重要作用。

中医药文献的分类有三类：古代文献、近代文献、现代文献。一般常以辛亥革命以前的文献为古代文献，以新中国成立以后的文献为现代文献，而介乎其中的为近代文献。

古代文献种类很多，我们将古代中医文献归为四大类：传世文献、辑佚文献、出土文献、海外文献。例如:《神农本草经辑注》第十二章“ 传世非药典性本草学古籍所记载《本经》古本佚文考”，专门论述《本经》佚文。《本经》在历史的传承过程中，原本佚失，内容保存于后世众多古文献之中。除本草著作与医书古籍外，广泛存在于非医书中的医学资料里。这一章作者考证 34 种非医书古代文献记载的《本经》佚文，为《本经》佚文辑复找到大量宝贵资料。这也是该书成为当今最有权威《本经》辑复本的重要因素之一。

近代文献和现代文献的研究主要包括医药史文献研究、医案文献研究、学术流派文献研究、中医药基础理论专题文献研究等。

3.20 中医药文献研究的主要内容及步骤有哪些

中医药文献研究主要内容：①中医药文献的整理研究，如古籍影印校注、类书丛书汇编、通检编制、古籍辑佚以及文献数据库建设等；②中医药文献的学术研究，如中医药史文献研究、中医医案文献研究、中医各家学说文献研究、中医流派文献研究以及中医基础理论专题文献研究。

中医药文献研究常用的步骤：①对中医药文献资料的收集；②对中医药文献资料的整理；③对中医药文献资料的利用和研究；④对中医药文献资料的开发。

3.21 利用现代数据研究中医药文献的方法有哪些

利用现代数据研究中医药文献主要由以下 4 个功能模块构成。

（1）文献资料数字化与标准化模块：此模块选用扩展性较好的大型数据库软件，编程建立数据录入系统。通过人机交互与智能识别方式，对通过不同方式收集到的临床方剂文献资料信息，如作者、年代、文献出处、方名、功效、主治、药物组成、药量、剂型、禁忌、效果、其他等项内容进行标准化与数字化处理，严格进行量化评价后入库，为数据库的检索和方药筛选准备可靠的基础数据。

（2）文献资料数据库模块：此模块运用数据库技术以数字形式储存上述基础数据，具有多种智能检索功能，供多元数理分析与检索使用。

（3）多维数据挖掘模块：由具有多元回归、聚类分析、因子分析、判别分析、主成分分析等不同功能的子分析模块组成，通过人机交互界面对方药文献数据进行不同角度的分析，总结疾病证治规律，筛选主要证型及其主治方药。

（4）实验与临床研究模块：综合运用数据库技术与网络技术的实验与临床研究设计、信息采集与分析系统，负责管理和分析方药实验与临床研究数据。

3.22 中医药常用的文献检索数据库有哪些

CNKI 即中国知网，是国家知识基础设施的概念，由世界银行于 1998 年提出。CNKI 工程是以实现全社会知识资源传播共享与增值利用为目标的信息化建设项目。由清华大学、清华同方发起，始建于1999年6月。在党和国家领导以及教育部、中宣部、科技部、新闻出版总署、国家版权局、国家发改委的大力支持下，在全国学术界、教育界、出版界、图书情报界等社会各界的密切配合和清华大学的直接领导下，CNKI工程集团经过多年努力，采用自主开发并具有国际领先水平的数字图书馆技术，建成了世界上全文信息量规模最大的“CNKI数字图书馆”，并正式启动建设《中国知识资源总库》及CNKI网格资源共享平台，通过产业化运作，为全社会知识资源高效共享提供最丰富的知识信息资源和最有效的知识传播与数字化学习平台。通过与期刊界、出版界及各内容提供商达成合作，中国知网已经发展成为集期刊杂志、博士论文、硕士论文、会议论文、报纸、工具书、年鉴、专利、标准、国学、海外文献资源为一体的、具有国际领先水平的网络出版平台。中心网站的日更新文献量达5万篇以上。

万方数据库是由万方数据公司开发的，涵盖期刊、会议纪要、论文、学术成果、学术会议论文的大型网络数据库；也是和中国知网齐名的中国专业的学术数据库。其开发公司——万方数据股份有限公司是国内第一家以信息服务为核心的股份制高新技术企业，是在互联网领域，集信息资源产品、信息增值服务和信息处理方案为一体的综合信息服务商。万方期刊集纳了理、工、农、医、人文五大类70多个类目共7600种科技类期刊全文。《中国学术会议论文全文数据库》是国内唯一的学术会议文献全文数据库，主要收录1998年以来国家级学会、协会、研究会组织召开的全国性学术会议论文，数据范围覆盖自然科学、工程技术、农林、医学等领域，是了解国内学术动态必不可少的帮手。

维普资讯是科学技术部西南信息中心下属的一家大型的专业化数据公司，是中文期刊数据库建设事业的奠基者，公司全称重庆维普资讯有限公司。目前已经成为中国最大的综合文献数据库。从1989年开始，一直致力于对海量的报刊数据进行科学严谨地研究、分析、采集、加工等深层次开发和推广应用。自1993年成立以来，公司的业务范围已涉及数据库出版发行、知识网络传播、期刊分销、电子期刊制作发行、网络广告、文献资料数字化工程以及基于电子信息资源的多种个性化服务。经过数十年的商业建设，已经成为全球著名的中文信息服务网站，是中国最大的综合性文献服务网，并成为Google搜索的重量级合作伙伴，是Google Scholar最大的中文内容合作网站。其所依赖的《中文科技期刊数据库》，是中国最大的数字期刊数据库，该库自推出就受到国内图书情报界的广泛关注和普遍赞誉，是我国网络数字图书馆建设的核心资源之一，被我国高等院校、公共图书馆、科研机构广泛采用，是高校图书馆文献保障系统的重要组成部分，也是科研工作者进行科技查证和科技查新的必备数据库。目前已拥有包括港澳台地区在内 5000 余家企事业集团用户单位，网站的注册用户数超过 300 余万，累计为读者提供了超过 2 亿篇次的文章阅读服务。实践了以信息化服务社会，推动中国科技创新的建站目标。

3.23 中医药英文文献检索的数据库有哪些

ISI 是 The Institute for Scientific Information（美国科学信息研究所）的简称，是多元化的数据库，收录了 16 000 多种国际期刊、书籍和会议记录，横跨自然科学、社会科学和艺术及人文科学各领域，内容包括文献编目信息、参考文献（引文）、作者摘要等一系列关键性的参考信息，从而构成了研究信息领域内最全面综合的多学科文献资料数据库。这些数据库产品和服务包括现刊题录数据、引文索引、可定制的快讯服务、化学信息产品以及文献计量学方面的资料，版本包括书本型、CD-ROM 光盘、磁盘，也可以通过互联网检索。同时，提供了相应的全文服务。

美国国立医学图书馆数据库（PubMed/MEDLINE）是美国生物科技信息中心开发的生物医学文献索引数据库，在互联网上免费向公众开放（网址：http：//www.ncbi.nlm.nih.gov）。

医学文摘光盘数据库（EMBASE）提供生物医学和药理学数据库（网址：http：//www.embase.com）。

考克兰对照试验注册数据库；考克兰系统综述数据库；考克兰综述摘要数据库等，其中考克兰系统综述数据库在网上免费提供摘要，可以输入关键词检索或根据专题和题目进行浏览（网址：http：//www.cochranelibrary.com）。

护理与医疗相关文献数据库（CINAHL）主要包括护理学、康复及急救等相关学科（网址：http：//www.cinahl.com）。

针刺研究资料库（AcuBriefs）是有关针刺研究最全面的英文文献数据库（网址：http：//www.acubriefs.com）。

3.24 什么是影响因子

影响因子（Impact Factor，IF）是美国 ISI（科学信息研究所）的 JCR（期刊引证报告）中的一项数据。即某期刊前两年发表的论文在这两年中被引用总次数除以该期刊在这两年内发表的论文总数。这是一个国际上通行的期刊评价指标。

3.25 什么是 JCR

JCR（《期刊引用报告》，全称 Journal Citation Reports），每年由 ISI 出版。JCR 对包括 SCI 收录的 3800 种核心期刊（光盘版）在内的 8000 多种期刊（网络版）之间的引用和被引用数据进行统计、运算，并针对每种期刊定义了影响因子（Impact Factor）等指数加以报道。

目前，根据 JCR 分区表对 SCI 论文进行评价的模式已被国内部分高校和科研机构采纳，因为它有利于鼓励科研工作者向本学科的高级区域投稿。国内主流参考的 SCI 分区依据主要有中国科学院 JCR 分区表以及汤森路透 JCR 的 Journal Ranking 分区两种。其中，中国科学院期刊分区表则被更多的机构采纳以作为科研评价的指标。不同学科之间的 SCI 期刊很难进行比较和评价，中国科学院国家科学图书馆世界科学前沿分析中心（原中国科学院文献情报中心），对目前 SCI 核心库加上扩展库期刊的影响力等因素，以年度和学科为单位，对 SCI 期刊进行 4 个等级的划分。一般而言，发表在 1 区和 2 区的 SCI 论文，通常被认为是该学科领域比较重要的成果。

3.26 什么是三大检索

三大检索指的是 SCI、EI 和 CPCI-S，即 Science Citation Index、Engineering Index、Conference Proceedings Citation Index – Science（原名 ISTP-Index to Scientific & Technical Proceedings）。

3.27 什么是 SCI，来源期刊和索引形式有哪些

SCI（《科学引文索引》，全称 Science Citation Index）是美国科学情报研究所

（ISI）出版的一种世界著名的期刊文献检索工具，也是当前世界自然科学领域基础理论学科方面的重要期刊文摘索引数据库。

SCI 主要摘录科技期刊和专利。被选用的期刊上所刊载的每篇文献，包括论文（无代号）、摘要（A）、评论（B）、编辑部文章（E）、通讯（L）、会议资料（M）、专利（P）、评论和书目（R）都逐一加以摘录。尤其把每篇文献后所附的参考文献一一认真著录，并按照一定格式编排起来。在论文索引方面，它是以来源索引为基础，另配有 4 种引证索引（即作者引证索引、专利引证索引、主副事务引证索引及机构引证索引）。

SCI 的索引方式有 4 种。引文索引（citation index）按第一作者的英文字母顺序排列，用于检索作者发表的论文；期刊源索引（source index）按每篇论文的完整文题排列，用于检索论文主要内容；主题词索引（permuterm subject index）通过标题词汇或主题词查找某学科、某专业方向涉及文献；机构索引（corporate index）按地域、字母顺序排列，检索每篇论文的所属机构，或某机构用于统计所发表的论文，也可用光盘版与在线版查找此索引。

3.28 什么是 EI，对英文摘要的写作有哪些要求

EI (《工程索引》，全称 engineering index)，是全世界最早的工程文摘来源，也是目前世界著名的工程技术类综合性检索工具。

关于英文摘要的句法，EI 提出了以下三个一般原则：①尽量用短句（use short sentences）；②描述作者的工作一般用过去时态（因为工作是在过去做的），但在陈述由这些工作所得出的结论时，应该用现在时态；③一般应使用动词的主动语态，如：写成 A exceeds B 比写成 B is exceeded by A 更好。

3.29 什么是 CPCI-S

CPCI-S（conference proceedings citation index - science），原名 ISTP。ISTP 中文名字是科技会议录索引，由美国科学情报研究所编辑出版。该索引收录生命科学、物理与化学科学、农业、生物和环境科学、工程技术和应用科学等学科的会议文献，包括一般性会议、座谈会、研究会、讨论会、发表会等。其中工程技术与应用科学类文献约占 35%，其他涉及学科基本与 SCI 相同。被其录入的文章都

代表着权威与高质量。

3.30 什么是 CSTPCD 和 CSCD

CSTPCD 是指中国科技论文及引文数据库。“统计源期刊”全称为“中国科技论文统计源期刊”（亦称中国科技核心期刊），统计源期刊目录每年都会出现在中国科技信息研究所每年公布一次的《中国科技期刊引证报告》中。中国科技信息研究所受科技部委托，从 1987 年开始对我国科技人员在国内外发表论文数量和被引用情况进行统计分析，并利用统计数据建立了中国科技论文与引文数据库（CSTPCD），受到社会各界的普遍重视和广泛好评。中国科技论文统计源期刊是 CSTPCD 的数据来源。通过中国科技期刊综合指标评价体系对期刊学术质量的考核，CSTPCD 每年对收录期刊的范围进行调整。

CSCD 是由中国科学院文献情报中心创建的中国科学引文数据库（Chinese science citation database，简称 CSCD）。它是分析国内科学技术活动的整体状况，帮助科教决策部门科学地评价我国科学活动的宏观水平和微观绩效，帮助科学家个人客观地了解自身的学术影响力的得力工具。CSCD 创建于 1989 年，收录我国数学、物理、化学、天文学、地学、生物学、农林科学、医药卫生、工程技术、环境科学和管理科学等领域出版的中英文科技核心期刊和优秀期刊千余种。中国科学引文数据库内容丰富、结构科学、数据准确。系统除具备一般的检索功能外，还提供新型的索引关系——引文索引。使用该功能，用户可迅速从数百万条引文中查询到某篇科技文献被引用的详细情况，还可以从一篇早期的重要文献或著者姓名入手，检索到一批近期发表的相关文献，对交叉学科和新学科的发展研究具有十分重要的参考价值。中国科学引文数据库还提供了数据链接机制，支持用户获取全文。中国科学引文数据库具有建库历史最为悠久、专业性强、数据准确规范、检索方式多样、完整、方便等特点，自提供使用以来，深受用户好评，被誉为“中国的 SCI ”。

3.31 如何查询检索文献

1. 中文文献

（1）维普：该数据库收录 8000 余种社科类及自然科学类期刊的题录、文摘及全文。主题范畴为社科类、自然科学类、综合类。网址 http://www.cqvip.com/ 。

（2）万方：万方数据资源系统的数据库有百余个，应用最多的主要包括专业文献库、中国科技引文库、中国学位论文库、中国期刊会议论文库等。网址 http://med.wanfangdata.com.cn/。

（3）CNKI：主要应用包括中国期刊全文数据库、中国优秀博士硕士论文全文数据库、中国重要报纸全文数据库、中国医院知识仓库、中国重要会议论文全文数据库。网址 https://www.cnki.net/ 。

（4）超星图书馆、书生之家图书馆、中国数字图书馆：国内主要汇集各类图书资源的数据库。

2. 外文文献

SCI 收录 / 索引号查询方法如下。

（1）登陆 Web of science 数据库，网址 http://www.isiknowledge.com/。

（2）点击选择页面上的 Web of Science，点“go”。

（3）引文数据库选择：Science Citation Index Expanded（SCI-EXPANDED）——1995 年至今，Social Sciences Citation Index（SSCI）——1998 年至今。

（4）通过作者姓名或者论文标题等方式找到自己所发表的论文。

（5）点击“论文标题”后，页面中有“被引频次”，页面右端有“施引文献列表”，选择页面下端的“保存为 HTML 格式”（或者是 TXT 格式），点击“保存”（默认文件名为 savedrecs）。

（6）打开保存后的文件，查找 UT WOS，该数字即为 SCI 收录 / 索引号。

EI 收录 / 索引号查询方法：

（1）登陆 EI Village，网址 http://www.engineeringvillage2.org.cn/。

（2）通过作者姓名或者论文标题等方式找到自己所发表的论文，在“SEARCH FOR”中输入主题词，并在“SEARCH IN”中限制。如果是搜索姓名，由于国内外期刊在发表时姓名写法不太一样，比如学研端，有 Yan-Duan Xue，Xue Yanduan 等，如果检索自己文章收录结果和自己发表的文章数目不一样，注意姓名检索的拼法。在“Search Results”里点击“Detailed”，“Accession number”就是文章 EI 收录 / 索引号。

注意：对于中文论文，要用其英文标题去检索。

CPCI-S 收录 / 索引号查询方法：

（1）登陆 Web of science 数据库，网址 http://www.isiknowledge.com/。

（2）点击页面中“web of science”。

（3）引文数据库选择：Conference Proceedings Citation Index – Science（CPCI–S）——2000年至今（即为ISTP网络版）。

（4）通过作者姓名或者论文标题等方式找到自己所发表的论文，点击“论文标题”后，页面中有“被引频次”，页面右端有“施引文献列表”。

（5）选择页面下端的“保存为HTML格式”，点击“保存”。

（6）打开保存后的文件，UT WOS即为ISTP索引号。

第四章　中医药实验基础与应用

4.1 中医药应用基础研究如何选题

应用基础研究的重点应围绕行业可持续发展的基础性问题和共性技术提升，着眼于社会广泛关注的热点难点问题和行业发展中的薄弱环节，以解决实际问题。中医药领域应用基础研究应以突出中医药优势、发展中医药学理论为宗旨，立足于中医药领域的关键科学问题，深入探索其现代科学内涵的研究，同时强调现代科学技术和方法的规范合理使用，以促进中医药基础理论的传承守正、发展创新。

4.2 中医药应用基础研究的定义和特点是什么

中医药领域应用基础研究包括中医学、中药学和中西医结合。其中中医学包括中医基础理论、中医临床基础、针灸推拿；中药学包括中药药物学和中药药理学；中西医结合包括中西医结合基础理论、中西医结合临床基础和中医药学研究的新技术和新方法。

中医药学领域近几年应用基础研究有以下特点：

（1）以中医药理论为指导，以临床疗效为基础，宏观与微观相结合，探讨人体生命活动的整体规律和中医药的整合调节作用。

（2）引进医学科学及其他科学前沿领域的理论、方法与技术，不断创新研究思路和研究方法，把中医药的基础研究与相关新兴学科的理论及研究思路有机结合，推动中医药学科的发展。

（3）重视中医学治疗某些功能性疾病、代谢性疾病、老年性疾病、免疫性疾病、病毒感染性疾病等的临床基础研究，以探明临床疗效机制。

4.3 中医学应用基础研究包括哪些方面

（1）中医基础理论：脏腑、气血津液、体质、病因病机、证候基础、治则治法、中医方剂学、中医诊断学。如：藏象理论（脏腑功能）的生物学基础；中医证候辨证方法、与重大疾病紧密相关的病因病机、腧穴效应机制、腧穴配伍、升降浮沉药性、中药配伍禁忌、十八反十九畏等安全性，构建中医“治未病”理论体系；深化组分配伍、名老中医传承、民间医药传承、中医古籍与传统知识保护及基于古代文献和临床大数据的数据挖掘方法学研究等。

（2）中医临床基础：中医内科学、中医外科学、中医骨伤科学、中医妇科学、中医儿科学、中医眼科学、中医耳鼻喉科学、中医口腔科学、中医老年病学、中医养生与康复学。如：适合中医临床特点的疗效评价方法学，中医治疗优势病种及其关键环节的基础等。

（3）针灸推拿：经络与腧穴学、针灸学、推拿按摩学。如：经穴特异性、腧穴配伍规律与针刺手法，针灸、推拿、康复等非药物疗法防治疾病的基础等。

4.4 中药学应用基础研究包括哪些方面

（1）中药药物学：中药资源学、中药鉴定学、中药药效物质、中药质量评价、中药炮制学、中药制剂学、中药药性理论。如：中药材生态种植、野生抚育和仿生栽培及珍稀濒危中药材替代品；中药鉴定技术与方法，中药质量评价方法及其原理；中药炮制原理及规律性；中药制剂工艺原理及体现整体功效的新剂型；中药药性，中药功效物质等。

（2）中药药理学：中药神经精神药理、中药心脑血管药理、中药抗肿瘤药理、中药内分泌及代谢药理、中药抗炎与免疫药理、中药抗病毒与感染药理、中药呼吸药理、中药消化药理、中药泌尿与生殖药理、中药药代动力学、中药毒理学。如：病证结合的动物模型，中药功效物质体内过程及其调控机制，中药药理作用及机制，中药毒性、毒理与毒—效相关性等。

4.5 中西医结合应用基础研究包括哪些方面

（1）中西医结合基础理论，以中西医理论为指导，宏观与微观相结合，探讨人体生命活动的整体规律和中医药的整合调节作用。

（2）中西医结合临床基础，即中西医结合防治癌症、心脑血管病、糖尿病、感染性疾病、老年痴呆和抗生素耐药问题等重大、难治、罕见疾病和新发突发传染病等基础理论、诊疗规律及作用机制。

（3）中医药学研究的新技术和新方法，引进医学科学及其他科学前沿领域的理论、方法与技术，不断创新研究思路和研究方法。

4.6 生物样品内中药成分分析的特点是什么

在生物样品内中药成分的分析中，微量成分存在于大量的生物介质中，由于样品中含有内源性干扰杂质，而这些干扰物质随机体状况不同而不同，另外，很多中药化学成分在生物体内经过代谢可产生一种或多种代谢物，母体药物和代谢物又能与生物大分子结合。以上这些都会给中药成分的分离、分析带来困难，与体外药物分析相比，这就要求分析方法具有更高的选择性。此外，生物样品中的药物含量很低，一般血药浓度在 $ng \cdot mL^{-1} \sim \mu g \cdot mL^{-1}$，且生物样品的采集量有限，因此要求分析方法有较高的灵敏度。

4.7 生物样品内中药成分研究常用技术有哪些

中药成分进入生物体内后，有些成分以原型存在，有些成分会发生变化，生成新的代谢物质，这些成分有可能都是效应成分，需要对其进行测定和分析。由于生物样品内成分非常复杂，单凭一种分析方法有时难以完成分析任务，常需结合联用分析技术进行研究，如 LC-MS、GC-MS、LC-NMR 等手段，才有可能对生物样品中的成分进行定性、定量分析。

例如：为探讨吴茱萸在左金丸中的引经作用，观察吴茱萸对左金丸中小檗碱、巴马汀和药根碱在大鼠组织中分布动力学的影响，方法：分别灌胃给予大鼠黄连、黄连吴茱萸合煎液，于给药后 15、30、45、60、90、120、240、420 分钟等不同时间点采集心、肝、肺、肾、胃、小肠组织样本，称取大鼠心、肝、肺、肾、胃、小肠样品 0.2 g，加入含 10% 氨水的生理盐水 0.6 mL 冰浴中匀浆，取 100 μL 组织匀浆液，加 1500 μL 乙腈沉淀蛋白，以 4 ℃，12 000 r/min 离心 15 min，取上清液 1200 μL，25 ℃氮气吹干，残渣用 500 μL 20% 乙腈复溶，12 000 r/min 离心 15 min，上清液 5 μL 超高液相色谱 – 质谱联用（UPLC–MS/MS）测定组织中小檗碱、巴马汀和药根碱的经时变化。色谱 / 质谱条件为色谱柱：ACQUITY UPLCTM BEH C18 柱（2.1 mm × 50 mm，1.7 μm）；柱温：30 ℃；进样器的温度：10 ℃；流动相乙腈 – 水（含 0.1% 甲酸）（20 ∶ 80），流速：0.3 mL · min^{-1}；进样量：5 μL。离子源为电喷雾离子源（ESI），进行正离子扫描，检测方式为正离子多离子反应监测（MRM），毛细管电压 3.2 kV，去溶剂气温度 500 ℃，去溶剂气流速 1000 L · h^{-1}，锥孔气流速：150 L · h^{-1}。小檗碱、巴马汀和药根碱的离子通道分别为 m/z 336.14 → 320.22、m/z 352.17 → 308.10 和 m/z338.20 → 322.29。采用 DAS 2.0 软件计算组织分布动力学参数、相对摄取率和峰浓度比。结果显示，与黄连组比较，左金丸组大鼠肝组织中小檗碱和巴马汀的药时曲线下面积（AUC）、最大血药浓度（Cmax）明显增加，三种生物碱在肝中相对摄取率和峰浓度比均远大于 1，肺中相对摄取率和峰浓度比均小于 1。提示吴茱萸可能通过增加黄连生物碱成分在大鼠肝中的分布，减少肺中的分布来发挥引经作用。

4.8 生物安全及生物安全实验室分级

生物安全是指由现代生物技术开发和应用所能造成的对生态环境和人体健康产生的潜在威胁，及对其所采取的一系列有效预防和控制措施。

根据操作不同危险度等级微生物所需的实验室设计特点、建筑构造、防护设施、仪器、操作以及操作程序，实验室的生物安全水平可以分为基础实验室—一级生物安全水平、基础实验室—二级生物安全水平、防护实验室—三级生物安全水平和最高防护实验室—四级生物安全水平。

一级生物安全水平：进行试验研究用的物质都是已知的所有特性都已清楚并且已证明不会导致疾病的多种微生物物质。研究通过日常的程序在公开的实验台面上进行。不需要有特殊需求的安全保护措施。操作人员只需经过基本的实验室实验程序培训并且通常由科研人员指导，不需要生物安全柜的存在。

二级生物安全水平：进行试验研究用的物质是一些已知的中等程度危险性的并且与人类某些常见疾病相关的物质。操作者必须经过相关研究的操作培训并且由专业科研人员指导。对于易于污染的物质或者可能产生污染的情况进行预先的处理准备。一些可能涉及或者产生有害生物物质的操作过程都应该在生物安全柜内进行，在这些条件下最好使用二级的生物安全柜。

三级生物安全水平：进行试验研究的物质一般都是本土或者外来的有通过呼吸传染使人们致病或者有生命危险可能的物质。我们需要保护一切在周围环境中等的操作者免于暴露于这些有潜在危险的物质中。通常必须使用二级或者三级的生物安全柜。

四级生物安全水平：进行试验研究的物质是一些极高危险性并且可以致命的有毒物质，可以通过空气传播并且现今并没有有效的疫苗或者治疗方法来处理。操作者必须经过熟练的关于进行这种极高危险性物质研究的培训，并且应该很熟悉一些相关操作、保护设施、实验室设计等方面对于这些极高危险性物质的预防。同时也必须由在此研究领域非常有经验的科研人员进行指导，严禁独自在四级实验室工作。对于实验室的进出应当严格进行控制，实验室一定要单独建造或者建造在一栋大楼中与其他任何地方都分离开的独立房间内，并且要求有详细的关于研究的操作手册进行参考。在这样的实验研究中必须使用三级的生物安全柜。

4.9 什么是净化实验室

净化实验室主要是通过人为的手段，应用洁净技术实现控制室内空气中尘埃、含菌浓度、温湿度与压力以达到所要求的洁净度、温湿度和气流速度等环境参数，其目的是保护样品不受环境中污染的影响，保证结果的准确性。空气洁净度是指洁净空气环境中空气含尘量程度，空气洁净度的级别以含尘浓度划分。

净化实验室按照空气洁净等级分为：A 级、B 级、C 级、D 级（表 4.1）。

表 4.1　洁净室各级别空气悬浮粒子的标准

洁净度级别	近似对应传统规格	悬浮粒子最大允许数 /m^3			
		静态		动态	
		≥ 0.5 μm	≥ 5.0 μm	≥ 0.5 μm	≥ 5.0 μm
A 级	100 级	3520	20	3520	20
B 级	100 级	3520	29	352000	2900
C 级	10000 级	352000	2900	3520000	29000
D 级	100000 级	3520000	29000	—	—

4.10 什么是去离子水及超纯水

去离子水是除去了呈离子形式杂质后的纯水。现在主要应用离子交换树脂去除水中的大部分阴离子和阳离子，但水中仍然存在可溶性的有机物。

超纯水是既将水中的导电介质几乎完全去除，又将水中不离解的胶体物质、气体及有机物均去除至很低程度的水，电阻率大于 18MΩ · cm。

4.11 什么是消毒和灭菌

消毒是指杀死病原微生物，但不一定能杀死细菌芽孢的方法。如采用过氧化氢、乙醇进行消毒。

灭菌是指把物体上所有的微生物（包括细菌芽孢在内）全部杀死的方法。如采用高压湿热蒸汽灭菌、射线辐照灭菌。

4.12 常用的动物实验设计类型有哪些

常用的动物实验分为单因素实验设计和多因素实验设计两大类。单因素实验设计包括完全随机设计、配对设计、配伍组设计、拉丁方设计等、交叉设计；多因素实验设计包括析因设计、正交设计等。

完全随机设计是将受试对象按随机化原则分配到不同的处理组中（或从不同总体中随机抽样进行对比研究），不考虑个体差异的影响，仅涉及一个处理因素，设计方法简单，处理组数和各组样本量都无限制；统计分析方法相对简单；实验过程中，若有实验对象发生意外，信息损失相对小于其他类型设计。

配对设计是将受试对象按配对条件配对，使同一对中的受试对象条件相同或相近（动物实验中以种属、品系、窝别、性别相同，年龄、体重相近配对），再将各对中的两个受试对象随机分配到实验组和对照组（或不同处理组）接受不同的处理。配对设计严格控制非处理因素对实验结果的影响，增大组间均衡性，减少实验误差，提高实验效率。与完全随机设计相比，可减少研究对象间的个体差异，并可减少样本量。

配伍组设计也称随机区组设计，是将受试对象按其某些特征或性质（匹配条件：如动物的种属、性别、体重、年龄等非研究因素）配成配伍组 / 区组，各区组内研究对象个数（≥ 3）与处理组数相同；然后再按随机化原则分别将各组中的受试对象分配到各个处理组。目的是对一些已知的非处理因素进行控制，以提高组间均衡性，减少实验误差。

拉丁方设计按拉丁方阵的字母、行和列安排实验（或试验），同时考虑了相同水平的 3 个因素对试验结果的影响，分析 3 个因素各自内部不同水平间有无差别。拉丁方设计可用较少的重复次数获得较多的信息，双向误差控制、实验误差小，组间均衡性好，节省样本量，实验效率较高。其缺点是对研究对象要求较高，匹配与区组较繁，在实际工作中有一定局限性；当实验结果中有观察值缺失时，信息损失较大，统计处理较麻烦。

交叉设计是将 A、B 两种处理（或处理因素的两个水平）先后施于同一批研究对象，随机地使一半研究对象先接受 A 处理，后接受 B 处理；而另一半则先接受 B 处理，后接受 A 处理，两种处理在全部试验过程中交叉进行，称为 2×2 交叉试验设计。交叉设计具备配对设计的优点，可减少个体间差异，减少样本含量，又能平衡实验顺序对结果的影响，能控制时间因素（试验阶段）对处理因素的影响，优于自身对照设计。实验效率较高。且各试验对象均接受试验因素和对照，符合医德要求。但交叉设计两次观察时间不能过长，处理不能有持久效应，而且不能分析交互作用。

析因实验设计是一种多因素交叉分组设计，不仅可检验两个或多个因素内部不同水平间有无差异，还可检验因素间是否存在交互作用。析因实验设计可以分析各因素内部不同水平间有无差别，及各种组合（两个或多个因素不同水平间）的交互作用，是一种高效率的实验设计方法，结论较为可靠。

正交实验设计常用于分析多个因素不同水平及个别因素间交互作用对某观察指标的影响，寻求最优搭配方案的研究。正交实验设计用部分实验来代替全面实验，通过对部分实验结果的分析，了解全面实验的情况。与析因实验设计相比，正交实验设计可减少实验次数；但只能分析各因素的主效应和个别的一级交互作用。

4.13 常见的实验动物有哪些种类，大鼠的微生物学等级划分

常见的实验动物有小鼠、大鼠、地鼠、豚鼠、兔、犬、猫、猪和非人灵长类中的猕猴。大鼠的实验动物的微生物学等级分为普通级、清洁级、无特殊病原

体（SPF）级、无菌级。

4.14 什么是SPF级动物、IVC动物房

SPF级动物也称无特定病原体（specific pathogen free，SPF）动物，指动物体内无特定的微生物和寄生虫存在，但非特定的微生物和寄生虫是容许存在的。一般指无传染病的健康动物，是目前国内外使用最广泛的实验动物，它的来源，既可来自无菌动物繁育的后裔，亦可经剖胎取后，在隔离屏障设施的环境中，由SPF亲代动物抚育。SPF级动物必须饲养于屏障系统中，实行严格的饲养管理和微生物控制。

IVC是独立送风隔离笼具（individual ventilated cages，IVC），是指在封闭独立单元（笼盒或笼具）内，送入清洁空气，将废气集中排放出去的，可在超净工作台内操作和饲养SPF级实验动物的设备。

4.15 实验动物设计原则及方法

分组的原则：进行动物实验时，经常需要将选择好的实验动物按研究的需要分成若干组。动物分组应按随机分配的原则，使每只动物都有同等机会被分配到各个实验组与对照组中去，以避免各组之间的差别，影响实验结果，特别是进行准确的统计检验，必须在随机分组的基础上进行。

每组动物数量应按实验周期长短、实验类型及统计学要求而定。如果是慢性实验或需要定期处死动物进行检验的实验，就要求选较多的动物，以补足动物自然死亡和人为处死所减少的数量，确保实验结束时有合乎统计学要求的动物数量存在。

分组时应建立对照组：

（1）自身对照组：是指实验数据而言。实验动物本身在实验处理前、后两个阶段的各项相关数据就分别是对照组和实验组的实验结果，此法可排除生物间的个体差异。

（2）平行对照组：平行对照组就是与实验组平行设置的组，以便能够与实验组进行对比。它可分为空白对照组、模型对照组和阳性对照组。①空白对照组是指对动物不施加任何处理，正常饲养；或者必要时给予蒸馏水、生理盐水或其

他药物的溶剂等。空白对照的设立就是为了突出正常动物与造成疾病的动物之间有何差别。②模型对照组通常是以一定的方法造成动物的疾病，而不施加任何处理。也就是说，想看在疾病状态下，没有任何干预措施的动物是如何表现的。模型对照的设立就是为了与空白对照相对比。当然，如果实验中不研究动物在疾病状态下的表现，只需看看药物或化合物对正常动物的作用，则可不设立模型对照组。③阳性对照组通常是将模型动物给予一定的确实有效的药物加以处理，看看其治疗效果如何。阳性对照的目的，就是看在此模型状态下，药物是否对之有效。假如阳性对照药都没有效的话，那可能此模型或者给药方式有问题；而阳性对照药有效，被测试的药物没有效，则说明被测药物不行。另一方面，被测药物与阳性药物对照，可看出孰优孰劣。经此对比，可以突出被测药物的作用。但并不是每一个实验都能找到阳性对照药，也不是每一个实验都需要设置阳性对照组。

例如：要观察某种药物对糖尿病的药效。第一，我们要设立一个空白对照组，这样才能看出糖尿病的动物与正常动物的区别。第二，我们要有一个模型组。造成动物的糖尿病，但不施加任何处理，这样才能与正常动物比较。因此，空白与模型通常是对立的。假如给药后的结果与糖尿病模型组没有显著差异，一般来说，说明药物没有效。给予阳性对照药就更能确定。阳性对照药一般是临床上常用的药物。如果临床上用的药物对此动物模型没有效，则说明此模型不适合做此类药物的筛选，或实验的质量较差。

（3）具体分组时，应避免人为因素，随机把所有的动物进行编号，然后令其双数为 A 组（实验组），单数为 B 组（对照组）即可或反之。如果要分若干个组时，应该用随机数字表进行完全随机分组。

4.16 动物实验药物剂量计算

动物实验所用的药物剂量，一般按照 mg/kg 体重或 g/kg 体重计算，应用时须从已知药液的浓度换算出相当于每千克体重应注射的给药容量。

人与实验动物及各类动物间药物剂量的换算方法如下。

（1）人与实验动物间用药量的换算方法：人类与实验动物对同一药物的耐受性相差很大。通常动物的耐受性要比人类强，也就是单位体重的用药量比人类大。但由于一般动物的用药种类远不如人类所使用的多，故一般可按照下列比例来换算：人类用 1，则大、小鼠为 25 ~ 50，家兔、豚鼠为 15 ~ 20，犬、猫为 5 ~ 10。

（2）人与实验动物体表面积的计算法：

1）许文生计算中国人体表面积公式：

体表面积（m^2）=0.0061 × 身高（cm）+0.0128 × 体重（kg）−0.1529

2）Meeh-Rubner 计算实验动物的体表面积公式：

体表面积（m^2）=K ×（$W^{2/3}$/10000）

公式中：K 为常数（大、小鼠 9.1，豚鼠 9.8，家兔 10.1，猫 9.9，犬 11.2，猴 11.8，人 10.6），体重单位 g。

比如：计算 1.5 kg 家兔的体表面积：

由式中可见 K 常数为 10.1，W=1500

A=10.1 ×（$1500^{2/3}$/10000）

logA=log10.1+2/3log1500−log10000=−0.8783

A=0.1324 m^2，即 1.5 kg 的家兔的体表面积为 0.1324 m^2。

（3）人与不同实验动物之间药物剂量的换算方法：先按 Meeh-Rubner 计算不同动物或人的体表面积，然后直接换算出所选择动物或人的药物剂量。

（4）按照 mg/kg 折算 mg/m^2 给药剂量换算方法：

计算公式：剂量（mg/kg）× 甲动物转换因子 / 乙动物转换因子（表 4.2）。

表 4.2　不同实验动物间剂量换算常用数据

动物种类	K 值	体重 kg	体表面积 m^2	mg/kg → mg/ m^2 转换因子	每千克体重占有表面积相对比值
小鼠	9.1	0.018	0.0063	2.90	1.0（0.02 kg）
		0.020	0.0067	3.00	
		0.022	0.0071	3.10	
		0.024	0.0076	3.20	
大鼠	9.1	0.10	0.0196	5.10	0.47（0.2 kg）
		0.15	0.0257	5.80	
		0.20	0.0311	6.40	
		0.25	0.0461	6.90	

续表

动物种类	K值	体重 kg	体表面积 m^2	mg/kg → mg/ m^2 转换因子	每千克体重占有表面积相对比值
豚鼠	9.8	0.30	0.0439	6.80	0.40（0.40 kg）
		0.40	0.0532	7.50	
		0.50	0.0617	8.10	
		0.60	0.0697	8.60	
家兔	10.1	1.50	0.1323	11.30	0.24（2.0 kg）
		2.00	0.1608	12.40	
		2.50	0.1860	13.40	
猫	9.9	2.00	0.1571	12.70	0.22（2.5 kg）
		2.50	0.1324	13.70	
		3.00	0.2059	14.60	
犬	11.2	5.00	0.3275	15.30	0.16（10.0 kg）
		10.00	0.5199	19.20	
		15.00	0.6812	22.00	
猴	11.8	2.00	0.1873	10.70	0.24（3.0 kg）
		3.00	0.2455	12.20	
		4.00	0.2973	13.50	
人	10.6	40.00	1.2398	42.20	0.08（50.0 kg）
		50.00	1.4386	34.80	
		60.00	1.6246	36.90	

（5）按照人与实验动物间体表面积折算的等效剂量比值表的计算方法：从表 4.3 可见，12 kg 的犬的体表面积为 200 g 大鼠的 17.8 倍。该受试药大鼠的剂量为 250 mg/kg，200 g 大鼠需要的给药量为 $250 \times 0.2=50$ mg，计算可知犬的试药剂量为 $50 \times 17/12=74$ mg/kg。

表 4.3 人类与实验动物之间按照体表面积折算的等效剂量比值表

动物	小鼠	大鼠	豚鼠	家兔	猫	猴	犬	成人
	0.02 kg	0.2 kg	0.4 kg	1.5 kg	2.0 kg	2.0 kg	12 kg	60 kg
小鼠	1.0	7.0	12.25	27.8	29.7	64.1	124.2	387.9
大鼠	0.14	1.0	1.74	3.9	4.2	9.2	17.8	56.0
豚鼠	0.08	0.57	1.0	2.25	2.4	5.2	4.2	31.5
家兔	0.04	0.25	0.44	1.0	1.08	2.4	4.5	14.2
猫	0.03	0.23	0.41	0.92	1.0	2.2	4.1	13.0
猴	0.016	0.11	0.19	0.42	0.45	1.0	1.9	6.10
犬	0.008	0.06	0.10	0.22	0.23	0.52	1.0	3.1
成人	0.0026	0.018	0.031	0.07	0.078	0.16	0.32	1.0

（6）按照人与实验动物每千克体重用药剂量折算系数表的换算方法：

计算公式：B（dose）=W（折算系数）× A（dose）。

从表 4.4 中可见，已知某药物对小鼠的最大耐受量为 20 mg/kg，家兔的折算量为 0.37 × 20=7.4 mg/kg。如果使用 2 kg 的家兔进行动物实验，则需要 14.8 mg。

表 4.4 实验动物与人体的每千克体重剂量折算系数表

折算系数 W		A 种动物或成人						
		小鼠	大鼠	豚鼠	家兔	猫	犬	成人
B 种动物或成人		0.02 kg	0.2 kg	0.4 kg	1.5 kg	2.0 kg	12 kg	60 kg
	小鼠	1.00	1.4	1.6	2.7	3.2	4.8	9.01
	大鼠	0.70	1.0	1.14	1.88	2.3	3.6	6.25
	豚鼠	0.61	0.87	1.0	1.65	2.05	3.0	5.55
	家兔	0.37	0.52	0.6	1.0	1.23	1.76	2.30
	猫	0.30	0.42	0.48	0.81	1.0	1.44	2.70
	犬	0.21	0.28	0.34	0.56	0.68	1.00	1.88
	成人	0.11	0.16	0.18	0.304	0.371	0.531	1.0

动物间的剂量一般可相互换算。一般药理实验的动物每千克体重剂量是规定种属成年动物的剂量。动物种属不同时，每千克体重剂量也不相同。即使是同种动物，若体重相差很大，或由成年动物估计幼年、老年动物的体重剂量，其每千克体重剂量也应做相应的调整。现介绍一种可以用于不同种属实验动物，也可

用于不同体重、同种实验动物的剂量换算公式，所得出的剂量可以供参考试用。若不同种属动物间对该药的代谢方式或敏感程度有很大差别，应取换算剂量的1/4 开始试用，然后按照 2 倍或 3 倍递增，探索其最佳剂量。

剂量换算公式：$dB=dA\times RB/RA\times(WA/WB)^{1/3}$

dA、dB 是 A、B 两种实验动物的每千克体重剂量；RB、RA 是动物体型系数，R 与表面积 / 体重（m^2/kg）的 1/3 次方成正比，可由表 4.5 中查到。

表 4.5 不同种属实验动物的动物体型系数

动物种类	小鼠	大鼠	豚鼠	家兔	猫	猴	犬	成人
体型系数	59	90	99	93	82	111	104	100

4.17 主要生物活性物质有哪些

1. 花生四烯酸（arachidonic acid，AA） 花生四烯酸通过环加氧酶和脂加氧酶途径分别代谢转化为一系列的活性物质，如前列腺素（prostaglandins，PGs）、前列环素（prostacyclin，PG12）、血栓素（thromboxanes，TXs）、氢过氧化二十碳四烯酸（HPETEs）、白三烯（leukotrienes，LTs）等。这些物质广泛地存在于人和动物的体内组织细胞与体液中，虽然含量很少，但生物活性极强。AA 代谢物的作用有细胞内外两个方面，它们既可作为某些激素、介质、生物活性因子的第二信使或与其他第二信使共同调节细胞功能，也可能起局部激素或局部介质的作用。AA 代谢物的测定方法很多，较常用的有生物测定法、高效液相测定法、放射免疫测定法、酶活性测定法、放射受体测定法、酶联免疫测定法等。

2. 一氧化氮（NO）及其合酶（NOS） NO 由 L-Arg 和氧气经 NO 合酶（NOS）催化而成。目前至少已发现三型 NOS，内皮细胞（Ⅰ型）和脑（Ⅱ型）来源的 NOS 的原生酶（cNOS），其活性依赖于钙调素（CaM），作用迅速而短暂（数秒至数分）；巨噬细胞（Ⅲ型）来源的 NOS 为诱生酶（iNOS），其活性取决于基因转录而不依赖于 Ca 离子，作用缓慢而持久（数小时至数天）。包括多种动物和人类的三型 NOS 均已纯化和分子克隆。三型 NOS 相互间有 50% ~ 60% 氨基酸序列相同，但Ⅰ型和Ⅲ型的 C 端和 N 端均较Ⅱ型的短。三型 NOS 均含有还原型辅酶Ⅱ（NADPH）、黄素腺嘌呤二核苷酸和单核苷酸（FAD/FAM）、CaM、血红素（heme）等结合位点，均与细胞色素 P-450 还原酶的序列同源。最近研究表明中枢神经系统（CNS）中含有 cNOS 和 iNOS；并且神经元只表达 cNOS，小胶质细胞只表达 iNos。

例如：为探讨降压宝蓝片（河南省中医药研究院附属医院院内制剂）对过氧化氢诱导人脐静脉血管内皮细胞（HUVECs）损伤的保护作用，体外培养 HUVECs，分为空白对照组、模型对照组，以及降压宝蓝片含药血清低、中、高浓度组，微板法检测细胞上清液中一氧化氮（NO）的含量，结果显示，与空白对照组比较，模型组细胞上清液中 NO 含量显著降低（$P<0.01$）；与模型组比较，降压宝蓝片中、高浓度组细胞上清液中 NO 含量明显升高（$P<0.05$ 或 $P<0.01$）。内皮细胞产生的 NO 是重要的血管舒张因子，具有强大的舒张血管、抗血小板聚集黏附、抗炎及抗脂质氧化等作用。说明降压宝蓝片含药血清对过氧化氢诱导的 HUVECs 损伤具有显著的保护作用。

3. 肿瘤坏死因子（TNF）　Carsweel 等于 1975 年首先发现细菌内毒素可诱导机体产生一种引起肿瘤坏死的因子，并命名为肿瘤坏死因子（tumor necrosis factor，TNF）。后研究发现，多种细菌、病毒及寄生虫感染后均可诱导不同类型的细胞产生 TNF，TNF 参与机体的病理和生理过程，并与某些疾病的发生有关。TNF 主要由活化的巨噬细胞、NK 细胞及 T 淋巴细胞产生。1985 年 Shalaby 把巨噬细胞产生的 TNF 命名为 TNF-α，把 T 淋巴细胞产生的淋巴毒素（lymphotoxin，LT）命名为 TNF-β。虽然 TNF-α 与 TNF-β 仅有约 30% 的同源性，但它们却拥有共同的受体。TNF-α 的生物学活性占 TNF 总活性的 70 % ~ 95 %，因此目前常说的 TNF 多指 TNF-α。

例如：中风胶囊是河南省中医药研究院附属医院的院内制剂，具有活血化瘀、通经活络之功效，用于脑血栓形成及其后遗症、脑动脉硬化、脑供血不足等疗效显著。为了探讨该药的作用机制，为临床用药提供实验依据，观察中风胶囊对动脉粥样硬化（AS）模型大鼠血脂及相关细胞因子的影响，将 SD 大鼠随机分为正常组，模型组，以及中风胶囊低、高剂量组，阿托伐他汀钙片组。正常组动物摄食正常颗粒饲料，其余组在摄食高脂饲料的基础上采用腹腔注射维生素 D、激发免疫反应的方法复制 AS 模型，各组动物连续灌胃相应药物 90 天，检测血清胆固醇（TC）、甘油三酯（TG）、低密度脂蛋白胆固醇（LDL-C）、高密度脂蛋白胆固醇（HDL-C）、TNF-a、白细胞介素 6（1L-6）、白细胞介素 -18（IL-18）并计算动脉硬化指数（A1）；取主动脉进行 HE 染色，观察组织病理学变化。结果显示，与正常组比较，AS 模型组大鼠血清 TC、LDL-C、HDL-C、TNF-α、IL-18 明显升高（$P<0.05$ 或 $P<0.01$）；与模型组比较，中风胶囊高剂量组均明显

降低大鼠血清 LDL-C、TNF-a、IL-18 水平（$P<0.05$ 或 $P<0.01$）；HE 染色显示模型组主动脉可见内皮损伤和粥样斑块，给药各组均可抑制其主动脉损伤。表明中风胶囊对大鼠 AS 的发生发展具有一定干预作用，其作用环节与降低血清 LDL-C 含量，减少炎性细胞因子 TNF-a、IL-18 的分泌或释放有关。

4. 环核苷酸（cAMP）　环核苷酸（cAMP）是调节细胞功能活动的重要物质。cAMP 是由 ATP 经腺苷酸环化酶（AC）及 Mg^{2+} 的作用生成的，cAMP 能对细胞内很多代谢过程发生影响。cAMP 又受磷酸二酯酶（PDE）的作用而裂环成 5'-AMP，同时失去生理活性。dGMP 是由 GTP 经鸟苷酸环化酶（GC）的作用生成的，同样受 PDE 的作用裂环，同时失去生理活性。细胞内环核苷酸的浓度受环化酶及磷酸二酯酶的双重调节。蛋白类激素能与细胞膜上的受体结合，通过一种叫 G 蛋白的物质使 AC 激活，从而促进 cAMP 的合成，由此产生激素的效应。与 Ca^{2+} 密切相关的钙调素（或称钙调蛋白），既能加强 AC 的活性，也能加强 PDE 的活性，对细胞内 cAMP 具有更为周密的调节作用。一些药物亦能影响到 AC 或 PDE 的活性，如肾上腺素可加强 AC 的作用，茶碱类药物可抑制 PDE 的作用等。因此 cAMP 及 cGMP 的测定，是我们了解细胞功能状态，从事有关生理、生化、药理及病理等诸方面研究工作的重要手段之一。

例如：地黄始载于《神农本草经》，为河南道地药材“四大怀药”之一,《中国药典》2015 版收载含地黄的复方制剂有百余种。作为大宗常用中药，地黄活性作用十分广泛，对免疫、血液、内分泌、心脑血管、神经系统及抗菌、抗炎等方面均有一定的作用。地黄中主要活性成分为苷类，主要含有环烯醚菇和苯乙醇苷类成分，环烯醚萜类成分如梓醇、益母草苷、地黄苷 A、B、C、D 等，苯乙醇苷类成分如毛蕊花糖苷、异毛蕊花糖苷等，其中多种环烯醚萜苷成分为原型入血的有效成分 E。但文献报道地黄提取工艺研究多以梓醇单一成分或与多糖或毛蕊花糖苷为指标。为了更好地发挥地黄的药效，采用 HPLC-PDA 法测定梓醇、地黄苷 D、地黄苷 A、益母草苷、毛蕊花糖苷 5 种苷类成分含量为指标成分，筛选地黄苷类提取物的最佳提取工艺条件，并考察该提取物对阴虚模型大鼠血清中 T3、T4 的影响及血浆中 cAMP、cGMP、cAMP/cGMP 的影响，为地黄药效物质基础研究、成方制剂及配方颗粒的研究开发提供理论和技术支持。结果显示地黄苷类提取物最佳工艺为加 8 倍量 50% 乙醇 65℃提取 3 次，第 1 次、第 2 次 1.5h、第 3 次 1h。该提取物显著降低阴虚大鼠血清中 T3、T4 含量及降低血浆中 cAMP、cAMP/cGMP 值。表明地黄苷类提取物对于甲状腺素造成的阴虚模型小鼠，可能通过调节甲亢阴虚模型小鼠血清中 T3、T4 的含量和血浆中 cAMP，缓解 cAMP 紊乱引起的阴虚症状，从而达到清热滋阴作用。

5. 丙二醛（MDA） 生物体内，自由基作用于脂质发生过氧化反应，氧化终产物为丙二醛，会引起蛋白质、核酸等生命大分子的交联聚合，且具有细胞毒性。机体通过酶系统与非酶系统产生氧自由基，后者能攻击生物膜中的多不饱和脂肪酸，引发脂质过氧化作用，脂质氧化终产物 MDA 在体外影响线粒体呼吸链复合物及线粒体内关键酶活性，它的产生还能加剧膜的损伤，因而测试丙二醛的量可反映机体脂质过氧化的程度，间接地反映细胞损伤的程度。MDA 含量是反映机体抗氧化潜在能力的重要参数，可以反映机体脂质过氧化速率和强度，也能间接反映组织过氧化损伤程度。

6. 超氧化物歧化酶（SOD） 超氧化物歧化酶（SOD）是广泛存在于生物体内金属酶，是清除超氧阴离子自由基对细胞损害的一种重要抗氧化酶，对机体的氧化与抗氧化平衡起着至关重要的作用。其是反映人体内自由基代谢状态的重要指标之一，其水平的高低可间接反映机体清除自由基的能力。超氧化物歧化酶（SOD）测定对机体自由基代谢紊乱、自由基清除干预对策，以及对于同一患者病程转归（自由基损伤的加剧或降低、自由基清除剂药物或手术治疗效果）的判断，实时动态监测具有重要参考价值。在急性病患发生初期，当机体自由基产生大幅激增时，机体会很快引起氧化应激，并影响到蛋白质表达等调节、应答机制，在自由基的诱导及机体代偿应激下，细胞或机体会诱导性地增强抗氧化能力，一般会出现一过性 SOD 水平增高现象。但随着高浓度自由基对 SOD 的大量消耗，以及机体的失代偿，SOD 的生物合成能力会很快回落到低水平，并与较高浓度的自由基保持新的动态平衡。

7. 白介素（IL） 白介素是指在白细胞或免疫细胞间相互作用的淋巴因子，它和血细胞生长因子同属细胞因子，两者相互协调，相互作用，共同完成造血和免疫调节功能。白细胞介素在传递信息，激活与调节免疫细胞，介导 T、B 细胞活化、增殖与分化及在炎症反应中起重要作用。白介素种类不同，作用也不一样。

白细胞介素 -1（IL-1）是由活化的巨噬细胞所产生，它可刺激 T 细胞，促使其增殖并分泌 IL-2，亦可促进 B 细胞的增殖和抗体的产生。此外，它还可促使造血干细胞的成熟；IL-1 还可促进花生四烯酸的代谢，前列腺素的合成和蛋白酶、胶原酶的分泌，因而引起炎症反应。

IL-2 是趋化因子家族的一种细胞因子，主要由激活的 T 淋巴细胞产生，具有多向性作用，对机体的免疫应答和抗病毒感染等有重要作用，能刺激已被特异性抗原或致丝裂因数启动的 T 细胞增殖；能活化 T 细胞，促进细胞因子产生；刺激 NK 细胞增殖，增强 NK 杀伤活性及产生细胞因子，诱导 LAK 细胞产生；促进 B 细胞增殖和分泌抗体；激活巨噬细胞。

IL-3 由激活的 T 淋巴细胞产生，它可刺激造血干细胞的增殖，并刺激粒细胞、单核细胞、红细胞、巨噬细胞系的祖细胞之集落形成，还可刺激肥大细胞的增殖，并加强巨噬细胞的吞噬功能，因此，IL-3 又名多向性集落刺激因子（multi-CSF）。

IL-4 由 T 淋巴细胞产生，促使 IgG 的分泌，与其他细胞因子一起协同促进粒细胞及红细胞系祖细胞的集落生长，并刺激肥大细胞的增殖。IL-4 对巨噬细胞所产生的 IL-1、TNF 和 PG-E2 起负调节作用，提示它具有抗炎作用。

IL-5 由活化的 T 淋巴细胞产生，分子质量为 18ku，主要促进嗜伊红细胞组细胞的增殖及分化。

IL-6 可由纤维母细胞、单核 / 巨噬细胞、T 淋巴细胞、B 淋巴细胞、上皮细胞、角质细胞及多种瘤细胞产生。IL-1、TNF-a、PDGF、病毒感染、双链 RNA 及 c AMP 等，均可诱导正常细胞产生 IL-6。IL-6 与 IL-1 一起可协同促进 T 细胞增殖，部分与 T 细胞 IL-2 受体上调有关；对 IL-3 的多向祖细胞刺激作用有协同效果，它还可促使 B 细胞的分化。IL-6 和 IL-1 一样参与炎症反应和发热反应，某些人体肿瘤细胞，特别是骨髓瘤细胞，可分泌 IL-6 作为自身生长因子刺激其生长。

IL-7 由骨髓间质细胞产生，分子质量为 17. 5ku，主要对 B 淋巴细胞的祖始细胞有刺激作用，对成熟的 B 细胞则无影响。

IL-8 是由激活的 T 细胞和单核细胞、上皮细胞产生，可激活中性粒细胞。它可抑制中性粒细胞黏附到上皮细胞，从而可减轻炎症反应时的血管损伤。

其他如 IL-9 由 T 细胞产生，主要是支持辅助 T 细胞（TH）的生长。IL-10 是由 TH 产生，主要是 T 细胞亚群间的调节因子。IL-11 由基质细胞产生，主要促进似 IL-6 浆细胞和依赖 T 细胞的 B 细胞的发育。IL-12 由 B 细胞产生，主要促进 TH 细胞的分化，刺激 IFN-a 的产生，启动细胞免疫反应。IL-13 是由活化的 TH 细胞产生，主要促使人单核细胞的分化。 IL-14 诱导 B 细胞增殖；抑制免疫球蛋白分泌；选择性扩增某些 B 细胞亚群。IL-15 刺激 CTLL 细胞增殖；刺激外周血 T 细胞；体外诱导 CTL 和 LAK 细胞。

例如：目前冠心病等心脑血管疾病发病率逐年上升，患病人群趋于年轻化，已成为危害人类健康、引起死亡的重要因素。动脉粥样硬化是导致心脑血管疾病的重要原因。河南省中医药研究院研制的冠心止痛胶囊用于治疗冠心病、心绞痛，也可用于慢性冠状动脉供血不足，临床疗效确切。方中瓜蒌、薤白、半夏宽胸理气，豁痰散结为君；五灵脂、红花、赤芍、川芎、蒲黄、山楂活血化瘀，通络止痛为臣；佐苏梗以增行气解郁之效，佐桂枝以取通阳宣痹之功；使甘草以调和诸药，并可缓急止痛。诸药合用，使气机畅，痰浊散，瘀血祛，脉络通，胸阳展，痹痛除。为了探讨其作用机制，通过复制动脉粥样硬化大鼠模型，观察冠心止痛胶囊对大鼠动脉粥样硬化影响，结果显示与正常组比较，模型组大鼠肝脏指数，血清 IL-6、IL-18、TNF-a 等含量均显著升高，而 SOD、NO、NOS 均有不同程度降低（$P<0.01$）。与模型组比较，冠心止痛胶囊干预后大鼠肝脏指数及血清 IL-6、IL-18、TNF-a 等含量均显著下降，NO、NOS 水平升高（$P<0.05$）。说明冠心止痛胶囊通过减少动脉粥样硬化模型大鼠炎性细胞因子的分泌或释放，以及调节血管活性物质等功效，对大鼠动脉粥样硬化的形成具有多靶点干预作用。

4.18 常用分子生物学技术有哪些

1. 聚合酶链式反应（PCR） 聚合酶链式反应（polymerase chain reaction，PCR）是 Kary Mullis 于 1985 年建立的一种模拟天然 DNA 复制过程的选择性核酸体外扩增技术，其基本原理即 DNA 聚合酶（如 Taq DNA 聚合酶）催化一对引物间的特异性核酸片段的合成。扩增的特异性是由一对体外合成的寡核苷酸引物所决定的。待扩增 DNA 模板经加热变性（denaturation）后，两引物分别与两条单链 DNA 的 3'- 末端的一段互补序列结合（annealing，退火），两引物的 3'- 端相对，以提供 DNA 合成所必需的 3'-OH。在适宜条件下，以结合引物的 DNA 序列为模板，由 DNA 聚合酶催化引物引导的 DNA 合成，即引物的延伸（extension），从而合成与模板链互补的新的 DNA 分子。这三个步骤（变性、退火、延伸）组成一次 PCR 循环。上一次循环合成的产物又作为下一次 PCR 循环的模板，这种循环不断重复，每一次循环后的 DNA 分子数都比前一循环增加 1 倍。理论上讲，扩增 DNA 的拷贝数是呈指数增加的，即 n 次循环后，扩增的 DNA 链可达 2n 拷贝。如一个双链 DNA 分子经 30 次 PCR 循环后，可获得 109 拷贝的单链 DNA 分子。

2.Western 免疫印迹（Western Blot） Western Blot 采用的是聚丙烯酰胺凝胶电泳，被检测物是蛋白质，“探针”是抗体，“显色”用标记的二抗。经过 PAGE 分离的蛋白质样品，转移到固相载体（例如硝酸纤维素薄膜）上，固相载体以非共价键形式吸附蛋白质，且能保持电泳分离的多肽类型及其生物学活性不变。以固相载体上的蛋白质或多肽作为抗原，与对应的抗体起免疫反应，再与酶或同位素标记的第二抗体起反应，经过底物显色或放射自显影以检测电泳分离的特异性目的基因表达的蛋白成分。该技术也广泛应用于检测蛋白水平的表达。

3. 核酸探针　核酸探针（probe）是指能与特定核酸序列发生特异性互补的已知核酸片段，用于检测待测样品中特定基因顺序。根据核酸探针的来源及性质可分为基团组 DNA 探针、CDNA 探针及人工合成的寡核苷酸探针等。选择探针的基本原则是考虑探针是否有高度特异性。如基因组 DNA 探针要特别注意真核生物基因组中存在的高度重复序列（如人类基因组中的 Alu 序列），尽可能用基因的编码序列（外显子）作为探针，避免使用内含子及其他非编码序列。标记物可大致分为放射性同位素类和非放射性同位素类。放射性同位素是目前应用最多的一类核酸探针标记物，其灵敏度和特异性极高，可检测出样品中少于 1000 个分子的核酸含量。放射性同位素类探针体外标记方法分为随机引物法、切口平移法、DNA 探针的末端标记、单链 DNA 探针标记、RNA 探针标记和寡核苷酸探针标记。非放射性同位素类分为地高辛标记法和光敏生物素法。

4.19 转基因动物及其应用研究主要有几个方面

转基因动物是指利用现代生物技术手段，稳定改变动物的遗传特性，从而达到改变动物表型，如提高生长、抗病等方面性能，或者使动物能够生产原本不能生产的珍稀药用蛋白的目的。目前，转基因动物成为农业和医学研究开发的重要领域。转基因动物体系已被应用于研究完整有机体中基因的结构与功能间的关系，以及生长发育中基因顺序表达的调控，原癌基因的作用及免疫系统细胞间相互关系，并可制备出各种人类疾病的动物模型，用来研究各种药物的作用机制及畜牧业的良种培育。此外，大型动物还可用作生物活性药品制造工厂，以生产如人类血液因子等重要蛋白质。转基因动物表达系统包括外源基因、表达载体和受体细胞等，基因组的转移则是细胞核移植和动物克隆技术，人工合成与设计基因、全基因乃至基因组的转基因技术是合成生物学。

基于遗传背景清楚、繁殖快、经济易操作等特性，目前转基因研究多以小鼠为对象，称为转基因小鼠。广义地说，凡是在进化过程中基因组中稳定地整合了外源DNA，尤其是病毒来源的DNA的小鼠都称为转基因小鼠，但目前经常提到的则是狭义的转基因小鼠，即基因组中稳定地整合有以实验方法导入的外源基因，并能通过其生殖细胞遗传给下一代的小鼠。随着转基因小鼠体系的不断发展，许多方法被用于制备转基因小鼠，如逆病毒转染法、畸胎瘤细胞注入法、显微注射法、定点整合法（基因打靶）等，显微注射法则是最常用的一种。显微注射法是一种精细的转基因实验操作技术，即在显微镜下，使用显微操作仪通过毛细璃管将目的基因直接注入小鼠受精卵的雄原核。

目前转基因动物的应用研究主要有以下几个方面：

（1）利用转基因改良动物品种。传统的改良育种只能在同种或亲缘关系很近的物种之间进行，且以自然突变作为选种的前提，而自然界自然突变的发生概率相当低。转基因技术则可以克服上述问题，创造新突变或打破物种间基因交流限制，加快动物改良进程。目前已经成功地应用在提高动物个体的生长速度、改良家畜的生产品质和增强抗逆、抵御疾病的能力等方面。

（2）建立诊断及治疗人类疾病的动物模型。人类的大多数疾病都与遗传有关。通过转基因技术来制作各种研究人类疾病的动物模型，为类似疾病的诊断和治疗积累宝贵的资料。研究证明，适当的动物模型对研究基因突变而引起遗传疾病的发病机制是十分有效的。目前，已经建立了动脉粥样硬化、贫血症、痴呆症、自身免疫病、淋巴系统病、真皮炎及前列腺癌等多种疾病的转基因动物模型，为这类疾病的研究提供了方便。此外，转基因动物也可以用于某些病毒性疾病的致病机理研究。

（3）利用转基因动物作为生物反应器。利用转基因动物作为生物反应器，生产在人体内原本稀少的功能蛋白是转基因动物应用的又一重要领域。转基因动物生物反应器是利用转基因活体动物的特定组织或器官，进行规模化生产稀有药用蛋白的技术。主要过程为，先将外源基因转入动物，获得转基因动物，然后再从动物的蛋清、乳汁、血液、精液或尿液等中获得目的蛋白。转基因动物分泌的蛋白经过动物体内系统环境的后加工，其结构和生物活性与人体天然蛋白非常相似，而且产量高，这是其他表达系统所无法比拟的。因此，转基因动物生物反应器生产的稀有功能蛋白是当前极具发展前景的蛋白药物生产方式。

4.20 什么是基因敲除

基因敲除（gene knockout）是利用DNA同源重组（homologous recombination）的原理，在体外培养的小鼠胚胎干细胞中，用含突变的靶基因同源序列载体取代相应的正常基因并阻止基因的表达。再通过显微注射法将这些杂合子胚胎干细胞注入正常的囊胚细胞以建立定点突变型转基因动物模型，即基因敲除动物模型。基因敲除技术为研究特定基因生理功能及其在胚胎发育和分子病理发生学中的作用提供了重要而有效的方法。在胚胎干细胞中基因转移的同源重组自然发生率（约为百万分之一）远较随机整合（random integration）的发生率低。因此，在绝大多数存活的细胞克隆中，重组载体是以随机整合的方式插入非靶基因部位，而不是以同源重组的方式整合到染色体基因组内的靶基因位点。在构建重组载体时必须设计有效的选择系统来筛选同源重组的细胞克隆。最常用的办法是正负选择系统。先构建含有一段与靶基因同源序列的载体，在该靶基因同源序列的一个外显子部位插入（或替换成）新霉素抗性基因（NEO）作为正选择标志。同时，在重组载体的3'末端加上疱疹病毒胸苷激酶基因（TK）作为负选择标志。通过电转移（electro-poration）法将重组体导入胚胎干细胞，继续做体外培养，并用新霉素类似物Geneticin（G418）和核苷类似物Cancyclovir（GANC）做双重筛选。如果发生随机整合，所有重组载体序列包括TK基因都被保留并整合到受体胚胎干细胞中。TK基因产物可使GANC磷酸化转变成有毒物质，其可阻断DNA的合成而导致细胞死亡。相反，同源重组时NEO基因在同源序列区内得以保留，而TK基因在同源序列以外不能整合并在基因互换时丢失而被灭活。因此发生同源重组的胚胎干细胞对G418有正选择作用，对GANC无转变功能而没有负选择作用，因而得以存活。由于靶基因的部分外显子已被NEO基因取代，因而靶基因的表达及正常功能也被灭活。

4.21 什么是中医证候动物模型

证候动物模型是中医学实验研究的主要载体，伴随中医药现代化进程的逐步推进，已成为中医药研究不可或缺的一部分。关于证候动物模型，需要从两个方面谈起。首先是证候，证候是证的外候，严格来说是证表现于外的一组具有内在联系的症状和体征；其次是动物模型，其定义不尽相同，通常所说的动物模型，即人类疾病动物模型，是人们的主观意识依据生物医学科学研究的特定目的，在一定假设条件下，借助动物实体再现人类疾病状态的结构、功能、属性、关系、过程等本质特征的物质形式。那么证候动物模型当是根据中医研究的特定目的，在中医整体观念及辨证论治思想指导下，运用藏象、经络学说和中医病因、病机理论，依据人类疾病原型进行模型构建，且具有与人体疾病症状和病理改变相同或相似证候的动物。动物实验在中医现代化研究中占有重要地位，而证候动物模型是开展中医动物实验研究的一个关键部分。

当前，中医药研究采用的动物模型主要分为三大类：病的模型、证的模型、病证结合模型。这三者很难截然区分，病的模型并非没有证候存在，证的模型也不可能没有疾病的发生，这里所提的疾病和证候只是造模时关注点不同。病的模型大多是采用不同致病因素诱导模式动物产生中医或西医疾病的动物模型；而证的模型多是直接借用中医发病理论，将“证”形成的原因，如六淫中的风寒、七情的恐忧等病因直接施加在动物身上所构建的动物模型；而病证结合模型就是将上述两种模型的构建方式先后或同时施加于同一动物身上，而后形成“病＋证”的动物模型。

例如湿热证为中医临床常见证型，因其病情缠绵、治疗困难、预后不佳而成为中西医结合领域的研究热点，与之对应的中医病证结合动物模型的制造也受到了学者们的关注。采用“高脂饲料＋湿热环境＋致病微生物”建立小鼠温病湿热证模型，并对比单纯湿热因素及采用不同致病微生物对模型的影响，其中“湿热因素＋致病微生物”法复制的模型出现了明显的湿热证症状，单纯湿热因素对小鼠生长影响不大，其中由病毒所诱发的炎性反应较细菌更为剧烈。进一步发现，茜芩清胆汤、黄连解毒汤和三仁汤均可不同程度地改善“高脂饲料＋湿热环境＋致病微生物”诱导的小鼠模型的免疫细胞分化失衡。

气虚血瘀证作为一种临床上常见证型，在心脑血管疾病、消化系统疾病、慢性肾病、癌症等疾病中多有出现。随着我国人口老龄化程度的不断加重，因老年人多气虚、多血瘀的体质特点，气虚血瘀证的研究已成为中医学界的热点问题。采用腹腔注射环磷酰胺建立大鼠气虚血瘀证模型，结果显示，模型组血流变学指标，凝血酶原时间、部分凝血活酶时间和内皮素均明显高于空白组，表明造模成功。环磷酰胺可直接损伤血管内皮细胞，引发内外凝血途径，抑制纤维蛋白溶解途径，引起血液高凝状态，导致血栓形成，这种高凝状态基本上类似于血瘀证。化疗药可以直接损害机体正气，中医认为，气为血之帅，气虚不运，血行不畅，停滞脉管，继而留瘀。依据《黄帝内经·灵枢·五味篇》曰："谷不如半日则气衰，一日则气少矣。"采用饥饿和力竭游泳的方法构建气虚血瘀证模型，饥饿致模型大鼠气血生化乏源，同时因力竭游泳耗气及过度疲劳，正气损伤。中医认为，气为血之帅，气虚无力推动血行，血行受阻，继而留瘀，模型大鼠血流变学相关指标和纤维蛋白原等凝血因子均明显降低证实造模成功。模拟局灶性脑缺血气虚血瘀证，采用高脂饲料喂养联合泼尼松口服 4 周，随后利用线栓法建立局灶性脑缺血气虚血瘀证动物模型。在此期间，模型大鼠出现精神功能障碍的迹象，例如攻击性和对抗性减弱，活动度差等气虚症状。同时，出现四肢爪甲青紫、舌质暗红等血瘀症状。在手术之后，对模型大鼠进行神经功能缺损症的判断，随后对大鼠脑部进行切片并染色，具有边界清晰和范围较恒定的苍白色梗死灶，表示造模成功。喂养 4 周强的松后，大鼠出现气虚类症状，其血液黏度、血小板聚集性和红细胞变形能力可作为"血行瘀阻"的指标，高脂饲料喂养 4 周后模型大鼠出现血脂、血黏度升高等血瘀表现，在此基础上，采用线栓法制备脑缺血动物模型，符合中医气虚血瘀证模型造模的要求。

肾虚证动物模型一直是中医证候研究的重点，提供与人类疾病类似的肾虚证动物模型，有助于深入研究肾虚证本质及其治疗，近年来建立了不少肾虚证动物模型，包括肾阳虚、肾阴虚、肾精不足、肾气虚等，而不同的肾虚证模型特点也不尽相同。氢化可的松常用来建立肾阳虚动物模型：氢化可的松模型为最常采用的方法，能够抑制 HPA 轴。该方法造模成功率高，且比较稳定。大鼠常用造模剂量为 25 mg/kg，肌注，造模时间 21 天；或 15 mg/kg，肌注，造模 21 天；或 25 mg/kg，肌注，造模 2 周。3 种方案，以第 1 种最常用。甲亢型肾阴虚模型是依据甲状腺功能亢进时基础代谢旺盛，其症状体征与中医肾阴虚证基本相符。该造模方法是采用外源性甲状腺素或甲状腺素加利血平网以提高基础代谢率，从而引发类似肾阴虚的症状。甲状腺素加利血平造模是目前应用最广的复制方法，该法建立的肾阴虚模型尚有交感神经兴奋性偏亢的特征。此模型表现为多动、烦躁、饮水量和食量增加，体温上升、大便干燥、毛发干枯、不易抓取、氧耗增加等。肾气虚证是指肾气亏虚，生长生殖功能下降等所表现的证候，临床以腰膝酸软、气短自汗、倦怠无力、小便次数多而清为主要表现。根据肾主水理论，采取 SD 大鼠腹腔注射卡那霉素 250 mg/kg，连续 14 天，建立肾气虚大鼠模型，结果显示，大鼠出现体重增长缓慢，毛稀松、畏寒、食欲下降，精神萎靡，尿量增多，尿比重降低，大鼠肾组织中水通道蛋白 -1 蛋白表达降低，而肺组织水通道

蛋白 -1 蛋白表达增加。

中医自身具有独特的理论来源，带有浓厚的中国古代哲学、古代科学和古代文化特色与内涵。而近代发展起来的中医证候动物模型研究，在构建适当的动物模型基础上，运用现代科学的技术和手段，通过对生理、病理的研究在分子水平验证中医理论，推动中医理论创新和中西医结合。不仅如此，倘若能进行较为完善的证候动物模型构建，便可以直接对证候动物模型的生理、病理基础进行研究，了解具有不同证候的模式动物自身生理、病理变化。在此基础上，进一步进行证的基础研究，为深入研究证的实质、揭示辨证论治的基本规律奠定基础。有研究亦指出，为了支持中医理论基础研究的假说而设计的动物实验，其实验结果和数据应成为支持临床疗效和科学假说的有力证据，也是阐释中医理论现代科学内涵的基本途径之一。

4.22 中药药性的研究方法有哪些

中药药性理论主要研究中药的性质、性能及其运用规律，是中医药理论体系的重要组成部分。中药药性理论主要包括四气五味、归经引经、升降沉浮、毒性等，是中药理论的核心部分和中医药理论的基本内容之一。

1. 四气的现代研究　温热药（干姜、附子等）构成的复方药，患者口服后能够恢复交感 - 肾上腺系统功能，从而达到缓解寒证的作用，同时温热药还能够促进患者体内的多巴胺 β - 羟化酶活性得到提升，从而促进儿茶酚胺生成；寒性药物的作用则与温热药相反，如石膏、知母等构成的复方药可以减弱热证患者的交感肾上腺系统功能，从而弱化患者体内的多巴胺 β - 羟化酶活性；酸味药物具有较强的收敛作用，其表现在调节神经系统、抗病原微生物等方面；甘味药可有效增强机体的免疫力，补充机体不足，还具有抗凝血、降血糖、降血压等作用：苦味药则具有强心、消炎及抗菌的作用。有研究针对几种虚证所伴随出现 cAMP/cGMP 水平失衡的情况，分别采用滋阴药及助阳药进行治疗，热性药可提高自主神经功能活动，增强交感神经 - β 受体 -cAMP 系统活性，而寒性药可降低自主神经功能，增强副交感神经 -M 受体 -cGMP 系统活性，两类药物可通过影响自主神经的递质、受体以及环核苷酸水平，调整自主神经功能，纠正机体寒热的不平衡，达到相应治疗目的。寒凉药可使模型动物血清 T3、T4、促甲状腺素、促黄体生成素含量降低，肾上腺皮质激素合成代谢下降，动物动情周期延长，对亢进的垂体轴系统呈抑制作用；而温热药可使模型动物血清性激素含量增加，尿中肾上腺皮质激素代谢产物排出增多，对低下的垂体轴系统具有兴奋作用。中药的寒热与机体能量代谢的关系密不可分，寒性中药通过影响代谢相关环节降低机体的能量代谢。利用动物向温性行为监测系统研究发现，黄连、石膏能影响生物体的能量代谢，使小鼠趋向温度高的区域；苦参、栀子、黄柏、黄芩、黄连和龙胆草等清热药能显著减少氧化磷酸化的脱偶联作用，降低肝组织中 Na^+-K^+-ATP 酶、琥珀酸脱氢酶的活性，使细胞内 ATP 生成减少，降低能量代谢。以生物热动力学参数评价板蓝根不同萃取部位对大肠埃希菌抑制作用，发现板蓝根的有机溶剂萃取物能使大肠埃希菌最大产热峰强度明显下降、达峰时间滞后。

2. 五味的现代研究　中药五味（辛、甘、酸、苦、咸）是中药味道与功效的概括和总结，现代研究揭示中药的化学成分是其产生药理作用的基础，不同的化学成分是中药五味的物质基础。清热药以苦味居多，研究表明苦味药主要含生物碱和苷类成分。淡竹叶的清热解毒有效成分是有机酸、黄酮和三萜类化合物；利用 Fisher 判别法分析得出知母、栀子等清热药与蛋白质、总氨基酸等初生物质含量具有一定相关性。另外发现鱼腥草、连翘等清热药中含有的微量元素的生化作用主要分为 3 种：营养因素与 Fe、Cd、Ni、Cr 相关，影响因素与 Cu、Pb、Co 相关，免疫调节因素与 Mg、Mn、Zn 相关；发现玄参、丹皮、地黄（生）、赤芍等清热药中的 Zn 和 Fe 的含量所占比例多，提示微量元素含量与清热药疗效之间存在相关性。

3. 归经引经的现代研究　归经是指药物对于机体某部位的选择性作用，即某药对某些脏腑经络有特殊的亲和作用，因而对这些部位的病变起着主要或者特殊的治疗作用。归经学说是中药药性理论的重要组成部分，现代研究表明中药的归经是药物功效与药理作用部位的综合，与中药有效成分的体内分布也存在密切联系。有学者对杜仲和黄芪归经作用的物质基础进行研究，通过对杜仲和黄芪中的有效成分珊瑚木苷和黄芪甲苷在大鼠组织中的分布进行分析，发现珊瑚木苷在心、肝、脾、肺和肾组织中的生物利用度分别为 2.59、7.52、1.95、4.57、23.94 min · mg/mL；给药 10 min 后黄芪甲苷在心、肝、脾、肺和肾组织中的药物质量浓度分别为 91、916、216、463 和 587 ng/mL。珊瑚木苷和黄芪甲苷在肝、肾组织较高浓度分布的特点表明了两味中药归肝、肾经作用可能的物质基础。有效成分体内分布法，为归经理论的规范化、标准化研究奠定了基础。中药归经是以长期临床实践为基础并以药物疗效为主要依据的，从某种意义上来说，药物对某经某腑的药效就是归经。研究辛温、辛凉归肺经中药对肺阳虚和肺阴虚模型大鼠的影响，结果表明，辛温、辛凉归肺经中药均能改善模型大鼠的病理症状，这为从性味归经层面探讨“辛温归肺经”“甘凉归肺经”中药的共同作用规律奠定了一定的药效基础。中药有效成分进入体内后，作用于特定的受体，表现为某一种或某几种效应，这与中医理论上的归经有相似之处，因此不少研究者提出中药有效成分及其受体是归经的生物学基础。附子中的去甲猪毛菜碱对 α 受体和 β 受体都有兴奋作用，能兴奋心脏、加快心跳、升高血压，另一成分氧化甲基多巴胺亦有强心、升压作用，为 α 受体激动剂，这与附子归心经相符。细辛中含有消旋去甲乌药碱，能够作用于 β 受体，而 β 受体主要分布在心脏、肠壁组织，这与细辛归心经理论相吻合。

引经药的使用，是中医遣方用药的一大特色，极大地丰富了方剂配伍的内容。引经湿归经的延伸和发展，现代研究表明引经药可能通过提高靶部位的药物浓度发挥引经作用。冰片味辛、苦，微寒，具有“芳香走窜，引药上行”“独行则势弱，佐使则有功”的特性，常与其他中药配伍，用来治疗脑部疾病，效果显著，实验证实，冰片可增强栀子苷、川芎嗪等药物在脑内的浓度，从而证实了冰片的脑靶向增强作用；桔梗可增加肺中罗红霉素、左氧氟沙星的浓度，从药代动力学的角度验证了桔梗引药入肺的作用。

4.23 中药方剂配伍的研究方法有哪些

中药方剂是由 2 味或 2 味以上中药遵循中医理论组合而成的复方。多味中药在合适的剂量配比之下，协同发挥作用，实现中医的整体调节治疗。研究中药复方的配伍对推动中药现代化发展、新药开发以及临床应用有着重要意义。近年来，研究者们在传统的“七情和合”与“君臣佐使”的基础上，运用新技术和新方法对中药复方的成分、药效、活性和药代动力学性质等进行了研究，从不同角度探讨了中药复方配伍的科学内涵，同时，多种数理方法和模型的建立、网络药理学和数据挖掘方法的发展与应用，也对中药复方配伍研究提供了很大帮助。研究方法的发展虽促进了中药复方配伍的科学研究，但还需进一步建立适合中药复方配伍复杂关系的研究方法，以阐明中药复方及其成分，组分配伍的内在规律，进而构建新的现代中药复方。

中药复方的化学成分是复方药效的物质基础。随着现代分析技术的发展和应用，中药复方成分的分析及其配伍研究取得了较大进步。目前，超高效液相色谱、高分辨快速液相色谱、顶空固相微萃取色谱联用、色谱质谱联用及毛细管电泳质联用等技术都已被应用于中药复方的成分分析。运用这些分析技术鉴定和检测中药复方成分，分析各成分的结构和含量，为进一步基于中药成分的复方配伍研究提供了便利。应用电喷雾质谱技术研究八味地黄汤煎煮成分后发现，八味地黄汤中几乎检测不到毒性成分乌头碱和中乌头碱的质子化峰，而在附子加其他单味药的共煎液中，乌头碱和中乌头碱的质子化峰则比较明显，说明这 2 种成分的减少可能是复方中多味中药相互作用的结果，提示合适的配伍降低了制附子的毒性。

中药复方的药效研究一直是中药复方配伍研究的重点，配伍后的增效减毒作用可能是通过不同成分或组分针对同一靶点或多种靶点产生的组合效应。这既体现了中药复方的优势，也反映出了中药复方配伍研究的难点。目前，基于药效的中药复方配伍研究方法主要有全方研究和拆方研究。全方研究是将某一中药复方作为一个整体来研究其药理作用的方法。但由于中药复方配伍是一个复杂的系统，全方研究不能表明各组成药物之间的相互联系。为明确药物的药效及其相互之间的配伍关系，将中药复方中的各中药拆开，单独研究其中 1 味或几味中药，探讨复方配伍中各中药对全方的贡献度，比较药物不同用量配伍、药效变化等即为拆方研究。例如对黄连厚朴汤研究后发现，该药按 9 种不同比例配伍后，均对神经氨酸酶活性有抑制作用，其中配伍为 1 ∶ 1 时抑制作用最强。

4.24 中药炮制的研究方法有哪些

中药饮片炮制是根据中医药基本理论，遵从中医临床辨证论治的基本要求和结合药物本身的药性药效性质，通过净、切、蒸、炒、炙、煅等技术方法，调整药性，增强疗效，降低毒性，从而发挥药物的综合作用，达到安全有效的治疗效果。中药饮片炮制研究是中药科学研究中的关键组成部分之一，系统阐述中药饮片的炮制机制和物质基础变化对中药质量标准研究、中药药效学研究、中药炮制工艺研究等都有着核心的基础性作用。近些年来，随着科学技术的发展，在国内外科学工作者的不断努力下，中药饮片炮制机制研究取得较大进展，很多新方法和新技术在炮制机制研究中得到了系统应用，如谱效关系、中药血清化学、代谢组学、肠胃吸收转运机制。

1. 基于主要药效、毒性成分变化的炮制机制研究　中药饮片炮制前后物质基础的化学变化是炮制的根本，利用化学基本原理，探析炮制前后主要药效物质、毒性成分的化学变化，是中药炮制增效减毒机制研究的关键手段。运用高效液相色谱－飞行时间质谱联用检测技术研究远志中含有的 5 种寡糖酯和远志皂苷 B 在炮制过程中的转化机制，发现远志皂苷 B 结构发生重排，反应生成其异构体；远志寡糖酯不稳定，在甘草水煮制过程中均发生酯键水解，变成对应的次级苷和（或）苷元，初步阐明了其炮制机制；采用高效液相色谱法检测钩吻中 6 种主要生物碱在炮制前后的含量变化，研究发现，钩吻素甲钩吻素子、胡蔓藤碱丙钩吻素己、胡蔓藤碱乙、钩吻绿碱等主要生物碱成分的平均质量分数发生明显变化，其中剧毒成分钩吻素明显降低，初步解析了钩吻炮制减毒的主要机制。

2. 基于中药血清化学的炮制机制研究　中药血清化学是指以药物化学研究方法和手段为基础，运用现代科学仪器的分离检测技术，分析鉴定口服中药后血清中移行成分，阐明其活性与中药药效的相关性，确定中药的药效物质基础并研究其在体内的变化过程。在中药炮制机制研究过程中，通过分析对比血清中炮制前后移行成分的差别，并与中药炮制前后的药效变化、物质基础变化进行关联，从中药血清化学水平探讨中药炮制所致的药理作用变化，以阐明炮制机制。使用液相色谱质谱联用仪器对生栀子、焦栀子、栀子炭的血清入血成分进行检测，分析血清中乙酰车叶草苷酸甲酯、京尼平苷的变化，阐明栀子的炮制过程中有效成分的体内变化，为栀子的炮制机制研究提供理论基础。

3. 基于体内过程的炮制机制研究　中药的有效成分经肠胃的吸收转运后进入体内，成分的吸收转运对中药疗效发挥具有关键作用。中药饮片经炮制后其物质成分会发生明显变化，通过研究炮制前后其物质成分在体内的吸收转运机制，探讨其生物利用度变化对临床疗效的影响，对阐明中药饮片炮制机制具有重要意义。在炙淫羊藿炮制机制研究中发现，炮制过程中淫羊藿中有效成分淫羊藿黄酮在炮制过程中由多糖苷转化为次糖苷，通过 Caco-2 细胞模型与大鼠肠灌流模型研究发现，次级糖苷的吸收效率明显大于多级糖苷，表明淫羊藿在炮制过程中因其成分发生变化，生成了吸收程度更好的生物活性黄酮的次糖苷，达到炮制增效的目的。

4. 基于谱效关系的炮制机制研究　中药药效作用具有多组分、多靶点、多途径的特点，中药炮制过程往往也是多组分共同变化的作用结果。中药谱效关系是利用中药指纹图谱具有特征性和专属性、完整性的特点，将炮制前后的中药指纹图谱中化学成分的变化与中药药效变化建立关联，再建立适合的药效评价模型，获取相应的药理学数据，采用数据处理方法将指纹图谱数据和药理学数据进行关联，建立谱效，数学模型，研究中药炮制机制。如，采用灰色关联度分析法研究姜汁炮制对黄连的药性及药效影响，将不同姜汁炮制的黄连炮制前后的指纹图谱共有峰的峰面积分别和其抗菌作用、肠胃作用、大鼠舌体丝状乳头密度、血浆中前列腺素含量等药效药性指标进行关联分析，建立黄连炮制前后的谱效关系。研究结果表明，不同姜汁炮制黄连会导致物质组分发生明显变化，从而导致姜黄连的药效及药性发生变化。

5. 基于仿生技术的炮制机制研究　电子舌、电子鼻等仿生技术不断发展，已经成功应用于食品的气味及滋味的判别并逐步拓展至中药领域的研究。四气五味升降沉浮是中药的基本属性，传统的中药炮制理论认为通过炮制改变药物的性味，从而起到增效及减毒等作用。中药炮制后其治疗作用变化实质是性效物质的变化，使用电子鼻、电子舌等仿生技术模仿人类嗅觉、味觉系统，获取药物的性味变化情况，利用现代的科学检测技术对其化学物质进行分析、研究性效的物质基础变化及其变化关系，从而阐明中药炮制的机制。

6. 基于中药质量标志物的炮制机制研究　中药饮片炮制机制研究的目的在于阐明其炮制前后的药性、药效的变化机制，从而指导中药炮制的过程。中药炮制机制的研究应当与中药的质量控制评价体系相结合，才能充分发挥科学研究与产业结合的作用，提升中药的科学化水平。基于中药质量标志物的概念，将存在于中药中固有的或加工生产过程中形成的与中药的药性药效等基本属性密切相关的化学物质，作为反映中药有效性和安全性的标志性物质进行质量控制。中药饮片炮制机制的研究应当以建立中药炮制品种的质量标志物作为落脚点，通过研究中药炮制前后的物质基础、药效作用的变化，建立以质量标志物为核心控制指标的中药饮片炮制品的质量控制评价体系，从而推进中药产业的健康有序发展。

4.25 中药研究中应用的新技术有哪些

代谢组学作为一门研究生物体系代谢途径的新兴学科，通过利用高通量、高灵敏度、高分辨的分析技术手段，对机体的整体代谢产物变化进行定性和定量分析，表现出整体性和系统性，利用多元统计学方法及代谢组学数据库来寻找并解析差异生物标志物，为探讨中药的作用及机制提供了新的技术方法。利用 UPLC-Q-TOF-MS 技术研究五味子对四氯化碳致小鼠肝损伤的作用，共鉴定出缬氨酸、甘草次酸醋酸酯、磷脂酰甘油酯等 50 个生物标志物，共富集得到包括甘油磷脂代谢、乙醛酸和二羧酸代谢等在内共计 7 条代谢通路；采用 GC-MS 技术检测肝纤维化大鼠肝脏组织，发现疏肝健脾方能使棕榈酸、二十碳烯酸、苹果酸、延胡索酸、谷氨酰胺、N- 乙酰 -4- 氨基丁酸、葡萄糖酸等 8 个生物标志物向正常水平转归；利用 UPLC-Q-TOF-MS 等技术，对不同浓度苍耳子水提物灌胃后的大鼠进行代谢组学研究，结果表明苍耳子具有明显肝毒性，代谢物中的 5- 羟基 -6- 甲氧基吲哚葡萄糖醛酸、3- 甲基二氧吲哚和 4、6- 二羟基喹啉等含量随着苍耳子浓度的增加而增加，而尿苷、L- 苯丙氨酸 -L- 羟脯氨酸和癸二酸等含量则随着苍耳子浓度的增加而降低，这些代谢物与脂质过氧化损伤和脂肪酸氧化代谢密切相关。代谢组学技术目前正蓬勃发展，但尚未产生可以描述样本内所有化合物的分析技术，因而对代谢途径的分析还不够全面精准。随着代谢组学深入发展，在疾病诊疗中更深层次的应用，代谢组学必将为中药抗肝纤维化提供庞大助力。

单细胞转录组测序（scRNA-seq）是从单个细胞的水平分析转录组的表达特征，能够发现群体组织研究中被“稀释”或平均掉的单个细胞基因表达的异质性。scRNA-seq 具有标准化、超高通量、集成化特点，大大简化了实验操作，显著降低了试剂耗量，同时对多种细胞进行筛选，并在单细胞水平上对基因表达模式进行分析，为药物研发提供一种更高效的检测技术和更丰富、更准确的信息。在中药领域，scRNA-seq 仍是一项新技术，但 scRNA-seq 体现的个体化、精准理念与中医辨证施药的理论在微观与宏观之间异曲同工。传统的转录组学研究对象主要聚焦于组织层面，筛选指标往往限制于一些粗略的表型，如细胞形态、细胞增殖等，无法发现深层的分子机制，也无法反映中药干预导致不同细胞的转录差异，而 SCRNA-seq 能够从单细胞层面，识别不同类型细胞对不同中药分子干预后的反应，为阐释中药多靶点作用机制提供更多有效信息。建立相应中药成分处理后不同细胞基因表达谱，可以研究中药在分子和细胞水平上的多靶点多途径的作用机制。将 MCF7 细胞分别用 102 种不同的中药化合物处理后获得其基因表达谱，并与连接图（CMAP）进行比较，分析中药化合物作用机制。102 种中药化合物来源于常见的中草药或中药复方，如丹参、黄连和麝香保心丸等。CMAP 数据库包含来自用药物处理过的人类培养细胞系的基因表达谱的集合，在药物再利用、靶点发现和作用机制研究领域应用广泛。为了进一步验证该方法的准确性，选择其中具有抗肿瘤作用的中药分子氯化亚硝胺处理 MCF7 细胞后获得的基因表达谱，与 CMAP 数据库中的药物进行相似性分析，进行评分，结果 CMAP 数据库中有多个化合物获得高度正相关评分，并通过实验验证发现 NC 为拓扑异构酶抑制剂和新型 α－肾上腺素受体拮抗剂，表明中药中的某些化合物具有多靶点功能。单细胞转录组测序可以将中药成分的合成、分离、富集、药效监测等多道工序集成到单片的微系统中，并行性地进行多种药物测试，在简化实验操作，降低细胞和试剂耗量的同时，可在一次运行中获得不同中药成分组合干预下不同细胞转录差异，将有助于中药成分协同治疗机制的研究。该系统集成的浓度梯度加样单元操作，可用于进一步探讨中药的量效关系。这些优势使其在中药研究中具有较好的应用前景。

人工神经网络（atifeial neural network，AN）是一种模拟人类大脑的功能和思维方式的信息处理系统，而其中的 BP 神经网络（back-propagation network）是人工神经网络中运用最常见的一种多层并行信息前馈网络，它主要由输入层隐含层和输出层 3 个部分组成，采用的是有教师的学习方式，它主要运行过程有信号的前向传递及误差的反向传播，其运行过程是在信息前向传递中信号逐层进行信息处理并传递，然后检查网络预测输出与目标输出之间的误差是否达到预设精度要求，否则沿原路返回并通过调整各层间的权值和阈值转入反向传播，从而使网络的实际输出不断地接近目标输出，它具有高度的自适应性和自学习性，以及非线性等优点，这将使得它能够较好地模拟人类的智能行为及处理非线性问题的能力。

中药复方是联系中医与中药基础与临床的桥梁，是中医治疗疾病用药的主要方法及特色，传统上研究中药复方制剂的方法有很多，多数使用的是拆方分析法，如药对研究法、单味研究法等，但由于复方制剂种类较多，药性、配伍差异较大等，均属于复杂的非线性问题，此类方法显然并不能精确地从整体角度上对复方中药制剂的功效进行综合研究。此外，目前尚没有一个明确的数学公式来表达复方制剂功效与药性之间的关系。针对中药复方的药性特征与其功效的复杂不确定关系，以药性理论观点契合传统中医药的整体观念的思维方式，采用人工神经网络挖掘中药的四性、五味、归经和其中药的功效的内在联系，建立中药复方的四性、五味、归经和功效的预测模型，探索中药复方的药性与功效间潜在联系，将为深入地挖掘中药复方的药性与功效间关系提供技术支撑。

第五章　中医临床研究质量控制与伦理原则

5.1 中医临床研究质量控制体系是什么

质量控制是在质量保证系统范围内采取的操作技术活动，以保证与研究有关的活动符合质量要求。中医临床研究有其自身的特点，但要符合 GCP 等临床研究的有关法规与指南。为保证中医临床研究的实施和研究结果的真实与可靠，中医临床研究项目应建立质量控制体系。

（1）CDM（临床研究数据管理）：数据质量控制，临床收集的数据，采用经过标准化或验证的电子化数据采集与处理程序，按随访点报告研究数据，及时答复数据管理者提出的疑问，以保证研究数据的真实、规范、准确、完整与及时。

（2）QC（质量检查员）：制定质量检查清单，按观察时间点定期检查研究数据的记录、数据报告、药物管理、不良事件的处理与报告，以保证研究的实施遵循研究方案和 GCP，并保证研究数据准确、完整，能够溯源。

（3）QA（稽查）：独立的 QA 稽查属于第三方的质量检查，优点是独立、客观。

（4）QA（视察）：项目的组织管理部门负责对临床研究的质量控制体系进行视察，制定视察计划和视察程序。

（5）课题承担单位科研管理部门的监督：对所在单位的课题实施负有监管责任。

5.2 临床试验质量控制要点是什么

临床试验质量控制指在临床试验质量保证系统中，为确证临床试验所有相关活动是否符合质量要求而实施的技术和活动。主要通过制定临床试验标准操作规程（SOP），确保临床试验自始至终遵循SOP的操作规程。临床试验质量控制要点：试验方案、临床试验的前期和中期会、统一培训、规范监督和数据管理和资料分析。

5.3 什么是独立的数据监察委员会，临床研究数据管理关键环节是什么

独立的数据监察委员会包括数据和安全监察委员会，监察委员会，数据监察委员会，指由申办者设立的定期对临床试验的进展、安全性数据和重要的有效性终点进行评估，并向申办者建议是否继续、调整或者停止试验。

临床研究数据管理指对临床研究数据进行获取、计划、组织、存档、共享、分析、利用、保护与数据相关的所有管理活动的总称。它包括纸质和电子病例报告表（CRF）的设计；临床试验数据库的设计和编程；数据获得和将数据输入临床试验数据库；数据检查、核对编码和数据库最终确定。临床研究数据管理关键环节是规范化的流程，保证数据采集完整，数据真实，数据可溯源。

5.4 什么是医学伦理学

医学伦理学（medical ethics）是在医疗实践中逐渐形成和发展起来，以研究医疗卫生人员与服务对象以及医疗卫生人员之间行为规范的一门科学，包括医疗行为和医学研究行为，是伦理学的应用发展。它应用一般道德伦理、原则和规范探讨医疗及医学研究中的伦理问题及解决方法。其中，涉及人体的临床医学研究的伦理问题最受关注。它除了具有一般科研共同的特征，如探索性、创新性、复杂性外，还有其自身的重要特点，即人的生命属性。

5.5 伦理委员会的职责及其审查文件和要点是什么

伦理委员会，指由医学、药学及其他背景人员组成的委员会，其职责是通过独立审查、同意、跟踪审查试验方案及相关文件，获得和记录受试者知情同意所用的方法和材料等，确保受试者的权益、安全受到保护。

伦理委员会的职责是保护受试者的权益和安全，应当特别关注弱势受试者。

伦理委员会应当审查的文件包括：试验方案和试验方案修订版；知情同意书及其更新件；招募受试者的方式和信息；提供给受试者的其他书面资料；研究者手册；现有的安全性资料；包含受试者补偿信息的文件；研究者资格的证明文件；伦理委员会履行其职责所需要的其他文件。

伦理审查要点：包括研究方案的设计与实施、试验的风险与受益、受试者的招募、知情同意书告知的信息、知情同意的过程、受试者的医疗和保护、隐私和保密、涉及弱势群体的研究。

5.6 中医药科学研究的伦理审查特点是什么

中医药在我国历史悠久，有单味中草药、中草药复方及传统非药物疗法，因其具有自身的特点、理论体系和中国传统文化的内涵，在进行中医药的伦理学审查时需要注意中医药研究的特点。

（1）中医药的伦理对有毒中药的审查：中药成分复杂、许多药材还不能确定其有效成分，不同配伍、随症加减所产生的不同的药代动力学影响。中药毒性是药物性能的一种基本属性，多种中医的性味标注的“大毒”“小毒”，例如：中药材黄药子有明显的肝毒性，马钱子使用不当会引起典型的惊厥症。现代中药对相关制剂进行了急性毒性、长期毒性、过敏反应、致癌等作用及炮制方法的研究。中医药临床试验需要严格审查试验用药品的临床数据资料，对有毒中药需要注意前期研究所明确的毒性作用部位、机制、程度、体内代谢，以及给药剂量、给药途径和时间，保证安全可靠的临床应用。

（2）中医药的伦理对中医特色的审查：中医学是包括理、法、方、药在内的一个整体，它是以整体观念为主导思想，辨证论治为诊治特点的独特的理论体系。但目前应用的评价体系完全套用西医模式，缺少中医的评价方法，并不完全适合中医药的特点。中医药研究伦理审查需要更多地关注中医药文化背景，体现中医药的独特性，中医药临床研究要符合国际公认的原则和标准，要保证临床研究的科学性，遵循有关的法规和伦理学原则，尊重并保护受试者的权益不受侵害。

5.7 动物实验伦理审查原则是什么

动物实验伦理审查的基本原则如下。

（1）动物保护原则：审查动物实验的必要性，对实验目的、预期利益与造成动物的伤害、死亡进行综合评估。禁止无意义滥养、滥用、滥杀实验动物。制止没有科学意义、社会价值和不必要的动物实验；优化动物实验方案以保护实验动物，特别是濒危动物物种，减少不必要的动物使用数量；在不影响实验结果的科学性、可比性情况下，采取动物替代方法，使用低等级动物替代高等级动物，用非脊椎动物替代脊椎动物，用组织细胞替代整体动物，用分子生物学、人工合成材料、计算机模拟等非动物实验方法替代动物实验的原则。

（2）动物福利原则：保证实验动物生存时享有最基本的权利，享有良好的饲养和标准化的生活环境，各类实验动物管理要符合该类实验动物的操作技术规程。

（3）伦理原则：应充分考虑动物的利益，善待动物，防止或减少动物的应激、痛苦和伤害，尊重动物生命，制止针对动物的野蛮行为、采取痛苦最少的方法处置动物；动物实验方法和目的符合人类的道德伦理标准和国际惯例。

（4）动物实验安全原则：动物实验要保证从业人员的安全，不会影响其他实验的过程及结果；实验室工作人员所处理的实验对象含有致病的微生物及其毒素时，使用个体防护装置，严格执行动物实验室的管理程序和标准化操作细则等，采取综合措施，确保实验室工作人员的安全，并确保周围环境不被污染。

5.8 涉及人的生物医学研究伦理审查的目的和范围是什么

涉及人的生物医学研究伦理审查是为保护人的生命和健康，维护人的尊严，尊重和保护受试者的合法权益，规范涉及人的生物医学研究的工作。主要包括以下几项内容：

（1）采用现代物理学、化学、生物学、中医药学和心理学等方法对人的生理行为、心理行为、病理现象、疾病病因和发病机制，以及疾病的预防、诊断、治疗和康复进行研究的活动。

（2）使用医学新技术或者医疗新产品在人体上进行试验研究的活动。

（3）采用流行病学、社会学、心理学等方法收集、记录、使用、报告或者储存有关人的样本、医疗记录、行为等科学研究资料的活动。

5.9 伦理审查的组织机构是什么，中医药研究伦理审查体系认证是什么

伦理审查的组织机构是伦理委员会。伦理审查工作具有独立性，任何单位和个人不得干预伦理委员会的伦理审查过程及审查决定。

本单位没有伦理委员会的，可委托外单位的伦理委员会进行伦理审查。重大课题必须通过伦理委员会的审查。

中医药研究伦理审查体系认证（简称 CAP 认证），是首个中医药领域认证项目，是我国医学伦理领域唯一的国家认证项目，也是国际范围内首个传统医药研究伦理体系和认证项目。世界中医药学会联合会是获准开展 CAP 认证的唯一合法认证机构，CAP 认证的前期基础，是国家中医药管理局委托世界中联开展的“中医药临床研究伦理审查平台评估”（CAP 评估）项目。

CAP 认证依据的技术标准，是国家认监委批准备案的“涉及人的生物医学研究伦理审查体系要求”，其内容包括医疗卫生组织机构、伦理委员会、伦理委员会办公室、研究人员等四部分要求。通过 CAP 认证，则标志着该医疗卫生机构已经建立了伦理审查体系并得到有效运行，伦理审查的能力和水平达到认证标准的要求。

5.10 项目档案的归档主要有哪些

（1）项目综合材料：重要文件，领导的重要讲话记录（录音），会议纪要，简报，评估报告，年报，通知通告，大事记，出版刊物，影像资料等。

（2）规划阶段：项目实施方案（含总概算和阶段概算）及相关材料，项目阶段实施计划（含分年度概算），项目年度计划（含年度预算），项目管理办法、制度等。

（3）申报立项阶段：年度指南，申报书，预算申诉材料，预算评审报告，申报立项评审材料（论证专家名单、专家承诺书、专家评审表、专家组意见等）及相关视频资料，立项批复（含预算），保密协议，任务合同书（含预算书）等。

（4）过程管理阶段：实验任务书、实验大纲等原始记录、整理记录和综合分析报告等，各类协议、合同等，样机、样品等实物，设计文件和图纸，计算文件、数据处理文件，照片、底片、录音带、录像带等声像文件，课题调整、变更材料，三部门监督评估报告，年度、阶段执行情况自评价报告、检查报告，重大专项阶段执行情况报告 / 专项阶段总结报告等。

（5）验收阶段：验收申请书，验收承诺书，验收通知，自评价报告及相关材料，科技报告，知识产权及其证明类材料，第三方检测、测试、评估报告，验收现场测试报告，成果产业化证明类材料，财务验收抽查报告及整改报告，审计报告及审计底稿、决算报告等财务相关资料，验收评审类材料（专家签到表、专家承诺书、验收意见等），验收结论书，产业化年度报告等。

（6）其他需要归档的重要材料。

5.11 项目档案保存的时效性

项目课题牵头承担单位在课题通过验收或终止、撤销后 3 个月内，将本课题档案移交至科研管理部门，并纳入统一的科技管理信息系统。

5.12 项目档案保存的条件是什么

配置适宜安全保存档案的库房，配备防盗、防火、防渍、防有害生物的必要设施。档案库房内严禁吸烟及放置易燃、易爆等危害档案安全的物品，使用电气设备后应及时切断电源。配备适应档案现代化管理需要的技术设备。定期对档案库房进行检查，发现问题立即汇报，及时采取相应措施保护档案安全。

第六章　中药药学与基础研究

6.1 中药新药临床试验前的研究包括什么，药学研究的主要内容和目的是什么

中药新药临床试验前的研究包括合理设计药品处方、剂型、制备工艺、药效学、毒理学等一系列研究工作。

中药新药的药学研究主要包括药材来源与质量控制、生产工艺研究与工艺验证、质量研究及质量标准制定、药物稳定性研究、直接接触药品的包装材料和容器的选择等内容。

药学研究主要目的是为Ⅰ、Ⅱ期临床试验研究提供质量稳定可控的样品，满足临床试验的需求，同时中试研究生产的样品用于非临床试验安全性、有效性的研究及评价。

6.2 中药、天然药物、中药材与中药饮片分别是什么，道地药材是什么

中药是指在我国中医药理论指导下使用的药用物质及其制剂。天然药物是指在现代医药理论指导下使用的天然药用物质及其制剂。

中药材指符合药品标准的药材原植物、动物、矿物除去非药用部位的商品药材。中药材未注明炮制要求的，均指生药材，应按照药材炮制通则的净制项进行处理。

中药饮片是指药材经过炮制后可直接用于中医临床或制剂生产使用的处方

药品。它是根据调配或制剂的需要，对经产地加工的净药材进一步切制、炮制而成的成品。

道地药材是指经过中医临床长期应用优选出来的、在特定地域通过特定生产过程所产的药材，主要指历史悠久、产地适宜、品种优良、产销量大、炮制考究、疗效突出、带有地域特点的药材。道地药材是一个约定俗成的、古代药物标准化的概念，它以固定产地生产、加工或销售来控制药材质量，是古代对药用植物资源疗效的认知和评价。道地药材的药名前多冠以地名，以示其道地产区。如河南“四大怀药”：怀地黄、怀牛膝、怀山药、怀菊花；浙江“浙八味”：浙白术、浙白芍、浙贝母、杭白菊、杭麦冬、温郁金、玄参、延胡索；四川：川芎、川贝母、川乌、川牛膝、川楝子、川厚朴、川黄连、川黄柏；贵州：天麻、天冬、黄精、白及等；甘肃：岷黄芪、岷当归、岷当归等；宁夏：宁夏枸杞、宁夏甘草等；广东：广藿香、广金钱草、益智仁、广陈皮、广豆根等。

6.3 何为“中药创新药”，何为“古代经典名方中药复方制剂”

中药创新药指处方未在国家药品标准、药品注册标准及国家中医药主管部门发布的《古代经典名方目录》中收载，具有临床价值，且未在境外上市的中药新处方制剂。包括如下情形：① 中药复方制剂，是指由多味饮片、提取物等在中医药理论指导下组方而成的制剂。② 从单一植物、动物、矿物等物质中提取得到的提取物及其制剂。③ 新药材及其制剂，即未被国家药品标准、药品注册标准以及省、自治区、直辖市药材标准收载的药材及其制剂，以及具有上述标准药材的原动、植物新的药用部位及其制剂。

古代经典名方是指符合《中华人民共和国中医药法》规定的，至今仍广泛应用、疗效确切、具有明显特色与优势的古代中医典籍所记载的方剂。古代经典名方中药复方制剂是指来源于古代经典名方的中药复方制剂。包含以下情形：①按古代经典名方目录管理的中药复方制剂。②其他来源于古代经典名方的中药复方制剂。包括未按古代经典名方目录管理的古代经典名方中药复方制剂和基于古代经典名方加减化裁的中药复方制剂。

为贯彻落实《中华人民共和国中医药法》，推动来源于古代经典名方的中药复方制剂稳步发展，为人民群众健康提供更好保障，国家中医药管理局会同国家药品监督管理局制定《古代经典名方目录》。

2018 年 4 月 16 日，国家中医药管理局会同国家药品监督管理局制定公布《古代经典名方目录（第一批）》（见附录）。

6.4 什么是药品注册，药品注册如何分类

药品注册是指药品注册申请人依照法定程序和相关要求提出药物临床试验、药品上市许可、再注册等申请以及补充申请，药品监督管理部门基于法律法规和现有科学认知进行安全性、有效性和质量可控性等审查，决定是否同意其申请的活动。

药品注册按照中药、化学药和生物制品等进行分类注册管理。中药注册按照中药创新药、中药改良型新药、古代经典名方中药复方制剂、同名同方药等进行分类。化学药注册按照化学药创新药、化学药改良型新药、仿制药等进行分类。生物制品注册按照生物制品创新药、生物制品改良型新药、已上市生物制品（含生物类似药）等进行分类。

6.5 什么是药材的地方标准、国家标准

药材的地方标准为各省、自治区、直辖市药品监督管理局审批的药品标准。此标准系收载中国药典及颁布标准中未收载的药品，或虽有收载但规格有所不同的本省、市、自治区生产的药品，它具有本地区性的约束力。

药材的国家标准即国家药典标准，药典是国家对药品质量标准及检验方法所作的技术规定，是药品生产、供应、使用、检验、管理部门共同遵循的法定依据。

6.6 什么是中药指纹图谱、中药特征指纹图谱

中药是多种化学成分的混合体，这是与西药最根本的区别。中药的药效不是来自任何单一的活性成分，基本上是多种活性成分，甚至是与非活性成分的协同作用或“生克作用”。因此，中药的化学信息有一定的模糊性。

中药指纹图谱是指某些中药材或中药制剂经适当处理后，运用光谱、波谱、

色谱、核磁共振、X 射线衍射等现代分析技术，对中药化学信息以图形方式进行表征并加以描述，得到能够标示其化学特征的色谱图或光谱图。中药指纹图谱是建立在中药化学成分系统研究的基础上，主要用于评价中药材以及中药制剂半成品质量的真实性、优良性和稳定性，兼具“整体性”和“模糊性”，是一种综合的、可量化的鉴定手段，能提供丰富的鉴别信息。

中药特征图谱通常是指在特定的条件下所获得的主要有效成分的特征峰图谱，而中药指纹图谱除了主要有疗效成分的特征峰外，还包括更多内容，更具有专一性。

举例如下：鲜地黄、生地黄药材高效液相（HPLC）指纹图谱研究（图 6.1）。

中药地黄为玄参科植物地黄 *Rehmannia glutinosa* Libosch 的块根，在我国使用历史悠久，是著名的“四大怀药”之一。地黄含有梓醇、地黄苷 D、地黄苷 A、益母草苷等多种活性成分，临床应用广泛。

根据其炮制品的不同药效具有差异，入药分为鲜地黄、生地黄和熟地黄。鲜地黄性味甘、苦、寒；具有清热生津、凉血、止血之功效；用于热病伤阴，舌绛烦渴、吐血衄血、咽喉肿痛。生地黄性味甘、苦、寒；具有清热凉血、养阴生津之功效；用于热入营血、温毒发斑、吐血衄血、热病伤阴、舌绛烦渴、津伤便秘、阴虚发热、骨蒸劳热、内热消渴。

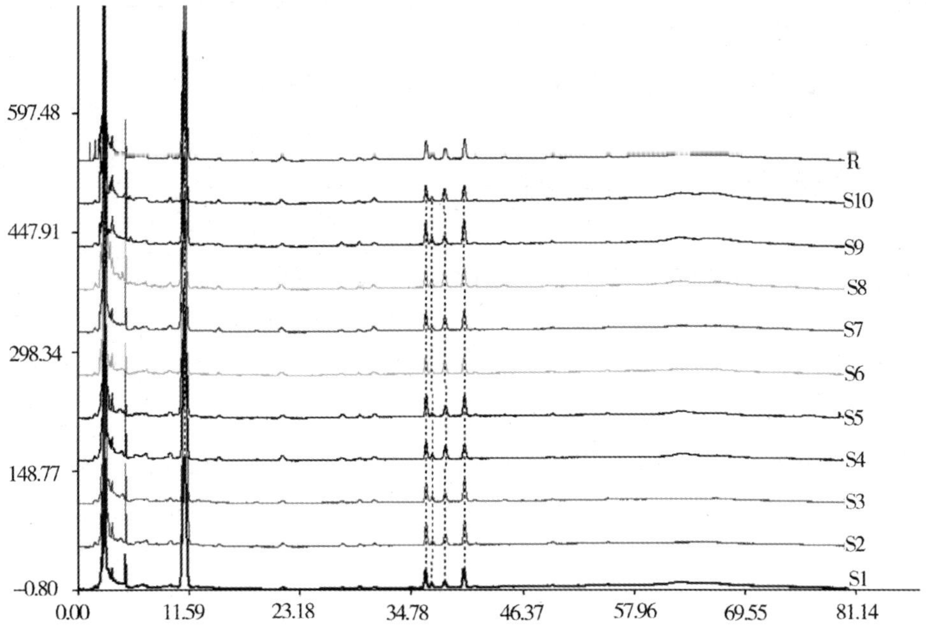

图 6.1　10 批鲜地黄样品 HPLC 指纹图谱及对照指纹图谱

采用 HPLC 技术对焦作不同产地的 10 批鲜地黄和 10 批生地黄进行分析对比研究，建立用于控制鲜地黄和生地黄药材质量的标准指纹图谱，为其新药开发和应用奠定基础，并为揭示地黄不同药材活性成分之间的相关性提供理论技术方法（图 6.2）。

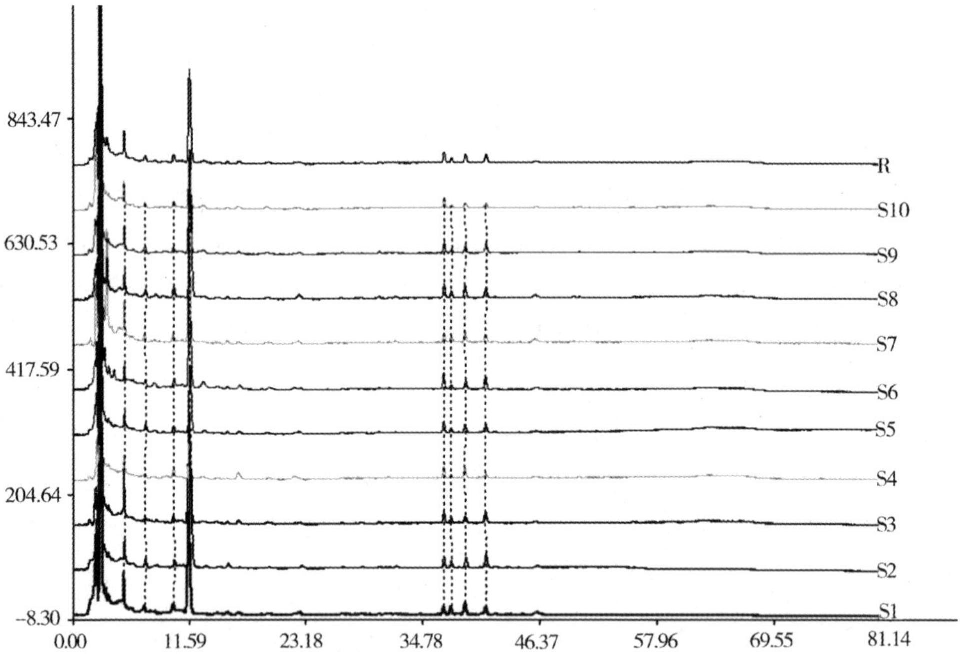

图 6.2 10 批生地黄样品 HPLC 指纹图谱及对照指纹图谱

6.7 采集药材的注意事项有哪些

由于中药大都是植物药材，所以采集药材应注意以下事项。

（1）注意保护资源，留根保种：有些多年生植物，地上部分可以代根用的，尽量不要连根拔；必须用根或根茎的，应该注意留种。有些雌雄异株的植物如栝楼，在挖掘天花粉时，一般只应挖取雄株的块根。用全草的一年生植物，大量采集时应留下一些茁壮的植株，以备留种繁殖。用叶的药物不要把全株叶子一次采光，应尽量摘取密集部分，以免影响植物的生长。用树皮或根皮的最好采树枝或支根上的皮，或在林木采伐时剥取，生剥干皮时，要间隔地纵剥，环剥会使林木死亡。

（2）掌握最佳采收季节：中药大都是植物药材，各种植物在其生长发育的各个时期，根、茎、花、叶、实各个部分，由于所含有效成分的量各有不同，因而药性的强弱也往往有较大差异。因此，药材的采收应该在有效成分含量最多的时候进行。通常以入药部分的成熟程度作为依据。全草入药的，大多在植株充分成长或开花的时候采集，从根以上割取地上部分；叶类药材通常在花蕾将放或正盛开、植物生长茂盛的阶段采集；花及花粉类以含苞待放或花盛期为采集期；果实和种子，除枳实、青皮、乌梅等少数药材要在果实未成熟时采收果实或果皮外，通常都在成熟时采；根及地下茎类通常在春初秋末采集；树皮或根皮在春、夏时节植物生长旺盛、植物体内浆液充沛时采集。

（3）充分利用，注意贮藏保管：根、茎、叶、花都可入药的多年生植物，应多考虑用地上部分和产量较多的部分。此外，可结合环境整治、垦地填洪和伐木修枝，随时注意将可作药用的树皮、根皮、全草等收集起来，认真地加以整理，以供药用。对采来的新鲜药一定要做好加工贮藏。药材采来后应经简单加工和干燥，便于储存。对剧毒药材还应专门保管，防止事故发生。

（4）熟悉生长环境：植物的生长分布与海拔的高低，山坡的方向（阴坡、阳坡），土壤的性质，水分的多少，气候的寒温有密切关系，药用植物也不例外。采药时一定要调查研究，摸清本地中药的品种、产量和质量，了解生长环境和分布规律，做到胸中有数。

（5）整理采集资料：采集的药材要注明采集人、地点、经纬度等信息，它是药材所附带的采集资料，以提供证实某一药材资源在某一时间和空间确实存在，可供查证对比用，还可供该药材在国内的资源分布分析和生物多样化分析研究用。

6.8 什么是中药炮制，传统中药炮制方法有哪些，“九蒸九晒”炮制方法是什么

中药炮制是根据中医药理论，按照医疗、调配、制剂的不同要求，以及药材自身性质所采取的一项制药技术。广义的中药炮制主要包括对原药材净制、切制、炮制（炒、炙、煅、蒸、煮、燀法等）三个环节。

传统中药炮制方法繁多，可归纳为火制、水制、水火共制及其他制法四类。火制法又分为炒、炙、煅、炮和煨、烫、焖碳等。水制法分为洗、漂、泡、润、

水飞等。水火共制法有蒸、煮、炖、燀、淬、重结晶等。其他制法有发酵法、发芽法、去油法、酒渍法等。在中药传统炮制方法中常常加入各种辅料如酒、醋、蜂蜜、姜汁、甘草汁、食盐、胆汁、麦麸、河砂等，使各种炮制方法更加丰富多彩。

传统中药“九蒸九晒”的炮制方法是采用蒸晒等方法纠偏药材药性或增加药物成分，从而更好地发挥药材的功效。传统中药材“九蒸九晒”的炮制方法是指采用蒸法和晒法反复炮制中药材的方法，通过反复蒸制和晾晒的炮制过程，实现改变药材的药性或改变药物的内在成分的目的，从而更好地发挥药材的功效。“九蒸九晒”的“九”是古人表示大和多的数字，不一定就指准确的 9 次，具体细节与方法要视药材品种而定，一般蒸晒次数以药材色泽和形态判断。

例如：刘明等首次较系统地对熟地黄清蒸和九蒸九晒炮制过程中，以梓醇为主的环烯醚萜苷类成分的变化进行了对比研究，结果表明，随着炮制时间和次数的增加，益母草苷和梓醇的含量逐渐降低。

薛淑娟等对不同蒸制次数熟地黄中的糖类成分进行了分析，发现经过不同的蒸制次数，地黄中糖类成分发生了显著的变化。PCA 结果显示经过九次蒸制，熟地黄中的糖类代谢物呈现动态变化趋势，提示加工时间和加工次数可能是影响糖类成分的重要因素。

成颜芬等采用传统经典黑豆汁九蒸九晒法和现行版药典法进行炮制，探究何首乌不同炮制过程中化学成分的变化规律，测定不同炮制程度何首乌成品中二苯乙烯苷、蒽醌、多糖含量。结果显示，随着炮制次数和蒸晒时间的增加，九蒸九晒炮制过程中的何首乌和药典品中二苯乙烯苷、结合蒽醌总体呈现降低趋势，游离蒽醌、总蒽醌、多糖呈现上升趋势，且发现六蒸六晒品作为何首乌九蒸九晒法的炮制终点。

郑晓倩等研究黄精在九蒸九晒炮制过程中糖类成分（多糖、双糖、单糖）的动态变化，发现黄精在九蒸九晒炮制过程中糖类成分发生了显著的变化，但不同种类的变化趋势不一致。随着蒸晒次数的增加，多糖含有量先减少后趋于稳定。双糖、单糖含有量在炮制过程中呈现先增加后递减的趋势，五蒸五晒品中果糖含有量最高，七蒸七晒品中葡萄糖达到最大值，蔗糖在经过六次蒸晒后无法检出。

6.9 中药成分主要结构类型有哪些，中药煎煮时应注意哪些问题

中药成分主要结构类型有生物碱、糖、黄酮、蒽醌、木脂素、香豆素、萜类、皂苷等。

中药煎煮注意事项：

（1）煎药用具：一般以陶瓷器皿、砂锅为好。现代亦有用不锈钢器皿，忌用铁器、铜器。煎具的容量宜稍大些，以利于药物的翻动，并可避免药汁外溢。同时应适时加盖，以防水分蒸发过快，使药物的有效成分过度挥发。

（2）煎药用水：以洁净、新鲜、无杂质为原则，如自来水、井水、蒸馏水均可。前人常用流水、泉水、米泔水等，根据药物特点和疾病性质，也有用酒或水酒合煎者。

（3）加水量：可视药量、质地及煎药时间而定，一般以高于饮片平面 3 ~ 5 cm 为宜。每剂药一般煎煮 2 次，亦有煎煮 3 次者。第一煎水量可适当多些，第二、三煎则可略少。每次煎煮所得药量以 150 ~ 200 mL 为宜。

（4）煎药火候：一般有“武火”“文火”之分。急火煎之为“武火”，慢火煎之为“文火”。常规先用武火，沸腾后改用文火。同时，应根据药物性味及所需煎煮时间的要求，酌定火候。解表和泻下剂，煎煮时间宜短，急火快煎，水量宜少；补益剂煎煮时间宜长，文火慢煎，水量略多。如药物煎煮焦煳时，则应弃之不用。

（5）煎煮方法：煎药前，应先将药物浸泡 20 ~ 30 min 之后再煎煮，使有效成分易于煎出。需特殊煎法的药物，应在处方中加以注明。

1）先煎：贝壳类（如牡蛎、珍珠母等）、角骨甲类（如水牛角、龟板、鳖甲等）和矿物类（如生石膏、代赭石等）药物，因质地坚实，应打碎先煎，煮沸后 20 min 左右，再加入其他药同煎。某些质地较轻而又用量较多（如玉米须、夏枯草等），或含泥沙多的药物（如灶心土、糯稻根等），可先煎取汁，然后以其药汁代水煎药。另外，有毒药物（如附子、生草乌、生川乌等）可经过先煎达到降低毒性或消除毒性的目的。

2）后下：气味芳香的药物，有效成分易于挥发，一般煎煮时间较短，以 5 min 左右为宜。其他如大黄取其攻下作用，应后下，一般煎 10 ~ 15 min 即可。后下药物都应先进行浸泡然后再煎。

3）包煎：某些煎后药液混浊或对喉咙有刺激作用的药物，或易于粘锅的药

物，如旋覆花、辛夷、车前子、赤石脂等，要先用纱布包好，再放入锅内与其他药同煎。

4）单煎：某些贵重的药物，为尽量减少损耗，需将其切成小片，单味煎煮2 ~ 3 h，单独服用或与其他药液合服，如羚羊角、西洋参、鹿茸等。

5）溶化（烊化）：胶质类或黏性大且易溶化的药物，如阿胶、龟板胶、鹿角胶、蜂蜜等，应单独溶化，趁热与煎好的药液混合均匀，顿服或分服，以免因其性黏而影响其他药物的煎煮。

6）冲服：某些芳香或贵重药物，如麝香、牛黄、琥珀等，应研为细末，用药液或温水冲服。

此外，汤剂煎取药液后，应对药渣进行适当压榨，以收取残余药液。

6.10 中药材成分检测分析时，常用除杂方法有哪些

常用的除杂方法有溶剂分离法、两相溶剂萃取法、沉淀法、盐析法、透析法、结晶法、超滤法、吸附法、澄清法等。

溶剂分离法有极性大小分离、酸碱分离等。中药化学成分在不同极性溶剂中的溶解度不同，根据溶解度的差异进行除杂达到分离纯化。酸碱分离是利用某些成分在酸或碱中溶解，当加碱或加酸调整溶液的 pH 值后，所需成分又变成不溶物而析出，以达到分离除杂的目的。

沉淀法是在中药提取液中加入某些试剂使其中某种或某些成分或杂质析出，产生沉淀，以获得有效成分或除去杂质的方法，包括醇沉法、酸碱沉淀法、铅盐沉淀法等。

盐析法是在中药水提取液中加入无机盐使之达到一定浓度或半饱和或饱和状态后，可使提取液中的某些成分在水中的溶解度降低而沉淀析出，从而达到与水溶性大的杂质分开的方法。

6.11 常用的柱层析有哪些，其特点是什么

常用的柱层析有：吸附柱层析、分配柱层析、凝胶过滤柱层析、离子交换柱层析等。

吸附柱层析是利用混合物中的各组分对固定吸附剂（固定相）的吸附能

力的不同达到分离的层析方法。特别适合于中等分子量样品（相对分子量小于1000）的分离，尤其是脂溶性成分。

分配柱层析是利用混合物在互不相溶的两相中分配系数不同而将混合物分离开。分配柱层析又分为正相分配层析和反相分配层析，两种分配层析的固定相和流动相极性正好相反，所以它们的分离对象完全不同。正相分配层析适用于亲水性物质，反相分配层析则适用于亲脂性物质的分离。

凝胶过滤柱层析是利用分子筛来分离物质的，混合物按分子质量从大到小先后流出而得到分离。

离子交换柱层析是以离子交换树脂为固定相，以水或含水溶剂为流动相，上样后流动相流过交换柱，中性分子和具有与离子交换基团相反电荷的离子将不被交换随流动相流出，而具有与离子交换基团相同电荷的离子则被交换吸附到柱子上，用适当流动相洗脱，即可达到混合物分离的目的。

6.12 中药新药工艺研究的指导原则是什么，药物剂型选择的基本原则是什么

中药新药工艺研究的技术指导原则包括：剂型选择的依据、工艺路线设计及预试、药材的前处理、提取与纯化工艺研究、浓缩与干燥工艺研究、制剂成型工艺研究、直接接触药品的包装材料的选择和中试研究等内容。

药物剂型选择应根据药味组成并借鉴用药经验，以满足临床医疗需要为宗旨，在对药物理化性质、生物学特性、剂型特点等方面综合分析的基础上进行。应提供具有说服力的文献依据和（或）试验资料，充分阐述剂型选择的科学性、合理性、必要性。

剂型的选择应主要考虑以下几方面。

（1）临床需要及用药对象：应考虑不同剂型可能适用于不同的临床病症需要，以及用药对象的依从性和生理情况等。

（2）药物性质及处方剂量：中药有效成分复杂，各成分溶解性、稳定性，在体内的吸收、分布、代谢、排泄过程各不相同，应根据药物的性质选择适宜的剂型。选择剂型时应考虑处方量、半成品量及性质、临床用药剂量，以及不同剂型的载药量。

（3）药物的安全性：在选择剂型时需充分考虑药物的安全性。应在比较剂

型因素产生疗效增益的同时，关注可能产生的安全隐患（包括毒性和副作用），并考虑以往用药经验和研究结果。

6.13 中药新药研究的工艺处方如何规范撰写

通过处方筛选研究，初步确定制剂处方组成，明确所用辅料的种类、型号、规格、用量等，按照确定的处方比例以 1000 制剂单位标准撰写工艺处方。

如：十滴水（参见《中国药典》2020 年版一部第 469 页）

[处方] 樟脑 25 g 干姜 25 g 大黄 20 g 小茴香 10 g 肉桂 10 g 辣椒 5 g 桉油 12.5 mL

以上七味按制法，制成 1000 mL。

七厘胶囊（参见《中国药典》2020 年版一部第 478 页）

[处方] 血竭 273 g 乳香 41 g 没药 41 g 红花 41 g 儿茶 65 g 冰片 3.27 g 人工麝香 3.27 g 朱砂 32.7 g

以上八味按制法，制成胶囊 1000 粒。

川芎茶调片（参见《中国药典》2020 年版一部第 543 页）

[处方] 川芎 240 g 白芷 120 g 羌活 120 g 细辛 60 g 防风 90 g 荆芥 240 g 薄荷 480 g 甘草 120 g

以上八味按制法，制成 1000 片。

小儿扶脾颗粒（参见《中国药典》2020 年版一部第 560 页）

[处方] 白术 48 g 陈皮 24 g 山楂 48 g 党参 48 g 莲子 48 g 茯苓 38 g

以上六味按制法，制成 1000 g。

6.14 药品的 5G（GAP、GMP、GLP、GCP、GSP）是什么

GAP 是“良好农业规范”，即“good agricultural practice”的英文缩写，药品的 GAP 是指《中药材生产质量管理规范》，是中药材生产和质量管理的基本准则，适用于中药材生产企业生产中药材（含植物药及动物药）的全过程。

GMP 是“优质产品生产规范”，即“good manufacturing practice”的英文缩写，药品的 GMP 是指《药品生产质量管理规范》，是药品生产和质量管理的基本准则，包含方方面面的要求，从厂房到地面、设备、人员、培训、卫生、空气和

水的纯化、生产和文件等。

GLP 是“优质实验室规范”，即“good laboratory practice”的英文缩写，药品的 GLP 是指《药物非临床研究质量管理规范》，对从事实验研究的规划设计、执行实施、管理监督和记录报告的实验室的组织管理、工作方法和有关条件提出的法规性文件。

GCP 是“优质临床规范”，即“good clinical practice”的英文缩写，药品的 GCP 是指《药物临床试验质量管理规范》，是临床研究的标准，包括试验的设计、执行、监察、终止、稽查、分析、报告和研究资料，保证试验是科学的、符合道德标准的，也保证用于诊断、治疗、预防的产品的临床特性被正确地记录。

GSP 是“良好的供应规范”，即“good supply practice”的英文缩写，药品的 GSP 是指《药品经营质量管理规范》，是指在药品流通过程中，针对计划采购、购进验收、储存、销售及售后服务等环节而制定的保证药品符合质量标准的一项管理制度。

6.15 什么是标准品、标准药材

标准品是指用于药品或生物药品的鉴别、检查、含量测定、校正检定仪器性能或效价测定所用的标准物质，按其使用说明书上规定的方法处理后按标示含量使用。

标准药材就是药材的标准品，是由药品检验的权威机构（一般是中国食品药品检定研究院）官网检验鉴定合格并且有学名的药材，作为药品检验时的药材标准品使用，在药品检验中，它是确定药品真伪优劣的对照标准。

6.16 什么是正交试验设计及均匀试验设计

“正交试验设计”是利用正交表来安排与分析多因素、多水平试验的一种设计方法。它是从试验因素的全部水平组合中，挑选部分有代表性的水平组合进行试验，这些有代表性的组合点具备了“均匀分散，整齐可比”的特点，对试验结果进行方差分析，找出最优的水平组合。

“均匀试验设计”是利用均匀设计表来安排与分析多因素、多水平试验的一种设计方法。它是从试验因素的全部水平组合中，挑选部分有代表性的水平组合进行试验，这些有代表性的组合点的挑选出发点是“均匀分散”，而不考虑“整齐可比”，使每个因素的每个水平做一次且仅做一次试验，对试验结果进行回归分析或逐步回归分析，找出最优的水平组合。

6.17 什么是药物分析的SOP（标准操作规程）

SOP（standard operation procedures）即标准操作规程，是由实践中总结出来的稳定、规范、有特色的实验技术及方法，是专业技术人员实际工作经验积累的结晶，其内容丰富，描述明确、详细、易于掌握，体现了一定技术水平和中医药科学研究规律。药物分析的SOP就是将药物分析的标准操作步骤和要求以统一的格式描述出来，用来指导和规范日常的药物分析工作。

如地黄苷D对照品的制备。

1. 实验目的 用于地黄中地黄苷D的提取和制备。

2. 实验对象 玄参科植物地黄的新鲜块根。

3. 基本原理 地黄苷D属于环烯醚萜三糖甙类化合物，4-位无取代基，1-位上的羟基与葡萄糖缩合成单糖苷，6-位羟基与槐糖脱水缩合成双糖苷。其分子中含有三个葡萄糖，使其极性增大，水溶性极好，易溶于水和甲醇，可溶于乙醇、丙酮、正丁醇，难溶于氯仿、苯、石油醚等亲脂性有机溶媒，对酶和酸很敏感，苷键易被酶或酸水解断裂，所得苷元因具有半缩醛结构，性质活泼，容易进一步发生氧化聚合等反应，所以提取时常在植物材料粗粉中拌入碳酸钙或氢氧化钡，以抑制酶的活性和中和植物酸，采用甲醇回流提取，减压浓缩后转溶于水中，用乙醚脱脂，正丁醇提取，回收丁醇后，加水稀释过滤，通过硅藻土和活性炭混合柱脱色除杂，再经D101大孔吸附树脂粗分离，继利用硅胶低压液相层析和中压液相层析相结合的方法进一步分离和纯化。

4. 药品试剂 碳酸钙、氯仿、乙醇、甲醇、正丁醇、水、D101大孔吸附树脂、层析用硅胶H（10 ~ 40 μm），反相ODS C18（10 ~ 40 μm）等。

5. 仪器设备及用具 YZS-3型高压液相制备仪（天津市科器高新技术公司）、制备柱为40×300 mm ODS C18（10 ~ 40 μm）、检测器为UV-3型紫外检测器、XWTD-204记录仪；熔点测定仪为瑞士Mettler FP52型；紫外光谱仪为日本岛津UV-265；高效液相色谱仪（日本岛津，LC-10A），SPD-M10A二级管阵列检测器，Class-vp5.13 色谱工作站；红外光谱仪为 IFS25 型及 perkin-Elmer 983 型；核磁共振光谱仪为 MERCURY-400、MP-400 型等。

6. 实验环境　温度：室温。相对湿度：30% ~ 70%。

7. 操作步骤

7.1 环烯醚萜总苷的提取和分离

7.1.1 环烯醚萜总苷的提取：取鲜地黄块根 2 kg，净选，切薄片，加 0.5%碳酸钙，用甲醇回流提取三次，每次 6 L，合并提取液，减压回收甲醇，得甲醇提取浸膏约 400 g。

7.1.2 环烯醚萜总苷的分离和纯化：取甲醇提取浸膏加 500 mL 水稀释，加入大量乙醚脱脂，水层继用正丁醇提取三次，每次 500 mL，合并正丁醇提取物，减压回收正丁醇，加少量水溶解，滤除不溶物，水液通过硅藻土和活性炭的混合柱脱色，继通过 D101 大孔吸附树脂柱：6.6 × 120 cm，以水 5000 mL 洗脱，弃去水液，再用 50% 乙醇 3000 mL 洗脱，合并洗脱液，减压浓缩至干，得地黄环烯醚萜总苷。

7.2 地黄苷 D 粗分离制备工艺

7.2.1 薄层硅胶 H 的处理：取 1 kg 薄层硅胶 H 置烘箱中，控制温度 105 ℃以下，2 ~ 3 h 后取出放置室温备用。

7.2.2 装柱：将处理好的薄层硅胶 H，用石油醚调成浆状，排出空气，一次性装入层析柱中，启动低压泵以 20 ~ 22 mL/min 流量的石油醚冲柱 0.5 h，然后补加部分硅胶 H，重新启动低压泵，冲柱 1 h 至硅胶层不再下沉为止。

7.2.3 上样：将地黄环烯醚萜总苷用洗脱液溶解后，加入适量薄层硅胶 H，搅匀，赶出气泡，置入柱顶，压实。

7.2.4 洗脱：启动低压泵，依次以石油醚、醋酸乙酯—乙醇（8 ∶ 2）、醋酸乙酯—乙醇—水（8 ∶ 2 ∶ 0.5）为洗脱液梯度洗脱，收集洗脱液 200 mL/ 份，进行薄层检查，含地黄苷 D 的组分合并，减压回收溶剂并浓缩至干，得淡棕色粉末，即地黄苷 D 粗品。

7.3 地黄苷 D 的纯化

将样品用甲醇 / 水（12%）溶解，进行中压液相仪制备，每次进样 180mg，以甲醇 / 水（12%）为溶剂，流速 20 ~ 24 mL/min，纸速 1 ~ 2 格 /min 双波长检测，收集 25 mL/ 份，分离得到地黄苷 D 收集部分，减压浓缩至干得黄白色粉末。

8. 实验结果

8.1 结构鉴定：该化合物为黄白色粉末，可溶于水、甲醇、乙醇，难溶于氯仿、丙酮。mp 196.5 ~ 197.2 ℃，香草醛 - 浓硫酸显紫棕色，Molish 反应为阳性，UV 最大吸收 205 n m，IR(KBr)cm^{-1}: 3380(s)、2900(m) 有不饱和氢，1650(m)、1420（m）有双键氢，1240（m），1080（s），1050（s）等。分子式 $C_{27}H_{42}O_{20}$，^{1}H-NMR（D_2O）δ：4.85（2H，d，J=6Hz，H-1',1''）、4.95（1H、d、J=6Hz、H-1'''）糖上的端基氢质子信号，5.30（1H，d，J=6Hz，H-1），5.43（1H，d，J=6Hz，H-4），5.90（1H，brs，H-7），6.57（^{1}H，d，J=6Hz，H-3）环烯醚萜苷母核上的氢质子信号，与文献一致。其 ^{13}C-NMR（D_2O）δ：95.9（C-1）环烯醚萜苷母核上 1 位碳信号，144.7（C-3）、104.3（C-4）3，4 位不饱和碳，81.3（C-5），80.4（C-6），127.9（C-7）、144.0（C-8）为 7，8 位不饱和碳，51.4(9-C)，59.9（10-C），98.4（C-1'）为糖 1' 位的端基碳信号，73.0（C-2'），76.3（C-3'），69.6（C'-4），75.9(C-5')，60.7（C-6'），96.2（C-1''）为糖上 1'' 位的端基碳信号，80.1（C-2''），76.2（C-3''），69.4（C-4''），75.7（C-5''），61.1（C-6''），102.8（C-1'''）为糖上 1''' 位的端基碳信号，74.1（C-2'''），76.5（C-3'''），69.8（C-4'''），75.9（C-5'''），60.6（C-6'''）与 Haruh Oshio 等报道的 rehmannioside D 文献数据一致。

8.2 地黄苷 D 的纯度测定：高效液相色谱法。色谱柱为 $ODSC_{18}$；流动相为乙腈 - 水（2 ：98）；流速为 1.0 mL/min，检测波长为 210 nm。用归一化法测定，纯度应为 98% 以上。

9. 注意事项

9.1 药材原料应符合《中国药典》2005 年版一部第 82 页地黄项下各项规定。

9.2 地黄苷 D 系环烯醚萜类化合物，在酸性或碱性环境中，受热易分解，制备过程中应避免强酸、强碱和长时间高温，使样品处于相对温和的环境。

9.3 鉴于使用液相制备仪（天津产）检测波长的限制，需将波长灵敏度放大同时结合等量收集，薄层及紫外光谱等方法解决仪器的不足，可以改用制备液相色谱系统（waters）制备。

6.18 什么是有效数字，精密称定与称定的区别是什么

有效数字是指在分析工作中实际能够测量到的数字。把测量结果中能够反

映被测量大小的带有一位存疑数字的全部数字叫有效数字。对于一个近似数，从左边第一个不是0的数字起，到精确到的位数为止，所有的数字都叫作这个数的有效数字。

根据《中国药典》2020年版四部中凡例的有关规定，"精密称定"指称取重量应准确至所取重量的千分之一；"称定"指称取重量应准确至所取重量的百分之一。

6.19 常用中药质量控制的定性与定量分析方法有哪些

常用定性分析方法有性状鉴别、显微鉴别、理化鉴别、色谱鉴别、光谱鉴别。

性状鉴别，如药材及其炮制品的形状、大小、色泽、表面特征、质地、折断面特征及气味等。

显微鉴别，如通过显微镜来观察药材组织、细胞及内含物等特征。

理化鉴别，如利用化学成分具有特定的理化性质，如微量升华法，或与一定的试剂发生化学反应如颜色反应及沉淀反应法等。

色谱鉴别，如薄层色谱法、纸色谱法、气相色谱法、液相色谱法等。

光谱鉴别，如紫外光谱法、红外光谱法等。

常用定量分析方法有化学分析法、仪器分析法。

化学分析法，如重量分析法、滴定分析法。其中滴定分析法有酸碱滴定、氧化还原滴定、沉淀滴定等。

其中电化学分析法如电导分析法、电位分析法等。分光光度法如紫外－可见分光光度法、红外分光光度法、原子吸收分光光度法等。色谱法如薄层层析色谱扫描法、气相色谱法、液相色谱法等。色谱联用法如气相－质谱联用、液相－质谱联用等。

6.20 四大波谱及其基本原理分别是什么

四大波谱通常是指紫外吸收光谱、红外吸收光谱、核磁共振谱、质谱。有机化合物的结构解析工作主要是依靠四大波普技术。

紫外吸收光谱（UV）是物质吸收紫外光后，其价电子从低能级向高能级跃迁，产生吸收峰形成的，简称紫外光谱。并非所有的有机物质在紫外光区都有吸收，只有那些具有共轭双键（π 键）的化合物，其 π 电子易于被激发发生跃迁，在紫外光区形成特征性的吸收峰。

红外吸收光谱（IR）是用红外光照射有机物时，分子吸收红外光发生振动能级跃迁，不同的化学键或官能团吸收频率不同，每个有机物分子只吸收与其分子振动、转动频率相一致的红外光谱，所产生的吸收光谱，简称红外光谱。

核磁共振谱（NMR）属于吸收光谱的一种，物质受射频照射，吸收一定的能量，使原子核从低能态跃迁到高能态，即发生核磁共振，产生的吸收光谱称为核磁共振谱。目前核磁共振迅速发展成为测定有机化合物结构的有力工具，有氢谱和碳谱，可以提供分子中有关氢原子、碳原子的化学环境及其各自的定量数据。

质谱（MR）不同于上述的吸收光谱，它是气态分子受高能电子流轰击，产生各种质量（质荷比）不同的离子，该离子在电场和磁场作用下，按质荷比大小排列成谱记录下来称为质谱。质谱是化学物质结构鉴定的最有力工具之一，可用于元素分析、分子量测定、化学式的确定及分子结构的推断等。

6.21 什么是红外光谱技术，其在中药鉴别中的应用有哪些

通常将红外光谱分为三个区域：近红外区（0.75 ~ 2.5 μm）、中红外区（2.5 ~ 25 μm）和远红外区（25 ~ 300 μm）。由于绝大多数有机物和无机物的基频吸收带都出现在中红外区，因此中红外区是研究和应用最多的区域，积累的资料也最多，仪器技术最为成熟。通常所说的红外光谱即指中红外光谱。所以红外光谱技术即指在中红外区（2.5 ~ 25 μm）内测定物质的吸收光谱，用于化合物的鉴别、检查或含量测定。红外光谱的测定是一种不需要标记、不必分离的分析技术，不仅可以对混合物成分进行详细的定性分析，还可以对特定成分进行相当准确的定量分析，具有特征性高、分析时间短、需要的试样量少、不破坏试样、测定方便等优点。

红外光谱技术在中药鉴别中应用于中药中化学成分的结构鉴定及中药化学成分的定性、定量分析。

6.22 什么是紫外分光光度分析方法，其应用有哪些

紫外分光光度分析方法是利用紫外分光光度计，在最大吸收波长处测定一定浓度的样品溶液的吸光度，并与一定浓度的对照溶液的吸光度进行比较，或采用吸收系数法求算出样品溶液的浓度的方法。

紫外分光光度分析方法用于中药材含量测定。如董顺福等采用紫外分光光度法测定黄芪、泽兰、川芎、酸枣仁、人参、灯盏花 、回心草、月季花、党参、银杏叶 10 种中药总黄酮的含量，以数据极差法进行统计指标的标准化处理，以数量积法算出衡量被分类对象之间的相关系数，通过聚类分析显示药物中含有较高总黄酮，相关系数较大的药物其药物疗效的相似性较大。药物中黄酮含量与药物疗效具有密切关系，为探讨中药的质量评价提供了一种新的方法。李婷等采用紫外分光光度法对葛根提取物总黄酮进行含量测定，建立了一种简便、准确、可靠的葛根总黄酮测定方法。李晋等采用紫外分光光度法，检测波长为 320nm，对中药独活药材中的总香豆素进行测定，建立一种简单、准确，可用于中药独活药材中总香豆素的含量测定方法。

紫外分光光度分析方法用于中药制剂含量测定。如杜卓等采用紫外分光光度法测定丁香油口腔膜剂中丁香酚含量，可有效地进行该制剂的质量控制。范哲贤等将紫外—可见吸收光谱下的吸波面积应用于透骨消痛胶囊的含量检测，根据吸光度—波长曲线下面积和浓度成线性关系，开展该制剂体内外含量测定的方法学研究，同时通过灌 SD 大鼠，采用吸波面积法测定药物在大鼠体内的血药浓度，评价单剂量给药后，透骨消痛胶囊在健康 SD 大鼠的药动学特性，为中药复方制剂整体复杂成分的体内外含量研究提供了一种思路和途径。

6.23 什么是薄层层析，其在药物研究中的应用有哪些

薄层层析（thin layer chromatography，TLC）一般是将层析用的吸附剂涂布在玻璃等平面上，形成一薄层进行层析的方法。薄层层析是一种简便、快速、微量的层析技术。

薄层层析法在中草药化学成分研究中主要应用于化学成分的预试、鉴别及柱层分离条件的探索。亦常用于中草药品种、药材及其制剂真伪检查、质量控制和资源调查；控制化学反应的进程、反应副产物的检查、中间体分析；化学药品

及其制剂杂质的检查等。

6.24 薄层层析图谱（TLC）的标准附图要求是什么

薄层层析图谱（TLC）的标准附图应为采用摄像设备拍摄的光学照片或电子图像，也可为薄层色谱扫描仪扫描记录的色谱图。

供试品溶液和对照标准溶液在同一薄层板上点样、展开与检视，供试品色谱图中所显斑点的位置和颜色（或荧光）应与标准物质色谱图的斑点一致，且应斑点清晰、分离度良好，主斑点比移值 Rf 以在 0.5 左右为宜。

6.25 常用含量测定方法和高效液相检测器有哪些

药品和制剂常用的含量测定方法分为光谱法和色谱法。其中光谱法主要包括：紫外 – 可见分光光度法、红外分光光度法、荧光分光光度法、原子吸收分光光度法、火焰光度法、电感耦合等离子体原子发射光谱法、电感耦合等离子体质谱法、拉曼光谱法、质谱法、核磁共振波谱法和 X 射线衍射法等。色谱法主要包括：高效液相色谱法、薄层色谱法、离子色谱法、分子排阻色谱法、气相色谱法、超临界流体色谱法、电泳法、毛细管电泳法和纸色谱法等。

常用的高效液相检测器有：紫外检测器、二极管阵列检测器、荧光检测器、蒸发光散射检测器、示差折光检测器、电化学检测器、质谱检测器等。

6.26 什么是中药质量控制的“一测多评法”

“一测多评法”是指通过测定一个成分实现对多个成分定量的分析方法。一测多评法利用中药有效成分内在函数关系和比例关系，只测定一个代表性成分（对照品易得、价廉、有效者）实现多个成分（对照品难以得到或难供应）的同步测定。它能够较好地解决对照品缺乏的问题，实现了中药多指标质量评价，符合传统中医理论的整体观。

一测多评法可应用于对照品难得、制备成本高或不稳定的情况下，同类多成分的同时测定，选择药材中药理作用比较明确的有效成分或与药材临床功效具有相关性的指标成分；作为内参物的对照品应是相对易得者，其他检测指标应是不易得到、制备难度大、成本高或不稳定者。

6.27 加样回收试验是什么，具体要求有哪些

加样回收试验是药物分析的方法学验证内容之一，用于验证分析方法的准确度，即指用该方法测定的结果与真实值或参考值接近的程度。用于定量测定的分析方法均需做准确度验证。

测定方法要求：

可用已知纯度的对照品做加样回收实验，即于已知被测成分含量的供试品中再精密加入一定量的已知纯度的被测成分对照品，依法测定，用实测值与供试品中含有量之差，除以加入对照品量计算回收率。

在加样回收试验中需注意对照品的加入量与供试品中被测成分含有量之和必须在标准曲线线性范围之内；加入的对照品的量要适当，过小则引起较大的相对误差，过大则干扰成分相对减少，真实性差。

数据要求：

在规定范围内，取同一浓度的供试品，用 6 个测定结果进行评价；或 3 个不同浓度，每个浓度各分别制备 3 份供试品溶液进行测定，用 9 个测定结果进行评价，一般中间浓度加入量与所取供试品含量之比控制在 1∶1 左右，应报告供试品取样量、供试品中含有量、对照品加入量、测定结果和回收率（%）计算值，以及回收率的相对标准偏差（RSD%）。

6.28 样品取样和对照品加样如何操作，样品检测线性范围如何确定

加样回收率试验中的样品取样量应当为正常量的一半；样品中成分含量应以样品取样量与样品的含量计算得出；加样量应是供试品被测成分含量 1∶1 的同一浓度，平行操作制备 6 份样品，或者分别为供试品被测成分含量 80%、100%和 120%的 3 个不同浓度加样平行操作，制备各 3 份样品，共制备 9 份样品。

对照品加入量与供试品中被测成分含有量之和必须在标准曲线线性范围之内，检测线性范围不可延长。

6.29 中药基础研究主要方向有哪些

中药基础研究应重点开展中药四气、五味、升降浮沉和归经的研究，逐步揭示其科学基础。方剂配伍理论研究应结合常见证候，研究代表方剂的配伍规律和作用原理。对部分常用中药和方剂可采用传统和现代多学科的先进技术和方法，揭示主要药效物质基础及其作用机制。根据方剂的功能主治和组方理论开展药效学、药代动力学和作用机制研究。同时也应注重配伍禁忌研究。加强对有毒中药及其复方的药效作用原理和安全性基础研究。举例如下。

1. 国家自然科学基金面上项目　地黄一源三性物质基础与血清效应相关性的比较研究（30873442）。

对地黄中主要有效成分环烯醚萜苷类，地黄苷 D、A、桃叶珊瑚苷，益母草苷，梓醇及苯乙醇糖苷类等进行富集，利用高效液相色谱进行量化分析比较，依据成分类别之间的不同和特点，提取地黄三个炮制品有效部位的指纹图谱特征。地黄炮制品系凉血、止血、补血之药，血清效应比较明显，其有效部位对相应病证模型动物产生效应，通过对性效色谱图中血清地黄移行成分的确认及量化分析。研究地黄直接入血的药性成分种类及含量构成，并对地黄在血中产生效应物质的化学成分种类溯源追踪；探讨地黄产生效应却没有在血中出现的间接效应物质。通过地黄直接效应物质与间接效应物质的综合谱效分析，归纳总结地黄三个炮制品的药性物质基础。在此基础上，进行地黄药性物质对同一证候模型（阴虚火旺）动物效应及血清效应物质的比较分析，诠释鲜地黄、地黄、熟地黄的药用特点及药性气、味实质。

2. 国家自然科技基金青年基金项目　基于肝脏转运体研究左金丸中吴茱萸“引药入肝”的作用机制（81403124）。

引经药能够引导药物到达特定的脏腑经络，提高方剂疗效。基于药物量效关系，中药引经作用与药物靶向分布具有相关性。吴茱萸在左金丸中有引药入肝的作用，我们的实验提示吴茱萸可促进小檗碱的肝脏摄取，增加肝脏分布，其机制有待进一步研究。已知转运体介导药物的跨膜转运，调控转运体可影响药物组织分布。据此，我们提出假说：吴茱萸可能通过调控肝脏转运体增加肝中药物分布，从而表现引药入肝的引经效应。根据药物组织分布→细胞转运→转运体介导的思路，本研究将通过大鼠体内药动学模型和“三明治”培养肝细胞模型，采用 LC-MS/MS、RT-PCR、Western Blot 等手段，明确吴茱萸对左金丸主要成分组织分布和细胞转运的影响，探讨吴茱萸对肝脏转运体 Oatp1b2 和 P-gp 功能活性及转录表达的调控，揭示吴茱萸引药入肝的作用机制，从药物转运的新视点阐明吴茱萸引经作用的科学内涵，为中药引经理论研究提供新思路。

6.30 现代分析技术在中药质量研究中的应用有哪些

1.LC-MS/MS 联用技术在中药质量研究中的应用 LC — MS/MS 是以高效液相色谱为分离手段，以质谱为鉴定工具的一种分离分析技术。它将液相色谱（ LC ）的高分离能力与串联质谱（ MS/MS ）的结构鉴别功能结合起来。

随着液相（LC）技术的发展，出现了粒径小于 2μm 的固定相填料以及能承受 100kPa 以上系统压力的超高效液相色谱（UPLC）。UPLC 在更大程度上改善物质间的分离选择性，从而提高方法灵敏度，缩短了分析时间，其最低检出限较 HPLC 降低 1 ~ 200 倍，更有利于与高分辨质谱联用来分析成分复杂的单味中药中的活性成分。

串联质谱法是质量分离的质谱检测技术，在单级质谱给出化合物相对分子量的信息后，对准分子离子进行多级裂解，进而获得丰富的化合物碎片信息，确认目标化合物并对其定量。中药分析中常用的串联质谱包括三重四级杆质谱和四级杆串联飞行时间质谱等。这些串联质谱各有特点，结合同位素标记等技术，在药物分析领域发挥重要作用。

三重串联四级杆（triple tandem quadrupole，QQQ）质谱的优势在于灵敏度高，可对已知化合物进行定量分析，也可得到相对分子质量和二级碎片等信息，常用作中药活性成分分析和质量控制，然而它的高检测灵敏度只在多级反应监测扫描 (multi reaction monitoring，MRM）模式下才被保留，无法阐释样品中未知代谢物的结构信息。四级杆串联飞行时间（quadrupole-time of flight，QTOF）质谱由四级杆质谱和飞行时间质谱串联组成，四级杆在 MS 模式下有离子导向作用，在 MS/MS 状态下有质量分选功能，能同时在 MS 和 MS/MS 模式下分析，提供母离子和碎片离子的精确质量，相比较三重四级杆，它具有更高的分辨率、更高效的质量鉴定和更高的选择性，在中药未知活性成分研究中是一项强而有力的技术手段，具有广阔的应用前景。

LC-MS/MS 技术能方便有效地测定中药中活性成分含量，为中药质量控制提供了有效参考。目前关于 LC-MS/MS 技术在中药各类活性成分中的应用研究主要集中在两个方面：①识别新化合物，并对中药活性成分进行定性定量研究。例如：Chen 等建立并验证了一种简单、可靠和高灵敏度的 HPLC — MS/MS 方法定性定量研究蒲黄提取物中的总黄酮，得到了 23 个峰并鉴定了其中 18 个峰的活性成分，并对 15 种化合物含量进行测定。②建立快速、同时测定中药多种化学成分的分析方法。例如：Du 等建立了一种 HPLC-MS/MS 方法快速同时确定葛根中 13 种异黄酮含量，分析速度上可以媲美 UPLC-UV，并对 30 批葛根原材料进行质量分析。

2. 高效毛细管电泳技术在中药分析中的应用　高效毛细管电泳（high performance capillary electrophoresis，HPCE）指以毛细管作为分离通道，高压电场为驱动力，根据样品中各组分之间分配行为和淌度的不同而分离的一种液相分离技术。高效毛细管电泳是现代微柱分离和经典电泳法相结合的产物，具有色谱和电泳 2 种分离机理，并克服经典色谱分辨率低、柱效低等缺陷，具有高压电泳高速、高分辨率的特点及高效液相色谱法高效率的优势。一般分为毛细管区带电泳（capillary zone electrophoresis，CZE）、毛细管胶束电动色谱（micellar electrokinetic capillary chromatography，MECC 或 MEKC）、毛细管凝胶电泳（capillary gel electrophoresis，CGE）、毛细管电色谱（capillary electrochromatography，CEC）、毛细管等电聚焦电泳（capillary lsoelectric focusing，CLEF）、毛细管等速电泳（capillary isotachophoresis，CITP）等模式。

HPCE 用于化学成分分析，如黄端华等采用 HPCE 同时分离及定量分析白鲜皮中胡芦巴碱、白鲜碱和胆碱 3 种生物碱。如刘菁等采用 HPCE 测定 5 个批次绞股蓝中芦丁和槲皮素含量。该方法具有样品前处理简便，运行时间短，进样量少，有机溶剂用量少，操作简便等优势。

中药复方制剂由多种药材组成且成分复杂，目前质量控制方法为测定其中一种或多种主要活性成分的含量。用 HPLC 方法分析时，中药中某些化学成分如糖类、生物碱类等容易粘附于毛细管柱中，从而造成分离困难。而 HPCE 具有高效、快速、成本低、毛细管柱易于清洗等特点应用于中药复方制剂成分分析。如房娟娟等采用 HPCE 测定导赤丸、清胃黄连丸、黄连上清丸、一清软胶囊、清热化毒丸中盐酸小檗碱含量。

3. 近红外光谱法在中药分析研究中的应用　近红外光谱法（nearinfrared spectroscopy，NIRS）来源于有机物分子中 C-H，N-H，O-H 等含氢基团的倍频与合频振动，由于其具有特性稳定、分析速度快、样品不需预处理、对样品无污染无破坏等特点，已经被广泛应用在中药生产的提取、浓缩、大孔树脂纯化等多个单元操作中。如孙迪等以华蟾素醇沉过程为对象，以近红外光谱为技术手段，结合化学计量学方法，建立了测定醇沉过程中吲哚类生物碱含量和转移率的快速、准确、高效的分析方法。

第七章　中医药研究统计分析

7.1 什么是中医药统计学，中医药统计分析的五个环节是哪些

中医药统计学是用数理统计的原理和方法，结合中医药实际，研究医药科学中随机事件统计规律的学科。中医药实际问题需要统计，中医药科研需要统计。

统计分析是指对数据的搜集、整理和分析的活动，具有信息职能、咨询职能和监督职能，如医院统计病床使用情况、医疗费用、诊断水平、治疗效果等。

中医药实际问题或科研课题的统计处理的全过程，可以分为统计设计、搜集资料、整理资料、分析资料、结果表达（或推广应用）等几个环节，其中任一环节发生缺陷，都会影响研究结果的质量，甚至有可能导致错误的结论。

例 两种疗法的疗效资料，治愈率按治愈数 / 治疗数计算，见表 7.1。从病情重、中、轻三种情形来看，都是甲疗法治愈率低于乙疗法。但是，合计起来却是乙疗法治愈率低于甲疗法。不作统计处理，就不能得到正确的疗效结论。

表 7.1　两种疗法效果比较

分类	甲 治疗数	甲 治愈数	甲 治愈率	乙 治疗数	乙 治愈数	乙 治愈率	治愈率 对比
病情重	20	10	50.0	100	60	60.0	甲 < 乙
病情中	30	18	60.0	60	48	80.0	甲 < 乙
病情轻	160	136	85.0	20	19	95.0	甲 < 乙
合　计	210	164	78.1	180	127	70.6	甲 > 乙

7.2 什么是统计方法，如何选取统计方法

统计方法是指有关收集、整理、分析和解释统计数据，并对其所反映的问题作出一定结论的方法，是一种从微观结构上来研究物质的宏观性质及其规律的独特的方法，是适用于所有学科领域的通用数据分析方法，只要有数据的地方就会用到统计方法。

统计方法是在项目设计确定的，一般应根据研究目的、设计类型、资料类型、数据特征等进行综合分析后确定。常见的统计需求有两类，通过比较回答观测指标的差别是否归因于处理因素或分组因素。常见的统计方法有 t 检验、方差分析、卡方检验、秩和检验等，应根据数据类型和特点选择相应的具体统计方法。分析变量之间是否存在某种联系，这主要涉及相关分析和回归分析（表 7.1）。

成组设计两样本定量资料的假设检验，应根据资料是否满足应用条件（独立性、正态性、方差齐性）选择检验方法，可以参考图 7.1 所示的基本分析思路。

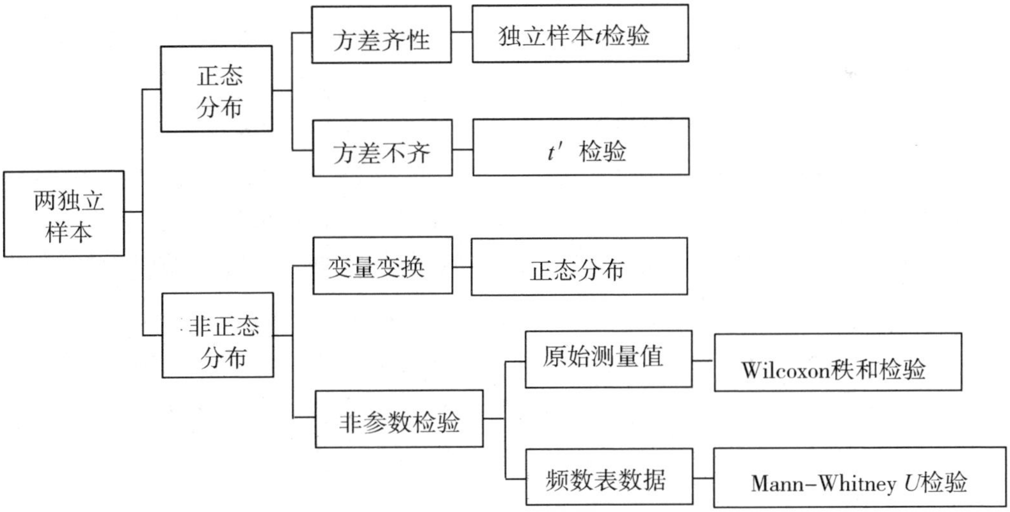

图 7.1　两样本定量资料的假设检验参考流程

表 7.2 单变量资料差异比较的分析方法小结

资料类型	数据特征	单组设计	完全随机设计		配对或配伍设计	
			两组	多组	两组	多组
定量资料	正态、方差齐	样本与总体均数比较的 t 检验	两样本 t 检验	单因素方差分析	配对 t 检验	随机区组设计方差分析
	非正态和/或方差不齐	Wilcoxon 符号秩和检验	t' 检验、Wilcoxon 秩和检验	Kruskal-Wallis H 秩和检验	Wilcoxon 符号秩和检验	Friedman 秩和检验
定性资料	无序	二项分布直接计算概率法、正态近似法（Z 检验）	χ^2 检验、Fisher 确切概率法	$R \times C$ 表资料 χ^2 检验、Fisher 确切概率法	配对四格表 χ^2 检验	配对 $R \times R$ 列联表 χ^2 检验
	有序	==	Wilcoxon 秩和检验	Kruskal-Wallis H 秩和检验	Wilcoxon 符号秩和检验	

7.3 什么是变量

变量来源于数学，是计算机语言中能储存计算结果或能表示值的抽象概念。变量可以通过变量名访问。在指令式语言中，变量通常是可变的；但在纯函数式语言中，变量可能是不可变的。变量（variable）是指观察单位的某种特征或属性，即研究的项目或观察指标。变量一般分为两大类：数值变量与分类变量。数值变量为定量变量，一般为连续型随机变量（continuous random variable），即在某一区间可取任何值的变量；分类变量为定性变量，为离散型随机变量，又可分为无序分类变量和有序分类变量，无序分类变量按质分类，有序分类变量则按等级顺序进行分类。变量的观察结果称为变量值（value of variable）或观察值（observed value）。

在统计学中，变量按变量值是否连续可分为连续变量与离散变量两种。在一定区间内可以任意取值的变量叫连续变量，其数值是连续不断的，相邻两个数值可作无限分割，即可取无限个数值。

表 7.3　双变量（多变量）资料的关联性分析方法小结

		数据特征	分析方法
相关分析	定量资料	x、y 服从双变量正态分布	直线相关分析
		x、y 不服从双变量正态分布	Spearman 秩相关
	定性资料（R×C 表）	双向无序	检验
		双向有序、属性不同	Spearman 秩相关、线性趋势检验
		双向有序、属性相同	一致性检验（kappa 系数的假设检验）
回归分析	应变量为连续型定量变量，服从正态分布		一个应变量，一个自变量：直线回归分析
			一个应变量，多个自变量：多重线性回归分析
	应变量为定性变量		Logistic 回归分析
	应变量为含有截尾数据的生存时间		Cox 比例风险回归分析

7.4 等级资料、计量资料及计数资料的区别

等级资料（ordinal data）又称半定量资料（semi-quantitative data）或有序多分类资料（ordered categorical data），是将事物属性按等级顺序进行归类所得到的资料。由于等级资料最后是以计数的形式来表达资料，因此也属于离散型随机变量，如按临床疗效等级分为痊愈、显效、好转和无效等来统计例数，临床检验结果分为 -、+、++、+++，疼痛等症状的严重程度分为 0（无疼痛）、1（轻度）、2（中度）、3（重度）等。

计量资料（measurement data）又称定量资料（quantitative data）或数值型资料（numerical data），是对观察单位用定量方法测定某项指标量的大小所得到的资料。计量资料是由数值变量所构成的，一般是连续型随机变量，通常有具体的数值，如身高、体重、血压、血红蛋白、胆红素和白蛋白等，也可以是离散型随机变量。

计数资料（enumeration data）又称定性资料（qualitative data）或无序分类资料（unordered categorical data），是指先将观察单位按其性质或类别等不同的属性归类，清点每一类的数量多少所得到的资料。其特点是：对每组观察单位只研究其数量的多少，而不具体考虑某指标的质量特征，属非连续性资料。根据类别数的不同，计数资料分为二分类资料（binary data）和无序多分类资料（undered categorical data）。计数资料属于离散型随机变量，如体检合格与不合格的人数，

观察某县病床数的发展，可按医院的归属分为乡镇医院和县级医院两类，分别统计历年来二级医院实有病床数。

表 7.4 三类统计资料的主要特征比较

资料类型	基本特征	变量类别	举例
等级资料	按等级顺序分组，清点个数	有序分类变量（顺序变量），离散型	增高（>160）：3 个 正常（120 ~ 160）:11 个 轻度贫血（90 ~ ）：2 个 中度贫血（60 ~ ）：1 个 重度贫血（30 ~ ）：2 个 极重度贫血（<30）：1 个
计量资料	每个个体有观测值，有度量衡单位	数值变量连续型或离散型	20 名成年男性 Hb（g/L）原始数据：132，136，141，169，102，68，54，168，149，163，112，78，151，129，131，128，141，147，27，43
计数资料	按性质分组，清点个数	无序分类变量（名义变量），离散型	正常：11 个 异常：9 个

7.5 什么是 *t* 检验

t 检验，亦称 student t 检验（student’s t test），主要用于样本含量较小（例如 $n<30$），总体标准差 σ 未知的正态分布资料。*t* 检验是用 *t* 分布理论来推论差异发生的概率，从而比较两个平均数的差异是否显著。它与 *f* 检验、卡方检验并列。*t* 检验是戈斯特为了观测酿酒质量而发明的。戈斯特在位于都柏林的健力士酿酒厂担任统计学家，Claude Guinness 聘用从牛津大学和剑桥大学出来的最好的毕业生以将生物化学及统计学应用到健力士工业程序的创新政策。

成组 *t* 检验的应用条件是：①样本个体测量值相互独立；②两个样本所代表的总体均数服从正态分布 N（μ_1，σ_1^2）和 N（μ_2，σ_2^2），即正态性；③总体方差相等（$\sigma_1^2=\sigma_2^2$），即方差齐性。

例 将 20 名Ⅱ期高血压患者随机等分为试验组与对照组，3 个月后观察舒张压下降的幅度，结果见下表 7.5，试问两组舒张压下降的效果有无差别。

表 7.5 试验组和对照组舒张压下降值（mmHg）

试验组	12	17	13	8	4	10	9	12	10	7
对照组	11	8	12	13	9	10	8	10	7	16

1. 成组设计两样本定量资料正态性检验

（1）建立检验假设，确定检验水准：

H_0：两组舒张压下降值总体服从正态分布

H_1：两组舒张压下降值总体不服从正态分布

α=0.05

（2）选择检验方法，计算统计量：

采用 Kolmogpror–Smimor Z 检验，通过 SPSS 软件计算得统计量 W，试验组 W_1=0.387，对照组 W_2=0.501。

（3）确定 P 值，作出结论：

试验组 P=0.998，对照组 P=0.963，$P > \alpha$，故不拒绝 H_0，再组舒张压下降值总体都服从正态分布。

2. 成组设计两样本定量资料的 t 检验

（1）建立检验假设，确定检验水准：

H_0：$\mu_1=\mu_2$，两组的舒张压降压效果相同

H_1：$\mu_1 \neq \mu_2$，两组的舒张压降压效果不同

α =0.05

（2）计算统计量 t 值：

$\bar{X}_1$=10.2，$\bar{X}_2$=10.4，S_1=3.58，S_2=2.72，代入公式：

$$Sx_1-x_2=\sqrt{\frac{S_1^2(n_1-1)+S_2^2\ n_2-1}{n_1+n_2-2}}\times(\frac{1}{n_1}+\frac{1}{n_2})$$

$$t=\frac{|\overline{X_1}-\overline{X_2}|}{S_{X_1-X_2}}$$

$$v=n_1+n_2-2$$

得：

$$S_{x_1-x_2}=\sqrt{\frac{3.58^2\times(10-1)+3.58^2\times(10-1)}{n_1+n_2-2}\times\left(\frac{1}{10}+\frac{1}{10}\right)}=1.418$$

$$t=\frac{|\overline{X_1}-\overline{X_2}|}{S_{X_1-X_2}}=\frac{|10.2-10.4|}{1.418}=0.141$$

（3）确定 P 值，作出推断结论：本例 $v=n_1+n_2-2=18$，查 t 界值表，双侧 $t_{0.05/2(18)}=2.1009$；本例 $t=0.141 < t_{0.05/2(18)}$，故 $P > 0.05$，按照 $\alpha=0.05$ 的检验水准，不拒绝 H_0，尚不能认为两组的舒张压降压效果差别有统计学意义。

7.6 方差、标准差及方差分析

方差是在概率论和统计方差衡量随机变量或一组数据时离散程度的度量。概率论中方差用来度量随机变量和其数学期望（即均值）之间的偏离程度。统计中的方差（样本方差）是每个样本值与全体样本值的平均数之差的平方值的平均数。在许多实际问题中，研究方差即偏离程度有着重要意义。

将方差开平方得标准差，是统计学中应用最广泛的一个离散度指标，除了可以反映一组数据的变异度外，还可用于：①说明均数的代表性，标准差大，说明均数的代表性较差，反之，说明均数的代表性较好；②和均数一起制定医学参考范围；③计算 t 值和变异系数等。

标准差和方差也有其适用的资料类型，为对称分布资料，尤其是正态分布或近似正态分布，分别描述数据资料的离散趋势与集中趋势。

方差分析（analysis of variance，简称 ANOVA），又称“变异数分析”，通过对试验结果数据变动的分析，把随机变动与非随机变动从混杂状态分离开，找出起主导作用的来源，因而是分析试验结果数据的主要工具，是 R.A. Fisher 发明的，用于两个或两个以上样本均数的比较，还可分析两个或多个研究因素的交互作用以及回归方程的线性假设检验等。由于各种因素的影响，研究所得的数据呈现波动状。造成波动的原因可分成两类，一是不可控的随机因素，二是研究中施加的对结果形成影响的可控因素。应用方差分析的条件是：①各样本是相互独立的随机样本；②各样本都来自正态总体；③各个总体方差相等。

影响一个事物的因素往往是很多的，有时可以把多个因素安排在固定不变的状态，只就某一个因素进行试验。这种只考虑一个因素的试验，称为单因素试验。

单因素方差分析（one-way ANOVA），又称完全随机设计资料的方差分析。在完全随机设计资料的方差分析中，要把总的离均差平方和分解为组间部分和组内部分，其自由度也分为相应的部分，并用各自的离均差的平方和除以各自的自由度，得到两个均方。两个均方之比即为 F 值。根据自由度和检验水准查 F 界值表，判断结果。

例 为研究乙醇浓度对提取浸膏量的影响，某中药厂取乙醇 50%、60%、70%、90%、95% 5 种浓度，所得浸膏观测值如表 7.6 所示。判断 5 种浓度所得浸膏量是否不同。

表 7.6 单因素方差分析计算表

水平	观测值				X	∑ X	（∑ X）2/n（i）	∑ X_2
50%	67	67	55	42	57.75	231	13340.25	13767
60%	60	69	50	35	53.50	214	11449.00	12086
70%	79	64	81	70	73.50	294	21609.00	21798
90%	90	70	79	88	81.75	327	26732.25	26985
95%	98	96	91	66	87.75	351	30800.25	31457
k=5	N=4 × 5=20					a=1417	b=103930.75	c=106093

解 5 个组分别作 Shapir–Wilk 检验，均有 $P>0.05$，满足正态性。

作 Bartlett 卡方检验，Chi=1.5165、P=0.8237 > 0.05，方差齐。

H_0：$\mu_1=\mu_2=\cdots=\mu_5$，H_1：μ_1、μ_2、…、μ_5，不全同。

分别对各行横算，再竖加得到 a=1417、b=103930.75、c=106093，从而

$SS_A=103930.75-1417^2/20=3536.3$，$df_A=5-1=4$，$S_A^2=3536.3/4=884.08$

$SS_e=106093-103930.75=2162.25$，$df_e=20-5=15$，$S_e^2=2162.25/15=144.15$

$F=884.08/144.15=6.13$

表 7.7 单因素方差分析表

来源	SS	df	S2	F	P
A	3536.30	4	884.08	6.13	<0.01
e	2162.25	15	144.15		

查 F 界值表，$F_{0.01(4,\ 10)}=5.9943$，$F_{0.01(4,\ 20)}=4.4307$，$F=6.13>5.9943-F_{0.01(4,\ 10)}>F_{0.01(4,\ 15)}$，$P<0.01$，以 $\alpha=0.01$ 水准单侧检验拒绝 H_0。检验有统计学意义，可以认为乙醇的 5 种浓度所得浸膏量不同。

F 检验过程通常可写为方差分析表，如表 7.7 所示。若对数据进行线性变换 $X'_{ij}=X_{ij}-66$，则方差分析计算表，见表 7.8。

表 7.8　线性变换后的方差分析计算表

水平	变换值	$\bar{X}$	ΣX				(ΣX) 2/n（i）	ΣX_2
50%	1	1	−11	−24	−8.25	−33	272.25	699
60%	−6	3	−16	−31	−12.5	−50	625	1262
70%	13	−2	15	4	7.5	30	225	414
90%	24	4	13	22	15.75	63	992.25	1245
95%	32	30	25	0	21.75	−87	1892.25	2549
k=5			N=4 × 5=20			a=97	b=4006.75	c=6169

由线性变换后的方差分析计算表可以得到

$$SS_A=4006.75-97^2/20=3536.3$$

$$SS_e=6169-4006.75=2162.25$$

所得的 SS_A、SS_e 都与线性变换前一致，从而，F 统计量的值也与变换前一致。

7.7 什么是方差齐性，什么是方差齐性检验

方差齐性是指两个或多个独立样本所属总体的总体方差相等，被检验的各方差在给定的显著性水平内在统计上没有显著性差异。实际上是指要比较的两组数据的分布是否一致，通俗地说就是两者是否适合比较。

如我们还需要对两个或多个独立样本所属总体的总体方差的差异进行显著性检验，统计学上称为方差齐性（相等）检验。在成组比较中，两总体方差相等称为方差齐性，两总体方差不等称为方差不齐。方差是否相齐，所采用的成组比较统计量是不同的。

方差齐性检验是方差分析的重要前提，是方差可加性原则应用的一个条件。检验总体方差是否相等，称为方差齐性检验，并且常用单侧检验。方差齐性检验和两样本平均数的差异性检验在假设检验的基本思想上是没有什么差异性的。只是所选择的抽样分布不一样。方差齐性检验所选择的抽样分布为 F 分布。

例　研究功能性子宫出血症实热组与虚寒组的免疫功能，测定淋巴细胞转化值如下表所示。设两组的淋巴细胞转化值都服从正态分布，判断两组的总体方差是否不等。

表 7.9　功能性子宫出血症实热组与虚寒组的淋巴细胞转化值

分组	淋巴细胞转化值									
实热组	0.709	0.755	0.655	0.705	0.723					
虚寒组	0.617	0.608	0.623	0.635	0.593	0.684	0.695	0.718	0.606	0.618

解　分别对两组数据作 Shapiro–Wilk 检验，均有 P>0.05，满足正态性。计算得到

$n_1=5$、$\bar{X}=0.7094$、$S_1=0.0362$

$n_2=10$、$\bar{Y}=0.6397$、$S_2=0.0432$

$S_2>S_1$，H_0：$\sigma_1^2=\sigma_2^2$，H_1：$\sigma_1^2<\sigma_2^2$。

$F=0.04322/0.03622=1.4241$，$df_1=10-1=9$，$df_2=5-1=4$

查 F 界值表，$F_{0.05(9,4)}=5.9988$，$F<F_{0.05(9,4)}$，单侧概率 $P>0.05$。不能以 $\alpha=0.05$ 水准单侧检验拒绝 H_0。检验无统计学意义，不能认为两组的总体方差不齐。

7.8 抽样分布有哪几种

统计学中有些随机变量是为了分析需要而构造出来的，它们的构造都由正态随机变量导出，并且它们的概率分布在统计推断中具有独特的地位和作用。抽样分布分为 χ^2 分布、t 分布和 F 分布。

1. χ^2 分布　χ^2 分布是一种常用的连续型随机变量的概率分布，用于检验资料的实际频数与理论频数是否相等的问题，由 Abble 在 1863 年首先提出。

随着自由度的增大而逐渐趋于对称，当自由度趋于无穷大时 χ^2 分布逼近正态分布。

2. t 分布　t 分布，又称 Student t 分布，是一种常用的连续型的随机变量分布，开创了小样本研究的新纪元，主要用于检验样本均数与总体均数之间的差异、两样本均数之间的差异是否具有显著性意义以及对总体均数进行区间估计等。

t 分布是一种类似标准正态分布的对称分布，通常要比标准正态分布平坦和分散。决定 t 分布形态的参数是自由度，随着自由度的增大，t 分布也逐渐趋于标准正态分布。

3.F 分布　F 分布是一种连续型的随机变量的概率分布，由著名统计学家 R.

A. Fisher 费歇尔于 1924 年提出，主要用于方差的齐性检验和方差分析等。

7.9 误差及抽样误差

误差（error）指观测值与真实值之差以及样本统计量与总体参数之差，可分为随机误差与非随机误差。随机误差包括随机测量误差和随机抽样误差，非随机误差包括系统误差（偏倚）和过失误差等。

在科学研究的每个阶段都有可能产生误差，无论是调查研究还是实验研究都可能产生误差。对于调查研究来说，数据的误差主要包括两类：抽样误差和非抽样误差。对于实验研究来说，数据的误差主要包括：抽样误差、系统误差（选择性偏倚、测量偏倚、混杂偏倚）和过失误差等。

由于存在个体差异，即使从同一总体用同样方法随机抽取例数相同的一些样本，各样本算得的某种指标，如平均数（或率），通常也存在一定的差异。如某医生从某地抽取 120 名 12 岁男孩，测量其身高，计算出均数为 143.10 cm，若再从该地另抽 120 名 12 岁男孩，其平均身高未必仍等于 143.10 cm，也不一定恰好等于某市 12 岁男孩身高的总体均数，这种差异，是由于抽样而带来的样本指标与总体指标之间的误差，统计上叫抽样误差或抽样波动。

抽样误差小就表示从样本算得的平均数或率与总体的比较接近，由样本推断总体特征的可靠性更大。

抽样误差有抽样实际误差和抽样平均误差两种。抽样实际误差是指某一次抽样结果所得到的样本指标与总体指标数值之差。抽样平均误差是指所有可能出现的样本均数的标准差，用它来反映抽样误差的平均水平。我们把抽样平均误差简称为抽样误差。

7.10 什么是偏倚，常见的偏倚有哪几种

测量学中偏倚是指一切测量值对真值的偏离。包括测量仪器的不准，样本过小，试验设计不合理，分配或分组不均衡，抽样未随机，测量者有主观倾向等。在不同的学科中对偏倚的解释差别不大，统指与目标有所偏离的意思。医学研究中偏倚是指从研究设计到实施、数据处理和分析的各个环节中产生的系统误差，以及结果解释、推论中的片面性，导致研究结果与真实情况之间出现倾向性

的差异，从而错误地描述暴露与疾病之间的联系。在临床研究中，研究结果总是会或多或少地偏离真实情况，这种偏离我们称之为误差（error）。

常见的偏倚有选择偏倚、信息偏倚、混杂偏倚三种。

选择偏倚出现于研究设计阶段，是指由于研究对象选择不当而使研究结果偏离真实情况而产生偏倚。研究设计上的缺陷是选择偏倚的主要来源，在确定研究对象时表现得最为突出。常见的情况是在研究开始时实验组和对照组就存在着除诊疗措施以外的差异，而缺乏可比性。

信息偏倚又称观察偏倚、测量偏倚，是指研究过程中进行信息收集时产生的系统误差。测量方法的缺陷，诊断标准不明确或资料的缺失遗漏等都是信息偏倚的来源。

在流行病学研究中，由于一个或多个外来因素的存在，掩盖或夸大了研究因素与疾病的联系，从而部分或全部地歪曲了两者间的真实联系，称之为混杂偏倚（confounding bias）或混杂（confounding）。引起混杂的因素称为混杂因子（confounder）。

7.11 什么是标准误

为了表示个体差异或某一变量变异程度的大小，可用计算标准差等变异指标来说明。如要知道从同一总体抽取类似的许多样本，各样本均数（或各率）之间的变异程度如何，也可用变异指标来说明，即样本均数的标准差，成为标准误，是描述抽样分布的离散程度及衡量抽样误差大小的尺度。

用均数的标准误这一指标表示均数的抽样误差大小如何，以区别通常所说的标准差。标准差表示个体值的散布情形，而标准误则说明样本均数的参差情况，两者不能混淆。

例 某医生检测了110名成年健康人的尿紫质，发现阳性者11人，阴性者99人，于是算得阳性率p及率的标准误S_p如下：

p=11/110×100%=10%　（用小数表示为0.10）

$$S_p=\sqrt{\frac{p(1-p)}{p}}=\sqrt{\frac{0.10(1-0.10)}{110}}=0.0286$$

若要进一步增强样本率估计总体率的可靠性，可加大样本含量。

7.12 什么是卡方检验

卡方检验（chi-squared test，χ^2 检验）是一种用途非常广的计数资料的假设检验方法，它属于非参数检验的范畴，主要是比较两个及两个以上样本率（构成比）以及两个分类变量的关联性分析。其根本思想是比较理论频数和实际频数的吻合度或拟合优度问题。它在分类资料统计推断中的应用，包括两个率或两个构成比较的卡方检验，多个率或多个构成比较的卡方检验，以及分类资料的相关分析等。

卡方检验就是统计样本的实际观测值与理论推断值之间的偏离程度，实际观测值与理论推断值之间的偏离程度就决定卡方值的大小，卡方值越大，越不符合；卡方值越小，偏差越小，越趋于符合，若两个值完全相等时，卡方值就为0，表明理论值完全符合。

皮尔森卡方检验（Pearson’s chi-squared test）是最有名的卡方检验之一，最早由统计学家卡尔·皮尔森在1900年提出，用于分析行列变量间的关联性，以判断两样本率（或构成比）的水平是否相同。科学文献中，当提及卡方检验而没有特别指明类型时，通常即指皮尔森卡方检验。其基本原理是根据样本实际频数 A 与理论频数 T（期望数）的差异，选择适宜的公式计算检验统计量 χ^2 值，按照一定的把握度推断结论。T 值的计算公式为：

$$T_{RC}=\frac{n_R n_C}{n}$$

一般根据以下条件进行选择方法：

（1）当总例数 $n \geqslant 40$ 且所有格子的 $T \geqslant 5$ 时，用 Pearson χ^2 检验，包括基本公式法和专用公式法。

（2）当总例数 $n \geqslant 40$ 且所有格子的 $1 \leqslant T < 5$ 时，用 Yates 校正 χ^2 检验，包括基本公式校正法和专用公式校正法。

（3）当总例数 $n < 40$ 或 $T < 1$ 时，用 Fisher 确切概率法直接计算概率 P 值。

Pearson χ^2 检验基本公式：

$$\chi^2=\sum\frac{(A-T)^2}{T}$$

例 1912年4月15日，载有2208人的豪华巨轮 Titanic 号在首航途中与冰山相撞而沉没，事故发生后幸存718人，其中1738名男性中幸存374人，470名女性中幸存344人，试比较男性与女性的幸存率有无差异。

表 7.10　Titanic 号幸存者性别比较（人）

性别	$C1$ 幸存	$C1$ 死亡	合计	幸存率（%）
$R1$ 男性	374（a）	1364（b）	1738	21.52
$R2$ 女性	344（c）	126（d）	470	73.19
合计	718	1490	2208（n）	32.52

1. 建立假设，确定检验水准

H_0：$\pi_1=\pi_2$，男性与女性总体幸存率相等；

H_1：$\pi_1\neq\pi_2$，男性与女性总体幸存率不等；

$\alpha=0.05$。

2. 计算检验统计量

先按上式计算行合计中的最小值与列合计中的最小值所对应格子的理论频数最小的 T_{21}，以确定是否需要校正 χ^2 值，而其他格子的理论频数则可由减法计算出来。

$T_{21}=470\times718/2208\approx152.8$

因为 $n=2208$，且每个格子理论数大于 5，故可按式（2）计算 Pearson χ^2 值：

$\chi^2=$（374−565.2）2/565.2+（1364−1172.8）2/1172.8+（344−152.8）2/152.8+（126−317.2）2/317.2=450.1

自由度 $\nu=$（R−1）（C−1）=（2−1）（2−1）=1

3. 确定 P 值，推断结论

查 χ^2 界值表可知，$\chi^2>\chi^2_{0.01,1}=6.63$，则 $P<0.01$。按 $\alpha=0.05$ 水准，拒绝 H_0，接受 H_1，说明两总体幸存率不等，即可以认为女性幸存率高于男性。

7.13 什么是秩和检验

在实践中我们常常会遇到一些资料的总体分布未知，或资料类型已知，如需比较患者和正常人的血清铁蛋白、血铅值、不同药物的溶解时间、实验鼠发癌后的生存日数、护理效果评分等，但不符合正态分布，或者可能无法精确测量的资料，这些资料可采用不依赖总体分布类型、不对总体参数进行统计推断，而是对总体的分布形状或分布位置进行假设检验的非参数检验，秩和检验是非参检验的一种。秩和检验是将资料数据从小到大依次排列并统一编秩，分组求出秩和，用秩和作为统计量进行假设检验的非参法。

秩和检验（rank sum test）又称顺序和检验，它是一种非参数检验（non-parametric test）。它不依赖于总体分布的具体形式，应用时可以不考虑被研究对象为何种分布以及分布是否已知，因而实用性较强。

在总体分布任意的情形下，检验配对的试验数据所在总体的分布位置有无显著差异，往往可以利用符号检验的方法实现。但是符号检验只考虑差数的正负号，而不考虑差数的绝对值差异，会导致部分试验信息损失，结果较为粗略。为了避免符号检验方法的这一缺陷，Wilcoxon 提出了一种改进方法，称为 Wilcoxon 秩和检验（rank sum test）。这种方法同时考虑了差异的方向和差异的大小，较之符号检验更为有效。而对于成组的试验数据所在总体的分布位置有无差异，也可以采用类似的方法进行检验。

秩和检验是通过将所有观察值（或每对观察值差的绝对值）按照从小到大的次序排列，每一观察值（或每对观察值差的绝对值）按照次序编号，称为秩（或秩次）。对两组观察值（配对设计下根据观察值差的正负分为两组）分别计算秩和进行检验。除了比较各对数据差的符号外，这种方法还进一步比较了各对数据差值大小的秩次高低，因此其检验效率较符号检验为高。

秩和检验的类型如下。

1. 配对　对配对比较的资料应采用符号秩和检验（signed-rank test），其基本思想是：若检验假设成立，则差值的总体分布应是对称的，故正负秩和相差不应悬殊。检验的基本步骤为：

（1）建立假设：

H_0：差值的总体中位数为 0；

H_1：差值的总体中位数不为 0；

检验水准为 0.05。

（2）算出各对值的代数差。

（3）根据差值的绝对值大小编秩。

（4）将秩次冠以正负号，计算正、负秩和。

（5）用不为“0”的对子数 n 及 T（任取 $T+$ 或 $T-$）查检验界值表得到 P 值作出判断。

应注意的是当 $n > 25$ 时，可用正态近似法计算 u 值进行 u 检验，当相同秩次较多时 u 值需进行校正。

2. 成组　两样本成组资料的比较应用 Wilcoxon 秩和检验（维尔克松两样本检验法），其基本思想是：若检验假设成立，则两组的秩和不应相差太大。其基本步骤如下。

（1）建立假设：

H_0：比较两组的总体分布相同；

H_0：比较两组的总体分布位置不同；

检验水准为 0.05。

（2）两组混合编秩。

（3）求样本数最小组的秩和作为检验统计量 T。

（4）以样本含量较小组的个体数 n_1、两组样本含量之差 n_2-n_1 及 T 值查检验界值表。

（5）根据 P 值作出统计结论。

同样应注意的是，当样本含量较大时，应用正态近似法作 u 检验；当相同秩次较多时，应用校正公式计算 u 值。

3. 多样　多个样本比较的秩和检验可用 Kruskal-Wallis 法，其基本步骤如下。

（1）建立假设：

H_0：比较各组总体分布相同；

H_0：比较各组总体分布位置不同或不全相同；

检验水准为 0.05。

（2）多组混合编秩。

（3）计算各组秩和 Ri。

（4）利用 Ri 计算出检验统计量 H。

（5）查 H 界值表或利用卡方值确定概率大小。

应注意的是当相同秩次较多时，应计算校正 Hc。

4. 等级　这类资料的特点是无原始值，只知其所在组段，故应用该组段秩次的平均值作为其秩次，在此基础上计算秩和并进行假设检验，其步骤与两组或多组比较秩和检验相同。需注意的是由于样本含量较多，相同秩次也较多，应用校正后的 u 值和 H 值。

例　留取 12 名在医用仪表厂工作的工人尿液，分成两份，一份用离子交换法，另一份用蒸馏法，测得尿汞值见下表，问两种方法测得尿汞平均含量有无差异。

表 7.11 两种方法测得的尿汞含量（单位：mg/L）

编号	1	2	3	4	5	6	7	8	9	10	11	12
离子交换法	0.200	0.020	0.010	0.382	0.723	0.876	0.035	0.023	0.940	1.201	0.408	1.256
蒸馏法	0.320	0.015	0.030	0.424	0.789	0.721	0.014	0.020	0.051	1.115	0.612	1.078

本例属于配对设计的定量资料，首先判断是否符合配对设计 t 检验的适用条件，即差值是否来自正态分布。本例对样本差值进行正态性检验，推断的总体不服从正态总体（*S–W*=0.703，*P*=0.001），故该资料宜用 Wilcoxon 符号秩和检验。基本步骤如下。

解（1）建立检验假设，确定检验水准：

H_0：M_d=0，即两种方法测得的尿汞含量差值的总体中位数等于 0；

H_1：M_d=60 ≠ 0，即两种方法测得的尿汞含量差值的总体中位数不等于 0；

α=0.05。

（2）计算检验统计量 *T* 值：

1）求差值 *d*：见表 7.12 第 4 列。

表 7.12 符号秩和检验求差值

配对号 （1）	离子交换法 （2）	蒸馏法 （3）	差值 *d*（4）= （2）–（3）	*d* 的秩次 （5）	带符号秩次 （6）
1	0.200	0.320	–0.102	8	–8
2	0.020	0.015	0.005	2	2
3	0.010	0.030	–0.020	3	–3
4	0.382	0.424	–0.042	5	–5
5	0.723	0.789	–0.066	6	–6
6	0.876	0.721	0.155	9	9
7	0.035	0.014	0.021	4	4
8	0.023	0.020	0.003	1	1
9	0.940	0.051	0.889	12	12
10	1.201	1.115	0.086	7	7
11	0.408	0.612	–0.204	11	–11
12	1.256	1.078	0.178	10	10

2）编秩：将差值按绝对值大小从小到大编秩，并按差值的正负给秩次加上正负号。若差值的绝对值相等，则取其平均秩次，编秩时如遇差值为 0，则舍去不计。

3）求秩和：分别求出正负秩次之和，取两者中较小的秩和为统计量 T，正秩和为 45，负秩和为 33，本例取 $T=33$。

（3）确定 P 值，作出统计推断：

1）查表法：当 $5 < n < 50$ 时，查 T 界值表，若检验统计量 T 值在上下界值范围内，其 P 值大于相应的概率水平；若 T 值在上下界值上或范围外，其 P 值等于或者小于相应的概率水平。

本例 $n=12$，$T=33$，查 T 界值表，取双侧 $P > 0.05$，按照 $\alpha=0.05$ 检验水准，不拒绝 H_0，尚不能认为差值的总体中位数不等于 0，或不能认为两种方法测得的平均尿汞值含量不同。

2）正态近似法：若 $n > 50$，超出 T 界值表，可用秩和分布的正态近似法计算 Z 值并作出判断。

7.14 动物实验设计必须遵循哪些基本原则

在动物实验设计时，为更好地控制随机误差，避免或减少非随机误差，必须遵循对照（control）、随机（randomization）、重复（replication）、盲法（blindmethod）和均衡（balance）等五项基本原则。

（1）对照原则：在一项实验研究中若确定了接受处理因素的实验组（experimental group），为了使得到的结果更加准确，应同时设立对照组（control group）。只有设立了对照才能更好地控制非处理因素对实验结果的影响，才能将处理因素的效应充分显露出来。

设立对照可以排除或控制自然变化对结果的影响，消除或控制非处理因素对结果的影响，消除或减少实验误差。

设立对照应遵循均衡性原则。均衡是指在同一实验中，对照组合实验组除了处理因素不同外，其他重要的、可控制的非处理因素应保持一致。在整个实验过程中，对照组和实验组应始终处于同时同地，即平行对照（parallel control）。

对照的形式有多种，可根据研究目的和内容加以选择。常用的对照有安慰剂对照、空白对照、实验对照、标准对照、自身对照等。

（2）随机原则：随机是采用随机的方式，使每个受试对象都有同等的机会被抽取，或有同等的机会被分配到实验组和对照组。随机是对资料急性统计推断的前提，可以使大量难以控制的非处理因素在实验组和对照组中的影响相当，并可归于实验误差之中，各种统计分析方法都是建立在随机的基础上。

随机化应贯穿于实验研究的全过程，在受试对象的抽样、分组以及实验实施过程中均应遵循随机原则，随机体现在如下三个方面：随机抽样、随机分配、实验顺序随机。

随机化的实现方法有多种，如抽签法、抓阄法、随机数法。在实验设计中常常通过随机数来实验随机化。获得随机数的常用方法有两种：随机数字表和计算机（或计算器）的伪随机数发生器。

（3）重复原则：重复是指在相同实验条件下进行多次实验或多次观察，以提高实验的可靠性和科学性。广义来讲，重复包括三种情形：整个实验的重复、多个受试对象的重复、同一受试对象的重复观察。

（4）盲法原则：盲法是指研究者和研究对象的一方或多方均不知道研究分组与所接受的处理等情况。其目的是避免来自受试者和研究者的主观因素对研究结果的影响，以保证研究结果的真实可靠。

根据盲法的运用程度，可分为单盲、双盲、三盲和开放试验等类型。

单盲是只有研究对象不知道试验的分组情况。由于避免了来自研究对象主观因素的影响，研究者了解分组情况，可以在必要时及时处理发生的意外问题，并决定是否终止试验或改变方案，保证了研究对象在试验过程中的安全性。

双盲是指研究对象和观察结果的研究者均不知道研究对象的分组和接受处理的情况，而是由研究设计者安排和控制全部试验，可避免来自研究对象和观察者的主观因素所导致的偏倚，但方法复杂，较难实行，且一旦有意外，由于观察者不清楚研究对象的分组情况，较难及时处理发生的意外。

三盲是指研究对象、观察者和资料分析者均不知道研究对象的分组和处理情况。此种设计可最大限度地减少或消除来自各方面的主观偏性，但操作的难度较大。

开放试验（非盲法试验）是指无法设盲的公开进行的试验。一般用于有客观观察指标且难以实现盲法的试验。该法易于设计和实施，研究者了解分组情况，便于及时处理意外，但容易产生偏倚。

（5）均衡原则：均衡是指对照组与实验组除了接受的处理因素外，其他可能影响试验效应的各种因素应尽可能相同或相近。

前述的随机分组的重要目的就是为了实现组间均衡，对照的选择也是以均衡为前提的，但无法保证完全均衡。如果不均衡，则对照失去了价值，甚至起反作用。因此需要在研究中进行均衡性检验，并根据具体情况进行适当调整，以满足均衡性要求。

7.15 实验设计 *P* 值的含义是什么

P 值来源于六西格玛管理，是用来判定假设检验结果的一个参数，也可以根据不同的分布使用分布的拒绝域进行比较。*P* 值（P value）就是当原假设为真实所得到的样本观察结果或更极端结果出现的概率。如果 *P* 值很小，说明原假设情况发生的概率很小，根据小概率原理，我们就有理由拒绝原假设，*P* 值越小，我们拒绝原假设的理由越充分。总之，*P* 值越小，表明结果越显著。但是检验的结果究竟是"显著的""中度显著的"还是"高度显著的"，需要我们自己根据 *P* 值的大小和实际问题来解决。

例如，要比较 A 药和 B 药的疗效是否相等，则假设两组样本来自同一总体，即 A 药的总体疗效和 B 药相等，差别仅由抽样误差引起的碰巧出现的。选择适当的统计方法计算 A 药的总体疗效和 B 药相等的可能性即概率有多大，概率用 *P* 值表示。根据选定的显著性水平（0.05 或 0.01），决定接受还是拒绝其假设。如果 $P > 0.05$，不能否定"差别由抽样误差引起"，则 A 药的总体疗效和 B 药相等；如果 $P < 0.05$ 或 $P < 0.01$，可以认为差别不由抽样误差引起，则 A 药的总体疗效和 B 药不相等，所以两药疗效有差别。

7.16 实验为什么要有足够的样本含量

样本含量，又称"样本数"，指一个样本的必要抽样单位数目。在组织抽样调查时，抽样误差的大小直接影响样本指标代表性的大小，而必要的样本单位数目是保证抽样误差不超过某一给定范围的重要因素之一。因此，在抽样设计时，必须决定样本单位数目，因为适当的样本单位数目是保证样本指标具有充分代表性的基本前提。

实验需要有足够的样本含量，这是因为同一种实验处理在不同的受试对象身上表现出的实验效应是存在着变异的。仅凭一次实验观测结果或单个受试者所表现出来的实验效应说明不了什么问题。必须通过一定数量的重复观测才能把研究总体真实的客观规律性显示出来，并且可以对抽样误差做出客观的估计。一般来说，重复观测次数越多，抽样误差越小，观测结果的可信度越高。一定数量的重复还可起到部分抵消混杂因素影响的作用，增强组间的可比性。

7.17 什么是混杂因素，处理混杂因素常用的方法有哪些

混杂因素亦称混杂因子或外来因素，是指与研究因素和研究疾病均有关，若在比较的人群组中分布不均，可以歪曲（掩盖或夸大）因素与疾病之间真正联系的因素。

常用方法是配对、分层比较、标准化率、限制法、随机化法、分层分析、多因素分析、倾向评分法和工具变量法。

1. 配对　配对设计就是将两个人群中的观察对象按一二个主要混杂因素分层配对，然后比较观察指标的差异。常用的配对方法有以下两种：一是个体配对，二是团体配对。

配对可以是在研究对象间逐个配对（个体配对），或者是组间的配对（频数配对）。队列研究中的配对是指不暴露的个体在混杂因素水平上与暴露个体的配对；病例对照研究中的配对是不患病的个体在混杂因素水平上与患病个体的配对。

2. 分层比较　如果是非配对的观察数据，可用分层比较的方法控制混杂因素的影响，即根据混杂因素分层后分别比较各层的均数或率。

3. 标准化率　标准化率则是在分层基础上计算综合指标，可直接反映治愈率的差异。

4. 限制法　针对某些可能的混杂因素，对研究对象的入选条件加以限制。限制使混杂因素恒定，没有变异，消除了暴露–混杂，疾病–混杂的联系。优点在于概念易懂，然而缺点是符合条件的研究对象减少；筛检大量个体，只能入选其中一部分，这样效率太低；影响结果外推；限制范围太宽或不当，可能有残余混杂；不能评价交互作用。

5. 随机化法　研究对象随机分配于各组，以使比较组之间在混杂因素的分布上达到均衡，常用于实验性研究，以临床实验中多见。可针对已知或未知混杂，但是当样本量较小时，由于机会的原因，可能并不能完全平衡两组之间的混杂因素，样本量越大，这一问题越小。随机化不能消除混杂。

6. 分层分析　将研究资料按照混杂因素来进行分层，若各层之间的暴露与疾

病的效应值一致，可以用 M-H 法计算调整混杂因素后的效应估计值；若各层之间的暴露与疾病的效应值不一致，可用标准化法的方式来调整。

7. 多因素分析　分层分析方法在控制混杂因素时的局限性，是多因素分析发展的动力。如果要控制的混杂因素很多，受样本量的影响，有时分层分析可能不适用，这时候可以用多因素分析的方法，包括协方差分析、logistic 回归分析、线性分析、比例风险回归等。

8. 倾向评分法和工具变量法　因多因素分析方法存在诸多问题，如变量的独立性问题、分布问题、共线性问题、发生率较低、协变量较多等。而倾向评分和工具变量可以处理协变量较多情况、解决多因素分析的问题，使研究结果易于解释，结果可靠性更强。

7.18 什么是数据，什么是大数据

数据（data）是事实或观察的结果，是对客观事物的逻辑归纳，是用于表示客观事物的未经加工的原始素材。数据可以是连续的值，比如声音、图像，称为模拟数据。也可以是离散的，如符号、文字，称为数字数据。

大数据（big data），又称巨量资料，是指所涉及的数据资料量规模巨大到无法通过人脑甚至主流软件工具，在合理时间内达到撷取、管理和处理的数据集合，是需要新处理模式才能具有更强的决策力、洞察发现力和流程优化能力的海量、高增长率和多样化的信息资产。

在维克托·迈尔－舍恩伯格及肯尼斯·库克耶编写的《大数据时代》中大数据指不用随机分析法（抽样调查）这样捷径，而采用所有数据进行分析处理。IBM 提出大数据的 5V 特点：Volume（大量）、Velocity（高速）、Variety（多样）、Value（低价值密度）、Veracity（真实性）。在各行各业均存在大数据，但是众多的信息和咨询是纷繁复杂的，我们需要搜索、处理、分析、归纳、总结其深层次的规律。

7.19 大数据有哪些应用和前景

大数据可应用于各行各业，将人们收集到的庞大数据进行分析整理，实现资讯的有效利用。举个例子，比如在奶牛基因层面寻找与产奶量相关的主效基

因，我们可以首先对奶牛全基因组进行扫描，尽管我们获得了所有表型信息和基因信息，但是由于数据量庞大，这就需要采用大数据技术，进行分析比对，挖掘主效基因。例子还有很多。

总的来说，大数据是对大量、动态、能持续的数据，通过运用新系统、新工具、新模型的挖掘，从而获得具有洞察力和新价值的东西。以前，面对庞大的数据，我们可能会一叶障目，不能了解到事物的真正本质，从而在科学工作中得到错误的推断，而大数据时代的来临，一切真相将会展现在我们面前。

7.20 数据种类有哪些，什么是数据挖掘

数据种类主要有格式化和非格式化两种。

数据挖掘为资料探勘、数据采集。它是数据库知识发现中的一个步骤。数据挖掘一般是指从大量的数据中通过算法搜索隐藏于其中信息的过程。数据挖掘通常与计算机科学有关，并通过统计、在线分析处理、情报检索、机器学习、专家系统（依靠过去的经验法则）和模式识别等诸多方法来实现上述目标。

7.21 什么是参数，什么是参数检验与非参数检验

参数，也叫参变量，是一个变量。我们在研究当前问题的时候，关心某几个变量的变化以及它们之间的相互关系，其中一个或一些叫自变量，另一个或另一些叫因变量。如果我们引入一个或一些另外的变量来描述自变量与因变量的变化，引入的变量本来并不是当前问题必须研究的变量，我们把这样的变量叫作参变量或参数。

参数检验，全称参数假设检验，是指对参数平均值、方差进行的统计检验。参数检验是推断统计的重要组成部分。当总体分布已知（如总体为正态分布），根据样本数据对总体分布的统计参数进行推断。先由测得的样本数据计算检验统计量，若计算的统计量值落入约定显著性水平 α 时的拒绝域内，说明被检参数之间在所约定的显著性水平 α 下在统计上有显著性差异；反之，若计算的统计量值落入约定显著性水平 α 时的接受域内，说明被检参数之间在统计上没有显著性差异，是同一总体的参数估计值。常用的假设检验方法有 U 检验法、T 检验法、χ^2 检验法（卡方检验）、F 检验法等。

非参数检验，是统计分析方法的重要组成部分，它与参数检验共同构成统计推断的基本内容。参数检验是在总体分布形式已知的情况下，对总体分布的参数如均值、方差等进行推断的方法。但是，在数据分析过程中，由于种种原因，人们往往无法对总体分布形态作简单假定，此时参数检验的方法就不再适用了。

非参数检验正是一类基于这种考虑，在总体方差未知或知道甚少的情况下，利用样本数据对总体分布形态等进行推断的方法。由于非参数检验方法在推断过程中不涉及有关总体分布的参数，因而得名为“非参数检验”。

SPSS 单样本非参数检验是对单个总体的分布形态等进行推断的方法，其中包括卡方检验、二项分布检验、K–S 检验及变量值随机性检验等方法。

单组资料总频数为 N，分类数为 k，设理论次数 E 按等概率计算，称为无差假说，即

$$E=\frac{N}{k}$$

单样本卡方检验研究观察次数 O 与理论次数 E 的拟合性，$H_0: O=E$，统计量为

$$\chi^2=\sum\frac{(0-E)^2}{E},\mathrm{d}f=k-1$$

例 在医疗服务满意度调查的 500 人中，非常满意 24%，满意 20%，不置可否 8%，不满意 12%，非常不满意 36%，判断各种态度有无不同。

解 五种态度的理论数相等，即 $k=5$，$E=100$。故 $H_0: O=E$，$H_1: O\neq E$。

$\chi^2=(500\times0.24-100)^2/100+(500\times0.20-100)^2/100+(500\times0.08-100)^2/100+(500\times0.12-100)^2/100+(500\times0.36-100)^2/100=120$

$\mathrm{d}f=k-1=4$

查 χ^2 界值表可知，$\chi^2_{0.01(4)}=13.277$，$\chi^2>\chi^2_{0.01(4)}$，$P<0.01$。按 $\alpha=0.01$ 水准的单侧检验拒绝 H_0，接受 H_1。检验有统计学意义，可以认为五种态度的百分数不同。

7.22 什么是暴露

暴露是流行病学常用术语，泛指研究对象接触过某种欲研究的因素或具有某种特征和行为，或处于某种状态，这些因素、特征或状态即为暴露因素。与之相反则叫“无暴露”。研究者所关心的任何因素都可以叫暴露因素，暴露因素也叫研究变量。暴露因素可以是机体的特征，也可以是体外的；可以是先天的、人体固有的，也可以是后天获得的。暴露因素对人体可以是有害的，也可以是有益

的。

暴露属于观察法，是客观存在的，这是与实验研究的根本区别；设立对照组以资比较，与病理对照研究相同，而有别于描述性流行病学；在探求暴露因素与疾病的先后关系上，先确知其因，再观察其果，与实验研究一致，与病例对照研究相反；由于观察者能确切知道暴露的作用和疾病的发生，且能准确计算发病率。

在队列研究中研究对象必须是未患所研究结局疾病的人群。暴露于某研究因素的研究对象称为暴露组或研究组，未暴露于该因素的研究对象称为非（未）暴露组或对照组（表 7.13）。

表 7.13　累积发病率资料归纳整理表

病例	非病例	合计	
暴露组	a（1079）	b（113259）	$a+b=n_1$
非暴露组	c（387）	d（75511）	$c+d=n_0$
合计	$a+c=m_1$	$b+d=m_0$	$a+b+c+d=t$

非暴露组发病率 $=c/n_0$=75.25‰

暴露组发病率 $=c/n_1$=5.10‰

7.23　什么是队列研究

队列是指在相同时期内出生或生活经历相同的一批人，也可泛指共同暴露于（或未暴露于）某一因素、某一环境，或者具有（或不具有）某种共同特征的一组人群。

队列研究，又称定群研究，是将某一特定人群按其是否暴露于某可疑因素或暴露程度分为不同的亚组，追踪观察两组或多组成员结局（如疾病）发生的情况，比较各组之间结局发生率的差异，从而判定这些因素与该结局之间有无因果关联及关联程度的一种观察性研究方法（图 7.2）。队列研究是一种以因推果的病因研究方法。

队列研究按研究对象进入队列的时间分为 3 种类型：前瞻性队列研究、历史性队列研究、双向性队列研究（表 7.14、7.15）。

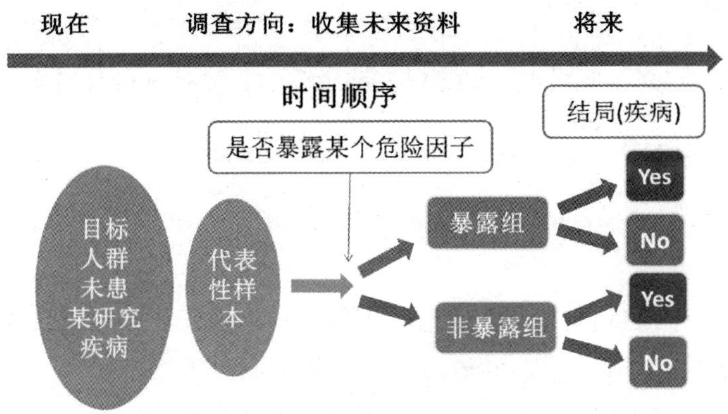

图 7.2　队列研究的结构模式图

表 7.14　母亲孕期服用反应停与儿童肢体缺陷的历史性队列研究

分组	肢体缺陷儿童数	无肢体缺陷儿童数	合计	发病率（%）
怀孕后 8 周内服用反应停史者	10	14	24	42.00
孕早期无服用反应停史者	51	21434	21485	0.24
合计	61	21448	21509	

表 7.15　病例对照研究与队列研究特点比较

	病例对照研究	队列研究
适用情况	可用于检验、验证病因假说 尤其适于探索性病因研究	可用于检验、验证病因假说 有助于了解人群疾病自然史
	研究一果多因（不一定）	研究一果多因（不一定）
	不适于罕见暴露	不适于罕见疾病
	特别适用于罕见病的研究（匹配设计）	可用于罕见暴露的研究（特殊暴露队列）
研究对象选择	选择偏倚	
	相对省力、省钱、省时间，较易于组织实施	耗费人力、物力、财力和时间较多，组织、后勤工作艰巨
	选择偏倚（研究对象的选择） 信息偏倚（回忆偏倚）（不一定） 混杂偏倚	选择偏倚（失访偏倚） 信息偏倚（确定偏倚）
资料分析	传统抽样设计不能计算 RR 等指标，只能以 OR 来估计 RR 但病例队列研究和巢式病例对照研究可以计算 RR 等指标	可以计算 RR 等指标，可充分而直接地分析暴露的病因
推论	暴露与疾病的时间先后难以判断（不一定） 因果论证强度较弱	因果现象发生的时间顺序合理 因果论证强度较强

7.24 什么是质量控制，质量控制的统计分析方法有哪些

质量控制就是为了保证检验结果的正确性和有效性，表达结果的可靠程度，包括质量控制（quality control）与定标（calibrate），定标是前提，质量控制是保证。

质量控制指为达到规范或规定对数据治理要求而采取的作业技术和措施，就是把它当成标本来测试，有些商家会给定靶值（表 7.16）。

定标指在规定条件下，建立测量装置与一可追溯且已知参考值不确定的标准之间关系的一整套操作活动。校准可能包括以下步骤：检验、矫正、报告或透过调整来消除被比较的测量装置在准确度方面的任何偏差。

在生化仪上就是用标准品（其值可溯源至国际标准）来测试其吸光度，得出标准曲线，用于标本检测。

质量控制工作的一个主要内容是进行质量定量分析，这需要大量的质量统计数据，因此质量统计数据是质量控制的基础。质量控制工作中，常用的质量统计数据主要有以下四种：子样平均值（又称算术平均值），中位数，极值与极差，子样均方差和离差系数。

质量控制的统计分析方法主要有 7 种方法：直方图法、排列图法、管理图法、因果分析图法、相关图法、分层法（分类法）、统计分析表法。另外，还有 7 种新方法：关系图法（关联图法）、系统图法、过程决策程序图法（PDPC）、矩阵图法、矩阵数据分析法、KJ 法（卡片法）、矢线图法（箭条图法或网格图法）。

表 7.16 中药饮片的生产、设备与质量控制

工序		主要设备	工艺监控点	监控主要内容
备原料药材			原药材	产地来源、采收季节、外观与内在成分要求，真、伪、优、劣，显微、理化检测
净制	净选	风选、筛选、挑选、磁选等设备（代替传统挑拣、剪切、刮削、刷、擦等）	中药材	去除杂质、异物、非药用部位
	清洗	洗药机或（不锈钢）水池	淘洗	要求水质、流动水、洗净度（尽量避免内在成分流失）
			漂洗	要求换水次数、时间、检查性状（尽量避免内在成分流失）

续表

工序		主要设备	工艺监控点	监控主要内容
浸润		旋转式全浸润罐、真空压力式润药机等（代替水池浸润）	浸润	掌握用水量、软硬度、均匀度、时间。要求药透水尽，软硬适度，劈开无干心，切制无碎片
切制		各种功能的切片机	切丝、切片、切断等	长度、大小、片型、薄厚等
干燥		循环式烘箱、隧道式蒸汽干燥箱、真空干燥箱、微波干燥箱等	干燥容器	温度、压力、强度、时间
炮制	蒸	不锈钢蒸锅、夹层加热罐等	加热、蒸、软化	加水或其他辅料量、时间、蒸汽压力、强度
	煮		煮沸腾状态	加水或其他辅料、时间、强度
	炖		微火加热沸腾状态	加水或其他辅料、时间、强度
	燀		反复热浸	浸煮时间、外观、杂质、强度
炮炙	炒	自动控温燃油炒药机、燃气炒药机、电炒药机	清炒	火力、温度、时间、强度
			加辅料（麸、砂、土）炒	辅料量、温度、时间、强度
			炒炭	药材内外颜色、温度、时间、强度
	酒制	煨药机、焙药机	加酒	酒质量、加酒量、加热时间、强度
	醋制		加醋	醋质量、加醋量、加热时间、强度
	蜜炙		加蜜	蜂蜜处理、炼蜜质量、加蜜时间、数量、温度、强度
	盐制		加盐	盐质量、盐水浓度、用量、加热时间、强度
	姜炙		加生姜汁	生姜质量、姜汁用量、加热时间、强度
	制霜		制霜	含油量、松散粉末
	复制		浸煮	浸煮时间、次数、药材内外性状
	水飞	球磨机	研磨	检查异物、细度
	发酵	恒温培养箱、发酵罐	发酵	温湿度、辅料量、发酵强度、时间
	发芽		胚芽	温湿度、发芽率、芽长情况
	煅	电热可控式煅炉	明煅	时间、强度、含结晶水情况
			煅淬	料量、淬酥程度
			煅炭	时间、炭化强度
	烫		烫	辅料用量、温度、烫至程度
灭菌		饮片		具体品种性能、数量、微生物限度
粉碎		高效粉碎、超低温粉碎机	药粉	注意去除异物、掌握水分
		筛药机		筛目、筛网、细度

7.25 什么是正态分布

正态分布又称高斯分布，是连续型随机变量的一种重要分布，最初由德国数学家 C.F.Gauss 和法国数学家 P.S.Laplace 分别于 1890 年、1812 年作为描述相对误差与相对频数分布的模型而提出，并建立了误差理论。将高峰位于中央、两侧逐渐下降并完全对称。两端理论上不与横轴相交的钟型曲线，称为正态曲线，以 $x=\mu$ 为对称轴。在医药卫生领域中有许多指标都可以用正态分布来描述。

正态分布是一个分布簇，有 μ 和 σ 确定。对应于不同的参数 μ 和 σ 会产生不同位置和形状的正态分布，为了便于应用，需要将 X（平均值为 μ 、标准差为 σ 的正态随机变量）转换为 $\mu=0$，$\sigma=1$ 的标准正态变量。

7.26 不同类型的研究设计如何选用统计方法

不同类型的研究设计，选用的统计方法也不同。

1. 成组比较的研究设计　在成组比较的设计中，若是两组比较，大样本资料或服从正态分布的小样本资料，若方差齐性，则做成组 t 检验；若方差不齐，则作 t’ 检验或用成组的 Wilcoxon 秩和检验；小样本偏态分布资料，则用成组的 Wilcoxon 秩和检验。

多组比较，若大样本资料或服从正态分布，且方差齐性，则做完全随机的方差分析。如果方差分析的统计检验为有统计学意义，则进一步做统计分析，选择合适的方法进行两两比较，如 LSD 检验、Bonferroni 检验等；若小样本的偏态分布资料或方差不齐，则做 Kruskal Wallis 的统计检验。如果 Kruskal Wallis 的统计检验有统计学意义，则进一步做统计分析，选择合适的方法进行两两比较，如用成组的 Wilcoxon 秩和检验，但用 Bonferroni 方法校正 P 值等。

2. 配对（自身实验前后比较）的研究设计　这种类型的研究设计需要按照配比的 t 检验，χ^2 检验及配对的病例对照研究方法进行数据分析。

3. 重复测量的研究设计　这类设计方法是在给定一个处理因素后在不同的时间内重复测量某一效应变量的改变情况。如欲评价生物制品接种后的免疫学效果，在接种后的 2 周、4 周、6 周和 8 周测定抗体滴度，即为此类设计类型。对于这种设计类型的数据需应用重复测量的方差分析方法进行数据的分析。

4. 多因素的研究设计　若在研究设计中有多个自变量，则可根据因变量的性质选择合适的多因素方法。如果自变量是数值变量，则可考虑应用多元回归分析、协方差分析；如果是分类变量，则可选择 logistic 回归分析、判别分析及聚类分析等。

7.27 什么是中医症候积分

中医症候积分，用于评价中医药在改善症状与体征方面的疗效，是中国大陆中医界的首创，境外同行（如欧美、韩国、日本等从事针灸临床研究的学者）以及中国香港、中国台湾从事中药临床研究者目前尚未采用这一指标进行临床疗效评价，其已成为中医临床疗效评价普遍采用的结局指标之一。目前应用中医症候积分评价疗效，很多病还没有统一的症候积分标准。

制定症候积分的依据包括中药新药临床研究指导原则、中医病证诊断疗效标准、22 个专业 95 个病种中医诊疗方案以及各种文献报告的标准，此外还有部分自拟的症候积分标准，分类众多。而且，目前运用最为广泛的中药新药临床研究指导原则，各中医随机对照试验（randomized controlled trials，RCTs）的积分评分有 0 ~ 1、0 ~ 2、0 ~ 3、0 ~ 6 分等 9 种计分方法，还有采用症候积分减少的百分比间接评价效果，各 RCTs 对分值区间的界定也不一致。因此在这种评价标准不一致的情况下，以中医症候积分作为结局指标，不便于同类 RCTs 研究之间的疗效比较，对 RCTs 的系统评价也无法进行定量的 Meta 分析。

中医治疗精神和行为障碍、神经系统疾病的临床研究很少选择症候积分作为结局指标，因为现代医学对这两类疾病的疗效评价，已有应用较为普遍和公认的症状评分指标，如汉密顿抑郁量表、匹兹堡睡眠质量指数量表（表 7.18）、视觉模拟评分法、神经功能缺损评分等，采用这些量表同样可以客观地评价中医的疗效。对于内分泌、营养和代谢疾病，以及消化系统的常见疾病，现代医学的疗效评价侧重于生化指标，而中医药治疗多具有改善症状的疗效，故中医症候积分得到了相对较多的应用。中医症候积分量表见表 7.17。

表 7.17　中医症候积分量表

（请在四项备选结果中选择其中之一，并记录相应的“分值”）

常见症状	量化分数			
倦怠乏力	□1 无	□2 肢体稍倦，可坚持轻体力工作	□3 四肢乏力，勉强坚持日常活动	□4 全身无力，终日不愿活动
胁肋胀痛	□1 无	□2 偶有	□3 常有	□4 持续
□苦	□1 无	□2 晨起口苦	□3 经常口苦	□4 口苦持续不解
□淡	□1 无	□2 口中轻微无味	□3 口淡较重	□4 口淡不欲饮食
□腻	□1 无	□2 偶觉口腻	□3 时有口中黏腻	□4 持续口中黏腻
自汗	□1 无	□2 动则汗出	□3 稍动即出汗	□4 不动汗自出
腹胀	□1 无	□2 偶有腹胀或食后腹胀	□3 腹胀较重，每日达 6 小时	□4 整日腹胀或腹胀如鼓
脘闷	□1 无	□2 偶尔	□3 经常	□4 整日
食欲不振	□1 无	□2 食量减少 1/3 以下	□3 食量减少 1/3 以上	□4 食量减少 1/2 以上
恶心呕吐	□1 无	□2 偶有恶心	□3 时有恶心，偶有呕吐	□4 频频恶心，有时呕吐
烦躁易怒	□1 无	□2 有时情绪不稳，烦躁	□3 易烦躁发怒，但多数能控制	□4 经常烦躁发怒，难以自我控制
腰酸	□1 无	□2 晨起腰酸，捶打可止	□3 持续腰酸，劳则加重	□4 腰酸如折，休息不止
便溏	□1 无	□2 每日少于 3 次，大便不成形	□3 每日 3 ~ 6 次，不成形	□4 每日 7 次以上，成稀水样
小便发黄	□1 无	□2 小便稍黄	□3 小便深黄而少	□4 小便黄赤不利
面色萎黄	□1 无	□2 面色黄而尚润泽	□3 面色黄而欠润泽	□4 面色黄而干枯
面色无华	□1 无	□2 面色欠润泽	□3 面色蛋白，无血色	□4 面色苍白无血色，兼虚肿
肢体困重	□1 无	□2 有困重感，尚不影响活动	□3 肢体沉重，活动费力	□4 沉重如裹，活动困难
目干	□1 无	□2 双目少津	□3 双目滞涩不爽，视物模糊	□4 双目干燥，昏暗不明
口干	□1 无	□2 口微干	□3 晨起口干少津	□4 整日觉口干，时欲饮
耳鸣	□1 无	□2 轻微	□3 耳鸣重听，时发时止	□4 耳鸣不止，听力减退

续表

常见症状	量化分数			
五心烦热	□1无	□2手足心微热	□3心烦，手足心灼热	□4烦热不欲衣被
午后潮热	□1无	□2偶尔	□3反复	□4明显，经常出现
盗汗	□1无	□2头颈部汗出为主，偶有	□3胸背潮湿，反复出现	□4周身潮湿如水洗，经常出现

舌：

苔：

脉象：

中医辨证：

表7.18　匹兹堡睡眠质量指数（Pittsburgh sleep quality index，PSQI）

指导语：下面一些问题是关于您最近1个月的睡眠情况，请填写或选择出最符合您近1个月实际情况的答案。请回答下列问题：

1. 近1个月，您晚上通常上床睡觉的时间是 ______ 点钟。（如22点，以24小时计时）

2. 近1个月，您每晚从上床到入睡通常需要 ______ 分钟。

3. 近1个月，您每天早上起床的时间通常是 ______ 点钟。

4. 近1个月，您每晚实际睡眠的时间有 ______ 小时（注：不等于卧床时间）。

对以下问题请选择一个最适合您的答案，请在“□”内打“√”。

5. 近1个月，您有没有因为以下情况影响睡眠而烦恼

a. 晚上入睡困难（30分钟内不能入睡）　　□无

□<1次/周

□1～2次/周

□≥3次/周

b. 夜间易醒或早醒　　□无

□<1次/周

□1～2次/周

□≥3次/周

c. 夜间起床去厕所　　□无

□<1次/周

□1～2次/周

□≥3次/周

续表

d. 晚上睡觉出现呼吸不通畅 □无

□<1 次 / 周

□1 ～ 2 次 / 周

□≥ 3 次 / 周

e. 晚上睡觉出现大声咳嗽或高鼾声 □无

□<1 次 / 周

□1 ～ 2 次 / 周

□≥ 3 次 / 周

f. 晚上睡觉感到寒冷 □无

□<1 次 / 周

□1 ～ 2 次 / 周

□≥ 3 次 / 周

g. 晚上睡觉感到热 □无

□<1 次 / 周

□1 ～ 2 次 / 周

□≥ 3 次 / 周

h. 晚上睡觉做噩梦 □无

□<1 次 / 周

□1 ～ 2 次 / 周

□≥ 3 次 / 周

i. 晚上睡觉感到疼痛不适 □无

□<1 次 / 周

□1 ～ 2 次 / 周

□≥ 3 次 / 周

j. 其他影响您睡眠的事情 □无

□<1 次 / 周

□1 ～ 2 次 / 周

□≥ 3 次 / 周

如有，请描述：____________

6. 近 1 个月，总的来说，您认为自己的睡眠质量 □较好

□较差

□很差

续表

□很差

7. 近 1 个月，您是否要用催眠药才能入睡　□无

□<1 次 / 周

□1 ～ 2 次 / 周

□≥ 3 次 / 周

8. 近 1 个月，您是否常常感到困倦　□无

□<1 次 / 周

□1 ～ 2 次 / 周

□≥ 3 次 / 周

9. 近 1 个月，您在做事情上是否感到精力不足　□没有

□偶尔有

□有时有

□经常有

匹兹堡睡眠质量指数使用和统计方法如下。

PSQI 用于评定被试者最近 1 个月的睡眠质量。由 19 个自评和 5 个他评条目构成，其中第 19 个自评条目和 5 个他评条目不参与计分，在此仅介绍参与计分的 18 个自评条目。18 个条目组成 7 个成分，每个成分按 0 ～ 3 等级计分，积累各成分得分为 PSQI 总分，总分范围为 0 ～ 21，得分越高，表示睡眠质量越差。被试者完成试问需要 5 ～ 10 分钟。

各成分含义及计分方法如下：

A 睡眠质量

根据条目 6 的应答计分，“较好”计 1 分，“较差”计 2 分，“很差”计 3 分。

B 入睡时间

条目 2 的计分为“≤ 15 分钟”计 0 分，“16 ～ 30 分钟”计 1 分，“31 ～ 60 分钟”计 2 分，“≥ 60 分钟”计 3 分。

条目 5a 的计分为“无”计 0 分，“＜1 次 / 周”计 1 分，“1 ～ 2 次 / 周”计 2 分，“≥ 3 次 / 周”计 3 分。

累加条目 2 和 5a 的计分，若累加分为“0”计 0 分，“1 ～ 2”计 1 分，“3 ～ 4”计 2 分，“5 ～ 6”计 3 分。

C 睡眠时间

根据条目 4 的应答计分，“＞ 7 小时”计 0 分，“6 ～ 7 小时”计 1 分，“5 ～ 6

小时”计 2 分，“< 5 小时”计 3 分。

D 睡眠效率

床上时间 = 条目 3（起床时间）– 条目 1（上床时间）

睡眠效率 = 条目 4（睡眠时间）/ 床上时间 ×100%

成分 D 计分位，睡眠效率> 85% 计 0 分，75% ~ 84% 计 1 分，65% ~ 74% 计 2 分，< 65% 计 3 分。

E 睡眠障碍

根据条目 5b 至 5j 的计分为“无”计 0 分，“< 1 次 / 周”计 1 分，“1 ~ 2 次 / 周”计 2 分，“≥ 3 次 / 周”计 3 分。累加条目 5b 至 5j 的计分，若累加分为“0”则成分 E 计 0 分，“1 ~ 9”计 1 分，“10 ~ 18”计 2 分，“19 ~ 27”计 3 分。

F 催眠药物

根据条目 7 的应答计分，“无”计 0 分，“< 1 次 / 周”计 1 分，“1 ~ 2 次 / 周”计 2 分，“≥ 3 次 / 周”计 3 分。

G 日间功能障碍

根据条目 8 的应答计分，“无”计 0 分，“< 1 次 / 周”计 1 分，“1 ~ 2 次 / 周”计 2 分，“≥ 3 次 / 周”计 3 分。

根据条目 9 的应答计分，“没有”计 0 分，“偶尔有”计 1 分，“有时有”计 2 分，“经常有”计 3 分。

累加条目 8 和 9 的得分，若累加分为“0”则成分 G 计 0 分，“1 ~ 2”计 1 分，“3 ~ 4”计 2 分，“5 ~ 6”计 3 分。

PSQI 总分 = 成分 A+ 成分 B+ 成分 C+ 成分 D+ 成分 E+ 成分 F+ 成分 G

睡眠质量得分（　）

入睡时间得分（　）

睡眠时间得分（　）

睡眠效率得分（　）

睡眠障碍得分（　）

催眠药物得分（　）

日间功能障碍得分（　）

PSQI 总分（　）

评价等级：

0 ~ 5 分　睡眠质量很好

6 ~ 10 分　睡眠质量还行
11 ~ 15 分　睡眠质量一般
16 ~ 21 分　睡眠质量很差

表 7.19　VAS 疼痛评分标准

视觉模拟评分量表（Visual Analogue Scale/Score，简称 VAS），该法比较灵敏，有可比性。

具体做法是：在纸上面划一条 10 cm 的横线，横线的一端为 0，表示无痛；另一端为 10，表示剧痛；中间部分表示不同程度的疼痛。让患者根据自我感觉在横线上划一记号，表示疼痛的程度。轻度疼痛平均值为 2.57 ± 1.04，中度疼痛平均值为 5.18 ± 1.41，重度疼痛平均值为 8.41 ± 1.35。

长 10 cm，定某一点 1 ~ 10 中的某一分：

无痛 +----+----+----+----+----+----+----+----+----+----+ 极痛

0 分　　　　10 分

VAS 疼痛评分标准（0 分 ~ 10 分）：

0 分：无痛；

3 分以下：有轻微的疼痛，能忍受；

4 ~ 6 分：患者疼痛并影响睡眠，尚能忍受；

7 ~ 10 分：患者有较强烈的疼痛，疼痛难忍，影响食欲，影响睡眠。

7.28 医学领域中常用的统计软件有哪些

医学中常用的统计软件有 SPSS、GraphPad Prism、R 语言、SAS 等。

SPSS（statistical package for social sciences）和 GraphPad Prism 是医学中常用的统计软件。

SPSS 是世界上最早的统计分析软件，由美国斯坦福大学的三位研究生于 20 世纪 60 年代末研制。由于 SPSS 容易操作，输出漂亮，功能齐全，价格合理，所以很快地应用于自然科学、技术科学、社会科学的各个领域，世界上许多有影响的报纸杂志纷纷就 SPSS 的自动统计绘图、深入分析数据、使用方便、功能齐全等方面给予了高度的评价与称赞。迄今 SPSS 软件已有 50 余年的成长历史。全球用户约有 25 万，分布于通信、医疗、银行、证券、保险、制造、商业、市场研究、科研教育等多个领域和行业，是世界上应用最广泛的专业统计软件。在国际学术界有条不成文的规定，即在国际学术交流中，凡是用 SPSS 软件完成的计算和统计分析，可以不必说明算法，由此可见其影响之大和信誉之高。因此，它是非统计工作者很好的选择。具体使用方法可参考《SPSS 统计软件应用教程》。

GraphPad Prism 是一款高效易用的科研绘图工具，可以将科学图形、综合曲线拟合（非线性回归）、可理解的统计数据、数据组织结合在一起。GraphPad Prism 最初是为医学院校和制药公司的实验生物学家设计的，尤其是药理学和生理学的生物学家。GraphPad Prism 现在被各种生物学家以及社会和物理学家广泛使用。超过 110 个国家的超过 20 万名科学家依靠 GraphPad Prism 来分析、绘制和展示他们的科学数据，它也被本科生和研究生广泛使用。GraphPad Prism 软件提供 t 检验，非参数比较，一维、二维和三维方差分析，应变表分析和生存分析，可将实验研究和临床研究的原始数据转换为用于演示的图形（或布局）。图形（或布局）可以复制粘贴到 PowerPoint 或 Word 中，也可导出为 TIFF、EPS、JPG、PDF 等多种格式，以满足科学期刊或学位论文的要求。

R 语言是用于统计分析、绘图的语言和操作环境，是基于 S 语言的 GNU 系统的一个自由、免费、源代码开放的软件，是一个用于统计计算和统计制图的优秀工具。R 作为一种统计分析软件，是集统计分析与图形显示于一体的。它可以运行于 UNIX、Windows 和 Macintosh 的操作系统上，而且嵌入了一个非常方便实用的帮助系统，相比于其他统计分析软件，R 还有以下特点：R 是自由软件；R 是一种可编程的语言；所有 R 的函数和数据集是保存在程序包里面的；R 具有很强的互动性。R 是一套完整的数据处理、计算和制图软件系统。其功能包括：数据存储和处理系统；数组运算工具（其向量、矩阵运算方面功能尤其强大）；完整连贯的统计分析工具；优秀的统计制图功能；简便而强大的编程语言：可操纵数据的输入和输出，可实现分支、循环，用户可自定义功能。

SAS（statistical analysis system）是全球最大的私营软件公司之一，是由美国北卡罗来纳州立大学于 1966 年开发的统计分析软件。SAS 是一个模块化、集成化的大型应用软件系统，由数十个专用模块构成。功能包括数据访问、数据储存及管理、应用开发、图形处理、数据分析、报告编制、运筹学方法、计量经济学与预测等。SAS 系统基本上可以分为四大部分：SAS 数据库部分；SAS 分析核心；SAS 开发呈现工具；SAS 对分布处理模式的支持及其数据仓库设计。SAS 系统主要完成以数据为中心的四大任务：数据访问、数据管理（SAS 的数据管理功能并不很出色，而数据分析能力强大，所以常常用微软的产品管理数据，再导成 SAS

数据格式)、数据呈现、数据分析。SAS 把数据存取、管理、分析和展现有机地融为一体，它功能强大，统计方法齐、全、新；使用简便，操作灵活；提供联机帮助功能。

7.29 统计学在临床研究中的意义有哪些

统计学是一门处理来自群体或个体的大量资料的科学，也是处理资料中变异性的科学和艺术，其目的在于取得可靠的结果，是在收集数据、归类、分析和解释大量数据的过程中完成使命的，可以通过仔细制订试验计划来提高数据质量。统计分析方法则是从所研究问题的大量数据中得出结论的主要客观手段。统计分析全程参与临床研究，包括临床研究的总体设计、资料采集、资料整理、资料分析直至最后的结论。

统计学贯穿了医学的整个过程，是医学的生命线，离开了统计学，医学无法生存和发展。在中医药实践中，由于人体之间的差异，同一种药物或治疗方法对不同的患者可能产生不同的效果。因此，需要经过大量的临床实践，找出药物或治疗方法的规律，才能获得比较好的疗效。

中医药统计学是用数理统计的原理和方法，结合中医药实际，研究医药科学中随机事件统计规律的学科。从统计学的角度分析全面的数据和信息，并将各种条件下的信息进行比较，才能得到科学的结论。

第二部分　管理篇

科研项目管理是指课题从项目申请、立项论证、组织实施、检查评估、验收鉴定、成果申报，到科技推广、档案入卷的全程管理。其目的是使科研项目实行制度化和科学化的管理，保证科研计划圆满完成，出成果、出人才、出效益，提高竞争力。本部分将对科研项目、科研成果、科研团队及科研平台等进行详细介绍。

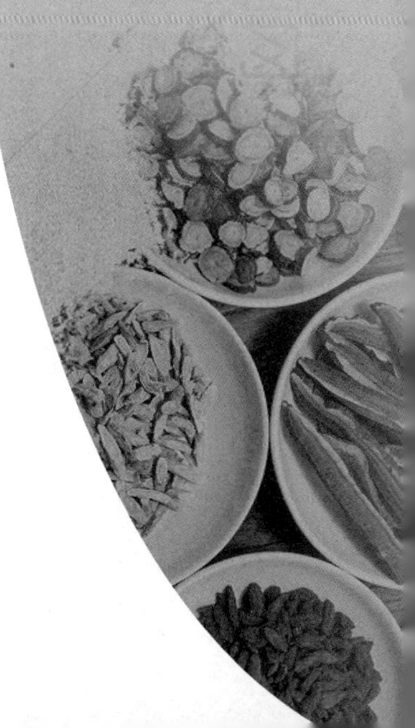

第八章　科研项目类别

8.1 什么是纵向项目和横向项目

纵向项目是由各级政府指定的科研行政单位代表政府立项的各类计划（规划）、基金项目等。主要包括：

1. 国家级项目　一般指国家科学技术部、国家发展和改革委员会、国家财政部、国家自然科学基金委员会、国家社会科学基金委员会下达的项目。

2. 省部级项目　一般指省科技厅、省发展和改革委员会、省财政厅、省自然科学基金委员会下达的项目，以及除了国家科学技术部、国家发展和改革委员会、国家财政部以外的国家其他部委，如国家中医药管理局、国家卫生与健康委员会下达的部级项目。

3. 地厅级项目　一般指各地市级项目及省厅级、局级项目。

横向项目是相对纵向项目而言，主要不是由政府部门或者受政府部门委托下达的，申报条件不一，通常指企事业单位、社会团体等委托研究的课题，包括科学研究类、技术攻关类、决策论证类、设计策划类、软件开发类等。横向课题是科研单位扩大对外联系，服务地方经济建设，提高科研水平和知名度的重要途径。

8.2 国家科技计划有哪些

根据国家战略需求、政府科技管理职能和科技创新规律，将中央各部门管理的科技计划（专项、基金等）整合形成五类科技计划（专项、基金等）。此五类均包括中医药研究。

1. 国家自然科学基金　资助基础研究和科学前沿探索，支持人才和团队建设，增强源头创新能力。进一步完善管理，加大资助力度，向国家重点研究领域输送创新知识和人才团队；加强基金与其他类科技计划的有效对接。

2. 国家科技重大专项　聚焦国家重大战略产品和产业化目标，解决“卡脖子”问题。进一步改革创新组织推进机制和管理模式，突出重大战略产品和产业化目标，控制专项数量，与其他科技计划（专项、基金等）加强分工与衔接，避免重复投入。

3. 国家重点研发计划　针对事关国计民生的重大社会公益性研究，以及事关产业核心竞争力、整体自主创新能力和国家安全的重大科学技术问题，突破国民经济和社会发展主要领域的技术瓶颈。将科技部管理的国家重点基础研究发展计划、国家高技术研究发展计划、国家科技支撑计划、国际科技合作与交流专项，发改委、工信部共同管理的产业技术研究与开发资金，农业部、卫健委等 13 个部门管理的公益性行业科研专项等，整合形成一个国家重点研发计划。与中医药密切相关的为“中医药现代化研究”重点专项。

4. 技术创新引导专项（基金）　按照企业技术创新活动不同阶段的需求，对发改委、财政部管理的新兴产业创投基金，科技部管理的政策引导类计划、科技成果转化引导基金，财政部、科技部等四部委共同管理的中小企业发展专项资金中支持科技创新的部分，以及其他引导支持企业技术创新的专项资金（基金）进行分类整合。

5. 基地和人才专项　对科技部管理的国家（重点）实验室、国家工程技术研究中心、科技基础条件平台、创新人才推进计划，发改委管理的国家工程实验室、国家工程研究中心、国家认定企业技术中心等合理归并，进一步优化布局，按功能定位分类整合。加强相关人才计划的顶层设计和相互衔接。在此基础上调整相关财政专项资金。基地和人才是科研活动的重要保障，相关专项要支持科研基地建设和创新人才、优秀团队的科研活动，促进科技资源开放共享。

整合形成的新五类科技计划（专项、基金等）既有各自的支持重点和各具特色的管理方式，又彼此互为补充，通过统一的国家科技管理平台，建立跨计划协调机制和评估监管机制，确保五类科技计划（专项、基金等）形成整体，既聚焦重点，又避免交叉重复。

8.3 国家中医药管理局设立的科研项目和人才培养项目有哪些

国家中医药管理局设立的行业科研专项已并入国家科技计划新五大类，不再单独设置。

国家中医临床研究基地业务建设科研专项是国家中医药管理局根据基地业务建设要求，为解决基地病种研究的重点问题和关键技术，专门设立的科学研究项目。专项经费主要由各基地筹措，专项课题面向全国组织申报，纳入国家中医药管理局科技项目管理。专项支持范围以国家确定的基地重点病种为主，可涉及部分拓展病种；内容原则上为需要联合协作开展的应用基础及应用类研究。

国家级项目：国家中医临床研究基地科研专项；国家重点研发计划（中医药现代化）；国家自然科学基金；省部共建重点项目。申报途径和条件可参考国家中医药管理局制定和发布的招标指南。

国家中医药管理局设中医药传承与创新“百千万”人才工程（岐黄工程），包括领军人才、优秀人才、骨干人才和中医药传承与创新人才培养平台（国家中医药人才培训中心、名老中医药专家及学术流派传承工作室、国家中医药高层次人才培养基地）。领军人才包括岐黄学者、中医药首席科学家。

8.4 河南省中医药科学研究专项课题有哪些分类

河南省为培养优秀中医药科研人才，培育有潜力的中医药科研课题和方向，促进全省中医药科学技术进步和学术发展，充分发挥中医药特色优势，提高中医药防病治病能力，设置了“河南省中医药科学研究专项”。课题组织单位为河南省中医管理局。课题申报要求应坚持在中医药理论指导下开展研究，以提高临床疗效和中医药学术水平为目的，充分反映我省中医药发展特点，符合我省中医药事业发展实际需要。

河南省中医药科学研究专项课题分类设置重大课题、重点课题和普通课题。重大课题资助额度为 20 万 ~ 40 万元，重点课题资助额度为 8 万 ~ 10 万元，普通课题资助额度为 2 万 ~ 5 万元。

8.5 河南省科技计划有哪些

河南省科技计划主要包括：

（1）省重点研发与推广专项（科技攻关、科技惠民、软科学研究、科普及适用技术传播）。

（2）省技术创新引导专项（科技开放合作、产学研合作）。

（3）省重大科技专项。

（4）省创新体系建设专项（中原学者、科技创新人才、优秀院士工作站、优秀创新型科技团队）。

（5）省基础前沿研究专项。

（6）省自然科学基金。

8.6 河南省高校科研计划项目有哪些

河南省教育厅设河南省高等学校重点科研项目计划，按研究类别分为应用研究计划、基础研究计划、软科学研究计划，资助额度为 3 万 ~ 10 万元。

第九章　中医药科研项目申报

9.1 如何查阅项目申报信息

可登录项目主管部门官网进行查询。常见的项目主管部门网站如下：

1. 国家科技部　http://www.most.gov.cn/
2. 国家卫健委　http://www.nhc.gov.cn/
3. 国家中医药管理局　http://www.satcm.gov.cn/
4. 河南科技网　http://kjt.henan.gov.cn/
5. 河南省中医管理局　http://www.tcm.gov.cn/
6. 河南省高校科技管理云服务平台　https://hnapp.rcloud.edu.cn/index.do

9.2 申报河南省中医药科学研究专项课题的基本条件和要求是什么

河南省中医药科学研究专项课题须具备以下基本条件：

（1）对提高临床疗效及促进中医药学术发展有较大意义的临床及临床基础研究课题；与中医临床关系密切的其他研究课题。

（2）学术思想新颖，立足于国内前沿水平，立题依据充分，科研设计合理，技术路线清晰可行。

（3）有一定的临床及研究基础，具有深入开展科学研究的基本条件。原则上应依托省级以上重点专科、学科（含建设单位）及二级以上中医药科研实验室开展研究。

（4）研究内容代表省内先进水平，目标明确，一般在二至三年内取得预期的结果。

（5）经费预算适当、合理。

9.3 中医药科研专项如何选题

1. 常见病、多发病的中医药防治研究　以提高中医药防病、治病能力为目标，选择中医治疗优势明显，特色突出的常见病、多发病，明确中医药治疗有优势的项目范围及特点，切实提高临床疗效，降低医疗费用支出。

2. 重大疾病、慢性病的中医药防治研究　针对严重危害居民健康的重大疾病、慢性疾病进行中医药临床研究，积极探索中医药治疗的重要节点和有效方式，提高临床疗效和患者生存质量。

以上两类项目需要注重体现中医药特色，具备较丰富的临床经验积累，具有较好的前期工作基础，同时，门诊量或住院人数要能够满足临床研究需要。

3. 临床中药学研究　应特别注重与中医临床需求相结合，尤其是中药临床合理用药的方法和关键问题，以保证中药临床应用的安全和疗效。依托医院制剂室及各级实验室，围绕中药饮片的调剂、制剂、炮制、煎煮等关键技术研究，解决中药临床应用实际问题。重点病种的特色有效制剂研究，研究的处方应具有 5 年以上临床应用实践并确认临床有效，研究用的中药制剂必须符合药品管理法规要求。

4. 其他领域　名老中医学术经验继承研究；适合在基层推广，疗效确切、操作简便，具有卫生学优势的中医诊疗技术方法和推广应用研究；中医古籍校注和整理研究。

9.4 中医药临床研究申请书如何撰写，如何设计技术路线

一般来说，一份正式的、规范的申请书应包括 14 个部分：（1）课题名称；（2）研究的目的、意义；（3）研究目标；（4）研究对象（足够的样本量）；（5）文献综述；（6）研究方法与设计；（7）研究内容；（8）研究程序（步骤及时间安排）；（9）研究基础；（10）研究条件；（11）成果形式；（12）课题组成员及分工；（13）经费预算；（14）参考书目及附录。除了严格的格式要求外，申请书必须回答 4 个问题：研究什么？为什么研究？怎么研究？研究成效如何？

技术路线是指申请者对要达到研究目标准备采取的技术手段、具体步骤及解决关键性问题的方法等的研究途径。技术路线在叙述研究过程的基础上，采用流程图的方法来说明，具有一目了然的效果。技术路线强调以研发项目为主线，阐明项目研究内容的流程与顺序、各项研究内容间的内在联系和步骤。合理的技术路线可保证既定目标的顺利实现。技术路线要求研究的具体操作步骤应尽可能清晰，每一步骤的关键点要阐述清楚并具有可操作性。如有可能，可以使用流程图或示意图加以说明，以达到一目了然的效果。研究路线流程图格式常见两种，一为树形图，按照研究内容流程来写，一般包括研究对象、方法、拟解决的问题，相互之间关系；一为结构示意图：根据研究项目的子内容、研究顺序、相互关系，方法、解决问题做成结构示意图。

9.5 中医药临床研究标书摘要部分应如何撰写

摘要是用有限的文字表达一个项目研究计划的精髓，使评审者能通过相对较少的内容认识到项目的核心要旨和所蕴含的科学价值与创新性，所以不仅要精练简明、语义确切、条理清晰，结构严谨、上下连贯、语句衔接，构成整体，更要将研究内容的深度与宽度融为一体，做到创新性、科学性与可行性间的良好衔接，使人读后留下深刻印象，乐于往下读。

标书摘要主要包括 5 个方面：①该选题的必要性和创新性如何；②该课题的科学问题和科学假说是什么；③核心研究内容有哪些；④预期研究结果和目的如何；⑤拟开展的工作将产生什么样的科学意义和应用前景，字数 200 字左右。

科学问题及其重要性的陈述：开门见山地找出研究现状中存在的问题与不足，指出本课题关注的科学问题，并适当说明你所研究的问题在该研究领域中的重要性。

科学假说的论证与提出：用最简洁的语言介绍一定的研究背景和前期研究的新发现，提出课题的科学假说。

验证科学假说的核心研究内容及其目的：明确陈述从哪几个方面进行研究以验证假说，核心的研究内容有哪些，这些研究内容预期要达到的研究目标，应尽量详细撰写，还要清晰地展现出研究思路。

拟开展的工作预期达到的研究成果及其科学意义：陈述将会得到的相应产出，说明拟开展的工作将对你所在研究领域发展的潜在影响。注意不要谈与你的工作不相关的问题，着重指出工作中显著的、富有创新性或独特性的科学意义。

9.6 如何根据项目需要搭建合理有效的科研团队

课题研究团队结构是否合理，是完成课题的关键。团队的组建要注意以下几方面。

（1）要注意结合单位优势。充分利用单位学科门类齐全、学科交叉优势明显、科研创新能力较强、各层次研究人员水平较高的特点，选择具有较高学术水平的研究人员。

（2）要注意力量层次的结合。使研究团队有跨学科、跨专业或同学科、同专业的老中青研究力量。

（3）要注意不同单位优势的结合。重大课题要把行业内的知名专家请到团队中来。

（4）要注意与企业的结合。充分利用相关企业的优势，选择知名企业专家参与团队研究。

（5）既要克服“单兵作战”现象，又要克服“人员挂名”现象。

课题研究应当是集体研究，一个或两三个人很难出精品，一个人单独研究的课题不易立项。研究实际问题的课题，成员除理论工作者外，应包括一些实际部门的工作人员，以便调查；研究基本理论的课题成员中应该有这方面造诣较高的专家，还要有从事该领域理论研究的高学历的年轻学者。

9.7 什么是科技查新，我省有哪些科技查新检索服务机构

科技查新，简称查新，是指查新机构根据查新委托人提供的需要查证其新颖性的科学技术内容，按照《科技查新规范》（国科发计字〔2000〕544 号）操作，经过文献检索与对比分析，并作出结论。科技查新是科学研究、产品开发和科技管理等活动中的一项重要基础工作。能为科研立项及科技成果的鉴定、评估、验收、转化、奖励等提供客观依据，为科技人员进行研究开发提供可靠而丰富的信息。

科技查新应委托具有国家认可资质的科技查新的单位或部门，按照相关要求完成：①填写“科技查新委托合同”；②查新委托。查新点是指查新项目的新

颖之处，一般不能超过 3 个；提供的中外文关键词力求规范、准确，可预先在数据库中用关键词组成检索策略试检，避免出现零命中文献或命中文献过多的情况；③取查新报告及交费。根据科技部和教育部的规定，科技查新为有偿服务，委托人在取查新报告时应付清全部查新费用。

我省具有认定资质科技查新检索服务机构如下。

（1）河南中医药大学科技查新工作站。

（2）中国中医药文献检索中心河南分中心（河南省中医药研究院）。

（3）河南省医学情报研究所。

（4）教育部科技查新工作站（郑州大学）。

（5）河南省科学技术信息研究院。

（6）河南省农科院农业经济与信息研究中心。

（7）河南省科学院化学研究所。

（8）南阳市科技信息中心。

（9）新乡医学院科技查新工作站。

（10）教育部科技查新工作站（河南大学）。

9.8 形式审核及其要求是什么

形式审核，是指对申请材料的形式要件是否具备进行的审查，即审查其申请材料是否齐全，是否符合规定形式。包括以下几点要求。

（1）法人单位是否符合要求。

（2）合作单位是否达到要求。

（3）申请人及参与者职称、年龄、在研项目是否符合要求。注意学历（大专、本科、研究生）与学位（学士、硕士、博士）的差别；在读硕士研究生应为学士学位，在读博士研究生应为硕士学位。

（4）申请书封面、数据表、学科分类等是否填写完整、正确，有无篡改。

（5）研究经费预算是否合理、研究完成时间是否符合要求。签字及盖章页是否正确、齐全。

（6）打印装订是否符合要求。

（7）在线申报的项目，最终上交的纸质申请书版本号要与系统生成的版本号一致。

第十章　中医药临床项目执行情况

10.1 中医药项目执行的责任主体及其职责是什么

项目承担单位和课题负责人为项目执行的责任主体，其中课题负责人为主要责任主体。

1. 项目承担单位职责

（1）负责项目的日常管理。

（2）提供项目实施所需的硬件条件、人力资源及商定的匹配经费，负责项目经费的管理，项目经费需要单独列支。

（3）组织项目负责人编制《任务书》。

（4）建立项目档案，检查并报告项目实施情况。

（5）建立知识产权管理制度，对国际合作成果及时采取知识产权保护措施，并予以有效管理和充分使用。

2. 项目负责人的职责

（1）严格执行项目《任务书》，完成约定的目标任务。

（2）负责合理使用经费。

（3）按规定报告项目年度执行情况。

（4）及时报告项目执行中出现的重大事项和知识产权管理情况。

（5）验收时提供完整准确的研究报告和数据资料。

10.2 中医药临床项目管理的一般流程有哪些

科研项目管理的一般流程主要包括：项目申请、立项论证、组织实施、检查评估、验收鉴定、成果申报、科技推广、档案入卷的全程管理等环节。其目的是使科研项目实现制度化和科学化的管理，保证科研计划圆满完成。

10.3 临床项目执行中的常见问题有哪些，该如何处理

（1）课题实行目标管理，课题计划执行应严格按照标书要求进行，年度计划内目标未达到或超过者，应在“课题进展报告”中进一步说明。

（2）变更课题的技术、经济指标及研究工作的总体安排和进度，必须填报重要事项变更表，详细说明情况，及时报科研管理部门，经报请课题主管部门批准后方可更改。

（3）课题负责人原则上不予变更，若课题负责人因个人原因不能履行课题负责人职责导致课题不能按期完成研究任务，要报请上级主管部门给予终止课题，撤项处理。因研究工作需要允许变更课题组成员，研究期间原则上允许变更一次，课题负责人应及时向管理部门提交变更申请（至少在结项半年前提出），原则上人员调整不应超过 3 人（离开和新进各 3 人），新增加的成员按序增补。

（4）课题实施中需与外单位或院内其他科室合作，均需签订合作合同，对合作课题内容、技术要求、经费、人员名次、任务完成时间和知识产权处理等问题进行明确限定，并经科研管理部门审签，加盖单位公章方可执行。没有有效合同的课题，财务处拒付经费。

（5）课题经费的使用，由课题负责人全权负责，课题经费专款专用、单独核算，结余经费给予奖励，未经审批的超支经费由课题负责人负责。

（6）不能按时、按要求报送各种报表，课题无进展，或经费使用不当的课题，冻结研究经费直至撤销或终止课题。

10.4 课题延期、调整、终止的要求和程序分别是什么

1. 课题延期的要求和程序　当出现不可预期的客观因素，导致课题不能按原计划实施的，课题负责人应于项目原执行期结束前两个月提出课题延期申请，说明需要延期的原因及时间（以年计），由课题项目依托单位签署意见后，报课题管理机构审批。在项目延期执行期内，项目负责人不能申请新项目。

2. 课题调整的要求和程序　出现以下情况时，需要对课题提出调整。

（1）课题研究的方向和内容进行了调整。课题负责人及时提出课题调整申请，说明需要调整的原因，由课题项目依托单位签署意见后，报课题管理机构批准方可变更。对未经批准擅自变更的课题，将不予结题，并要求返还提供的课题经费。

（2）经费预算的调整。其中设备费、差旅费、会议费、国际交流与合作费、劳务费、专家咨询费只能调减，不能调增。差旅费、会议费、国际交流与合作费在三项费用总预算不增加的情况下可合并调剂使用。

3. 课题终止的要求和程序　凡有以下情况之一者，由课题管理机构撤销课题，并要求返还提供的课题经费及全部资料。

（1）课题实施与批准的课题设计严重不符。

（2）以过去的或其他课题的研究成果代替本课题成果。

（3）获准延期，但到期仍不能完成。

（4）剽窃他人成果，弄虚作假。

（5）研究成果学术质量低劣，没有实用价值。

（6）匹配经费、自筹经费或其他保障条件不能落实或违反规定使用科研经费，影响项目正常实施。

（7）因不可抗拒的因素或现有水平和条件限制，课题不能继续实施。

（8）课题中标单位因特殊原因提出终止课题。

（9）研究工作中明显违背医学伦理，侵犯研究对象权益的行为。

对终止实施的课题项目，由省中医药管理局发文确认，予以停拨项目经费，课题负责人或课题承担单位应终止课题。

第十一章　中医药临床研究项目结题验收

11.1 课题结项验收的规定有哪些

1. 课题验收评价内容　课题验收以批准的课题任务书和考核目标为基本依据，对计划任务完成情况、经费使用情况、课题科技成果水平和应用效果、知识产权的形成和管理情况、科技人才培养情况等作出客观评价。

2. 项目编号、项目名称与承担单位及课题主要成员　项目编号、项目名称、承担单位及主要成员，必须与计划下达时一致，若课题组主要成员有变更，应同时附已获批的变更申请表。

3. 申请验收方式　课题应在任务期内完成目标任务，并于完成后每年 5 月份通过有关省直中医单位或省辖市、省直管县（市）卫健委（中医管理局）向省中医管理局提出验收申请，一般采用会议方式。

4. 验收结项的主要材料　验收申请材料应提交有关省直中医单位或省辖市、省直管县（市）卫健委（中医管理局）审核，包括以下材料：

（1）课题任务书。

（2）课题总结验收报告。

（3）发表的文章（研究周期内，项目负责人以第一作者或通讯作者名义，在国内外正式期刊上发表的和研究内容相关的非综述性文章，并明确标注由“XXX 项目”资助或立项。国外文章必须附有检索证明）。

（4）课题研究技术资料及其他相关佐证材料（研究报告、专著、软件、专利、数据库及典型照片、图片、图例等）。

（5）财务预决算报告。

（6）课题总结汇报 PPT。

5. 项目经费支出情况　主要可用于列支的经费条目如下：设备费、材料费、测试化验加工费、差旅费、会议费、国际合作与交流费、出版 / 文献 / 信息传播 / 知识产权事务费、劳务费、专家咨询费、管理费等其他费用。按直接费用和间接费用管理的课题，间接费用中列支管理费、课题组绩效及办公等费用等。

11.2 研究报告（论文）摘要的一般要求是什么

摘要（abstract）是论文中主要内容的高度浓缩，并能提供文中的关键信息。论文摘要应简明扼要地描述课题的性质、研究目的与意义、材料与方法、结果、讨论和结论中的重要内容。研究报告（论文）摘要一般应具备研究的目的、方法、结果与结论四要素，采用第三人称的写法，文字要极其精练，不列图表，不引用文献，不加评论和解释。

11.3 研究章节的分级排序数字要求

研究章节正文要求层次分明，分级排序数字采用 1、2……，1.1、1.2……，1.1.1、1.1.2……方式，尽量减少层次，不得多于 3 层，层次的数字序号顶格写，空 1 个汉字接排标题。例如：

2 方法与结果

2.1 夏枯草总黄酮的测定方

2.1.1 标准溶液的制备

11.4 课题结题验收资料准备及流程是什么

课题结题的前提要求主要是完成项目设立时的主要任务，获得预期成果，并得到同行业专家的认可。

课题验收资料准备如下：

（1）验收申请（正式公文）。

（2）申请验收课题汇总表及电子版（注明课题编号、课题名称、课题负责人、补助经费额度及立项年份，加盖公章）。

（3）《河南省中医药科学研究专项课题总结验收报告》（下称《验收报告》）及电子版、课题研究技术资料、经费使用凭证及反映项目进展的典型照片、图片、图例等（胶装成一册）。

（4）《河南省中医药科学研究专项课题任务书》（下称《任务书》）。

（5）结项汇报 PPT（标题统一为“课题编号 + 承担单位名称 + 课题负责人，例：2013ZY6006 某市医院 张三”，汇报时间不超过 8 分钟）。

（6）验收结果报告（正式公文）。

11.5 结题会议验收的主要程序

课题会议验收方式应以书面审核、PPT 汇报和答辩为主，根据情况可采取现场、实地验收的方式。验收专家组应认真审阅课题验收全部材料，听取课题负责人 PPT 汇报，通过评议和质询答辩等方式，收集和听取相关方面的意见，审核课题完成质量。

11.6 结题验收的结果有几种

根据验收情况形成书面验收意见，验收专家组应当作出“通过验收”“延期复验”或“不通过验收”的结论。

（1）目标和任务已按要求完成，经费使用合理，为通过验收。

（2）验收课题有下列情况之一，需要复验：

1）目标和任务完成不足 80%的。

2）提供的资料不详难以判断的。

3）经费使用不符合有关规定的。

（3）验收项目有下列情况之一，不通过验收：

1）完成任务不到 70%的。

2）延期课题完成任务不到 80%的。

3）提供的资料、数据不真实的。

4）擅自修改《任务书》考核目标、内容的。

5）存在知识产权纠纷的。

6）超过《任务书》约定的执行年限半年以上未完成任务，事先未得到审批的。

7）经费使用中存在严重问题的。

11.7 什么是第三方评价

第三方评价是一种必要而有效的外部制衡机制，主要任务包括课题执行过程中测评和验收测评，测评结果为课题阶段考核和课题验收的重要依据。第三方也不是形式上所谓的“专业机构”。第三方机构应是具有独立法人资格的实体，能独立承担经济和法律责任；应具有科技评价管理人才，对被评价学科内的权威专家有号召力，同时应具有相应的技术条件和学术评价数据积累。

11.8 验收异常的项目如何处理

（1）予以撤销的课题，课题负责人 3 年内（自课题任务到期日起计算）不得申请省中医管理局设立或管理的课题。

（2）予以终止的课题，结余的财政经费按原拨付渠道退回。予以撤销的课题，全部财政经费须按原拨付渠道退回。

第十二章　成果奖励

12.1 科技成果奖有哪些类别

科技成果奖是一个统称，主要指各级政府和协会组织公开组织对科研成果进行评定，对于符合条件的科研成果授予一定级别的成果奖励。按类别基本分类，有自然科学奖、技术发明奖、科技进步奖、社会成果奖、成果推广奖等。按照授予单位的类别可以分为国家级、省部级、厅局级奖励等。

12.2 河南省省政府奖包括哪些奖项和等级

河南省省政府奖是指河南省科学技术奖，包括河南省科学技术杰出贡献奖、河南省科学技术进步奖和河南省科学技术合作奖三个奖项。

河南省科学技术杰出贡献奖、河南省科学技术合作奖不分等级。河南省科学技术进步奖分为一等奖、二等奖、三等奖。

12.3 河南省中医药科技成果奖的申报要求和流程

1. 河南省中医药科技成果奖的申报要求

（1）成果完成人数量实行限额。一等奖申报成果主要完成人不得超过 15 人；二等奖申报成果主要完成人不得超过 10 人；三等奖申报成果主要完成人不得超过 7 人。

（2）成果主要完成人禁止多重申报。申报候选成果前 3 位主要完成人，同一人同一年度只能作为一个成果的完成人参加本年度河南省中医药科技成果奖的评审。

（3）本年度经评审未授奖成果，下一年度不得以相同技术内容再次申报。

（4）申报时须注明申报等级。

（5）属于下列情况之一者，不得申报：

1）不符合评奖申报范围的成果。

2）研究内容及方法不符合伦理原则。

3）在知识产权以及完成单位、完成人员等方面存在争议并未得到解决的。

4）原始材料不真实或存在重大缺陷的。

5）申报内容已获同级及以上奖励的项目。

6）涉及国防、国家安全领域的保密项目。

7）有关法律、法规规定的其他情况。

2. 河南省中医药科技成果奖的申报流程

（1）申报材料的准备：

1）《河南省中医药科技成果奖推荐书》。

2）项目结题验收相关证明材料或 3 位以上专家推荐意见。

3）项目技术研究报告。

4）应用证明。

5）必要的文件或证书（如专利证书、新药证书、批准生产文件等）。

（2）认真审核：对符合条件、没有争议的项目择优推荐，由项目主管单位在推荐书上签署意见加盖公章，统一报送。

3. 推荐河南省中医药科技成果奖的条件

（1）技术资料完整准确。

（2）知识产权以及有关完成单位、完成人员等方面不存在争议。

（3）推荐项目的第一完成单位和第一完成人为我省区域内法人单位和个人，原始技术资料应由所在单位审核并归档。

（4）法律、行政法规规定必须取得有关许可证，且直接关系到人身和社会安全、公共利益的项目，如食品、药品等，必须取得主管部门批准。

（5）反映推荐项目主要科学技术内容的论文必须在国内外公开出版的学术期刊上正式发表且与申报成果奖的课题项目相关。由中外学者共同合作完成的论著，中国学者应当为主要研究者，且不存在知识产权争议。

（6）应用类研究成果必须经过实际验证并具备推广条件或已推广应用。仪器、器械、设备等研究项目，应取得国家批准和可以生产的证书及完成市场准入并形成批量生产规模，取得经济效益和社会效益。应用类成果需要提供应用证明，基础研究类成果和软科学类成果不需要提供应用证明。

（7）技术标准项目应正式颁布实施两年以上。

（8）科学技术项目应经过由政府有关部门确定的医药卫生科技项目查新咨询单位查新检索，并由其出具6个月以内查新咨询报告书。

（9）推荐中医药科普作品要符合党和国家的有关方针、政策及正确的舆论导向，能准确、及时反映当代中医药科学技术的发展动态。在出版上应当符合国家《出版管理办法》《图书质量管理规定》及《电子出版物管理规定》的相关要求。

（10）成果申报所发表的论文、论著及专利等，不得违背科研诚信。与本成果无关联的一律不采纳。具体要求参照当年主管部门通知要求。

12.4 什么是成果登记，怎样进行成果登记

经鉴定或验收的国家和省、市科技计划内的科技成果应进行登记，以增强财政科技投入效果的透明度，规范科技成果登记工作，保证及时、准确和完整地统计科技成果，促进科技成果信息的交流，为科技成果转化和宏观科技决策服务。

成果登记程序如下：

（1）科技成果完成单位按照要求准备相关材料，利用“国家科技成果登记系统”录入成果信息，根据属地化原则或行业管理原则向所在省辖市科技局或省直有关部门提出申请登记。

（2）各省辖市科技局或省直有关部门应对成果的真实性进行审查，对成果登记的条件进行初审。对初审合格的科技成果，向科技成果登记部门推荐申请登记。

（3）科技成果登记部门对办理登记的科技成果进行形式审查，对符合条件的予以公告。

（4）公告发布后两个月内无异议的科技成果，由登记部门发给登记证书；有异议的，由推荐申报部门负责处理，并将处理结果报登记部门备案。

第十三章　成果转化

13.1 科技成果转化是什么，转化途径有哪些

科技成果转化是指为提高生产力水平而对科学研究与技术开发所产生的具有实用价值的科技成果所进行的后续试验、开发、应用、推广，直至形成新产品、新工艺、新材料，发展新产业等活动。

科技成果转化途径包括：①自行投资实施转化；②向他人转让该科技成果；③许可他人使用该科技成果；④以该科技成果作为合作条件，与他人共同实施转化；⑤以该科技成果作价投资，折算股份或者出资比例。

13.2 国家专利有哪些类别

（1）发明专利，是指对产品、方法或者其改进所提出的新的技术方案。

（2）实用新型专利，是指对产品的形状、构造或者其结合所提出的适于实用的新的技术方案。

（3）外观设计专利，是指对产品的形状、图案或者其结合，以及色彩与形状、图案的结合所做出的富有美感并适于工业应用的新设计。

13.3 什么是职务发明

职务发明是指企业、事业单位、社会团体、国家机关等的工作人员执行本单位的任务或者主要利用本单位的物质条件所完成的职务发明创造。职务发明人

与其所在单位的关系是一种劳动合同关系，在资本主义国家则表现为雇员和雇主的关系。在专利法中，这种关系集中体现为职工完成的发明创造的权利归属问题，即职工完成的发明创造是职务发明还是非职务发明的问题。原则上，这一问题的解决应当遵从“合同优于法律”的原则，即有关发明创造成果权归属问题首先应当按照劳动合同中的约定来解决。职务发明申请专利的权利属于单位。申请被批准后，该单位为专利权人；单位应当对发明人或设计人给予奖励。

13.4 什么是技术转让和成果推广

技术转让又称技术转移，是指技术在国家、地区、行业内部或之间以及技术自身系统内输入与输出的活动过程。技术转移包括技术成果、信息、能力的转让、移植、产业化、引进、交流和推广普及等，是技术贸易的一种主要类型。包括：①有工业产权的技术，如专利、商标设计、外形设计等。这类产权受国家有关工业产权法规保护。②无工业产权的技术，主要指专有技术，如图纸、设计方案、技术说明书、技术示范、具体指导等。这类技术不受专门法律保护，只由供应和承接双方签订的合同所享有的法律保护。技术转让分有偿转让和无偿转让两种方式。

成果推广是把科技成果这种潜在的生产力变为直接生产力，需要有一个过程，这个过程就叫作成果的推广。科技成果成功转化为现实生产力并有效促进生产，是科技成果推广的根本目的。

需注意的问题：①要注意专利与技术秘密的有效性。②技术的有关情况应当约定清楚。③转让或者许可的范围。④技术转让合同可约定让与人和受让人实施专利或者使用技术秘密的范围，但是不得以合同条款限制技术竞争和技术发展。⑤转让费用的约定。⑥技术转让合同的内容复杂，涉及转让技术的范围、转让的对象、受让人使用技术的方式和范围、技术的保密、使用费的支付等，为了明确责任，分清权利、义务，订立技术转让合同应当采用书面形式。

13.5 科技成果转化方式有哪些

科技成果转化，是指为提高生产力水平而对科技成果进行的后续试验、开发、应用、推广，直至形成新技术、新工艺、新材料、新产品、新服务、新标准、新模式，发展新产业等活动。其方式主要有：

（1）自行投资实施转化。

（2）向他人转让科技成果。

（3）许可他人使用科技成果。

（4）以科技成果作为合作条件，与他人共同实施转化。

（5）以科技成果作价投资，折算股份或者出资比例。

（6）其他协商确定的方式。

13.6 成果转化的报酬标准是什么

职务科技成果完成单位应当对完成、转化该项科技成果作出重要贡献的人员给予奖励和报酬。科技成果完成单位未规定、也未与科技人员约定奖励和报酬的方式和数额的，按照下列标准对完成、转化职务科技成果作出重要贡献的人员给予奖励和报酬：

（1）将该项职务科技成果转让、许可给他人实施的，从该项科技成果转让净收入或者许可净收入中提取不低于70%的比例。

（2）利用该项职务科技成果作价投资的，从该项科技成果形成的股份或者出资比例中提取不低于70%的比例。

（3）将该项职务科技成果自行实施或者与他人合作实施的，应当在实施转化成功投产后连续三至五年，每年从实施该项科技成果的营业利润中提取不低于10%的比例。

国家设立的研究开发机构、高等院校规定或者与科技人员约定奖励和报酬的方式和数额应当符合前款第一项至第三项规定的标准。

第十四章　科研经费

14.1 科研经费的来源和主要开支范围有哪些

科研经费的来源主要包括科研专项经费和自筹经费。主要开支范围有设备费、材料费、测试化验加工费、差旅费、会议费、国际合作与交流费、出版/文献/信息传播/知识产权事务费、劳务费（含研究生助研津贴）、专家咨询费、燃料动力费、间接费用和管理费。

14.2 科研经费及经费预算

科研经费预算主要包括直接费用和间接费用两部分。直接费用包括设备费、材料费、测试化验加工费、燃料动力费、差旅费、会议费、国际合作与交流费、出版/文献/信息传播/知识产权事务费、劳务费、专家咨询费和其他支出等。间接费用包括承担课题任务的单位为课题研究提供的现有仪器设备及房屋、水、电、气、暖消耗，有关管理费用的补助支出，以及绩效支出等。

1. 科研直接经费开支范围

（1）设备费：指在项目实施过程中购置或试制专用仪器设备，对现有仪器设备进行升级改造，以及租赁外单位仪器设备而发生的费用。应当严格控制设备购置费支出，鼓励开放共享、试制、自主研制、租赁专用仪器设备以及对现有仪器设备进行升级改造，避免重复购置。

（2）材料费：指在项目实施过程中消耗的各种原材料、辅助材料等低值易耗品的采购以及运输、装卸、整理、仓储等费用。

（3）测试化验加工费：指在项目实施过程中支付给外单位（包括承担单位内部独立经济核算单位）的检验、测试、化验及加工等费用。

（4）燃料动力费：指在项目实施过程中直接使用的相关仪器设备、科学装置等运行发生的水、电、气、燃料消耗费用等。

（5）出版 / 文献 / 信息传播 / 知识产权事务费：指在项目实施过程中，需要支付的出版费、资料费、专用软件购买费、文献检索费、专业通信费、专利申请及其他知识产权事务等费用。

（6）差旅费 / 会议费 / 国际合作与交流费：是指在项目实施过程中发生的差旅费、会议费和国际合作交流费。在编制预算时，本科目支出预算不超过直接费用预算 10% 的，不需要编制测算依据。承担单位和科研人员应当按照实事求是、精简高效、厉行节约的原则，严格执行国家和省有关规定，统筹安排使用。

（7）劳务费：是指在项目实施过程中支付给参与项目的研究生、博士后、访问学者以及项目聘用的研究人员、科研辅助人员等的劳务性费用。

项目聘用人员的劳务费开支标准，参照当地科学研究和技术服务业从业人员平均工资水平，根据其在项目研究中承担的工作任务确定，其社会保险补助纳入劳务费科目列支。劳务费预算应据实编制，不设比例限制。

（8）专家咨询费：是指在项目实施过程中支付给临时聘请的咨询专家的费用。专家咨询费不得支付给参与本项目研究和管理的相关工作人员。专家咨询费的标准按照有关规定执行。

（9）其他支出：是指在项目实施过程中除上述支出范围之外的其他相关支出。其他支出应当在申请预算时详细说明。

2. 科研间接经费开支范围

（1）间接费用是指项目承担单位在组织实施项目过程中发生的无法在直接费用中列支的相关费用。主要包括：项目承担单位为项目研究提供的房屋占用，日常水、电、气、暖消耗，有关管理费用的补助支出，以及激励科研人员的绩效支出等。

（2）间接费用结合项目承担单位信用情况，按照不超过项目资金中直接费用扣除设备购置费后的 20% 核定（软件开发类、社科类科研项目不超过 40%；国家自主创新示范区试点单位按照试点文件执行）。

（3）间接费用由项目承担单位统筹安排使用。项目承担单位应当建立健全间接费用的内部管理办法，公开透明、合规合理使用间接费用，处理好分摊间接成本和对科研人员激励的关系。绩效支出应当与科研人员在项目工作中的实际贡献挂钩，在出台单位内部制度文件、任务目标完成、资金使用和研究成果公示的基础上，单位可以用于该支出。间接费用中绩效工资不纳入单位绩效工资总额基数，计入当年单位工资总额。

（4）项目中有多个单位的，间接费用在总额范围内由项目承担单位与参与单位协商分配。项目承担单位不得在核定的间接费用以外，再以任何名义在项目资金中重复提取、列支相关费用。

科研经费预算设计遵循的基本原则：项目申报单位应当按照政策相符性、目标相关性和经济合理性原则，科学、合理、真实地编制预算，对仪器设备购置、参与单位资质及拟外拨资金进行重点说明。项目申报单位对直接费用各项支出不得简单按比例编列。

由多个单位共同承担一个项目的，应当根据合同、协议分别编制单项预算，并由项目牵头承担单位汇总编制项目总预算。

14.3 科研经费的管理主体和责任有哪些

科研经费的管理主体是项目承担单位。项目承担单位要认真落实国家有关政策规定，按照权责一致的要求，强化自我约束和自我规范，确保接得住、管得好。项目承担单位的责任有：制定内部管理办法，落实项目预算调剂、间接费用统筹使用、劳务费分配管理、结余资金使用等管理权限；加强预算审核把关，规范财务支出行为，完善内部风险防控机制，强化资金使用绩效评价，保障资金使用安全规范有效；实行内部公开制度，主动公开项目预算、预算调剂、资金使用（重点是间接费用、外拨资金、结余资金使用）、研究成果等情况。

14.4 省级科技研发专项资金如何进行调整

项目承担单位应当按照下达的预算执行。预算确有必要调整时，应当按照以下调整范围和权限，履行相关程序：

（1）项目名称、项目承担单位、项目负责人和项目预算总额的调整，应当按原程序报省财政厅和科技厅批准。

（2）项目总预算不变，项目合作单位之间预算调整以及增加或减少项目合作单位的预算调整；项目实施期间出现项目计划任务及绩效目标、项目实施期调整，应当按原程序报省科技主管部门或专业机构批准。

（3）项目总预算不变的情况下，直接费用中材料费、测试化验加工费、燃料动力费、出版/文献/信息传播/知识产权事务费、其他支出预算如需调整，项目负责人根据实施过程中科研活动的实际需要，由项目承担单位批准。设备费、差旅/会议/国际合作交流费、劳务费、专家咨询费的预算一般不予调整，如有特殊情况确需调整的，需说明调整原因，报经项目承担单位批准。不超过直接费用10%的预算调整，不需要提供调整测算依据。

14.5 科研经费余额管理有哪些要求

对于科研经费余额，项目资助单位有明确规定的，按照其规定执行，无明确规定的，可参照中共中央办公厅、国务院办公厅《关于进一步完善中央财政科研项目资金管理等政策的若干意见》，中共河南省委办公厅、河南省人民政府办公厅《关于进一步完善省级财政科研项目资金管理等政策的若干意见》要求，跨年度实施的项目在申报项目预算时，应当根据工作进度合理编制分年度预算，减少科研经费年度结转。项目实施期间，年度剩余资金可结转下一年度继续使用，结转期不超过2年。项目完成任务目标并通过结项、验收后，结余资金按规定留归项目承担单位使用，在2年内由项目承担单位统筹安排用于科研活动的直接支出；2年后未使用完的，按规定收回。

14.6 科研财务助理及其任职条件和职责

科研财务助理是为科研人员在重大项目预算编制和调剂、经费支出、财务决算和验收等方面提供专业化服务的人员。科研财务助理应具备大专及以上学历，同时具备助理会计师及以上专业技术职务，熟悉并自觉执行国家有关法律法规和财务会计制度，具备一定的财务会计工作经历；热爱科研财务管理工作，坚持原则，依法办事，廉洁奉公。

科研财务助理的工作职责：

（1）负责课题组科研项目经费使用管理，包括设备、材料采购的报账，固定资产建账，课题组研究生劳务费发放等日常工作。

（2）参与项目预算的编制，承担项目结题的决算、审计材料准备工作。

（3）课题组与财务相关的日常杂务。

第十五章　论文论著

15.1 什么是学术期刊

学术期刊（academic journal）是一种经过同行评审的期刊，发表在学术期刊上的文章通常涉及特定的学科。学术期刊展示了研究领域的成果，并起到了公示的作用，其内容主要以原创研究、综述文章、书评等形式的文章为主。

15.2 什么是 CN 类刊物、ISSN 类刊物

CN 类刊物是指在我国境内注册、国内公开发行的刊物。该类刊物的刊号均标注有 CN 字母，人们习惯称之为 CN 类刊物。

ISSN 类刊物是指在我国境地外注册，国内、外公开发行的刊物。该类刊物的刊号前标注有 ISSN 字母。现在许多杂志同时具有 CN 和 ISSN 两种刊号。

15.3 河南省《卫生计生高级专业技术职务评审学术期刊参考目录》1、2、3 类指的是什么

为进一步规范卫生计生高级专业技术职务任职资格评审工作，努力提高评审工作公信力，本着公开、公平、公正的原则，组织省内有关医学专家，对全国较有影响力的医药卫生类学术期刊进行了认真审议，根据期刊影响力划分了类别。经网上公示、广泛征求社会各界意见等，制定了河南省《卫生计生高级专业技术职务评审学术期刊参考目录》，分为 1、2、3 类。上述期刊的划分，适用于

卫生计生行政部门批准的医疗卫生服务机构和食品药品监督管理部门批准机构中的卫生计生技术人员。仅供卫生计生高级专业技术职务任职资格评审时参考。基层卫生计生高级专业技术职务任职资格评审自 2016 年度开始，全省卫生计生高级专业技术职务任职资格评审自 2017 年度开始。

15.4 入选卓越计划的中医药期刊有哪些

《北京中医药大学学报》《中草药（英文版）》《中国结合医学杂志》《中国中药杂志》《中医杂志》《针灸和草药》《中华中医药杂志》《中医药文化》。

15.5 入选 T1、T2 期刊的中医药期刊有哪些

T1 期刊 11 种:《中国针灸》《中医杂志》《中医杂志（英文版）》《中国中药杂志》《中国中西医结合杂志》《中国实验方剂学杂志》《北京中医药大学学报》《中国结合医学杂志（英文版）》《中华中医药杂志》《中草药》《中华中医药学刊》。

T2 期刊 28 种:《针刺研究》《中国骨伤》《中国中医药信息杂志》《中国中医基础医学杂志》《世界中西医结合杂志》《世界中医药》《世界科学技术》《中医药现代化》《天津中医药》《天津中医药大学学报》《辽宁中医杂志》《辽宁中医药大学学报》《吉林中医药》《长春中医药大学学报》《中医药学报》《上海中医药杂志》《中成药》《上海中医药大学学报》《中医药文化》《南京中医药大学学报》《康复学报》《中医正骨》《中医学报》《时珍国医国药》《新中医》《中药新药与临床药理》《广州中医药大学学报》《中国中医急症》。

15.6 什么是北大核心期刊

指北京大学图书馆与北京高校图书馆期刊工作研究会联合编辑出版的《中文核心期刊要目总览》中的期刊，该目录已于 1992、1996、2000、2004、2008、2011、2014 年出版过七版，主要是为图书情报部门对中文学术期刊的评估与订购、为读者导读提供参考依据。第八版（2017 年版）于 2018 年 12 月由北京大学出版社出版。

该目录中中医药期刊有 19 种:《中草药》《中国中药杂志》《针刺研究》《中国实验方剂学杂志》《中国中西医结合杂志》《北京中医药大学学报》《中华中医药杂志》《中医杂志》《中成药》《中药材》《中国针灸》《中药药理与临床》《世界科学技术》《中医药现代化》《中药新药与临床药理》《南京中医药大学学报》《天然产物研究与开发》《中华中医药学刊》《中国中医基础医学杂志》《时珍国医国药》。

15.7 出版中医药特色书籍的代表性出版社有哪些

中国古籍出版社、中国中医药出版社、中国医药科技出版社。

15.8 什么是教材、编著、专著和学术专著

教材：教材是由三个基本要素，即信息、符号、媒介构成，用于向学生传授知识、技能和思想的材料。教材的定义有广义和狭义之分。广义的教材指课堂上和课堂外教师和学生使用的所有教学材料，比如课本、练习册、活动册、故事书、补充练习、辅导资料、自学手册、录音带、录像带、计算机光盘、复印材料、报刊、广播电视节目、幻灯片、照片、卡片、教学实物等。教师自己编写或设计的材料也可称为教学材料。

编著：一种著作方式，基本上属于编写，但有独自见解的陈述，或补充有部分个人研究、发现的成果。凡无独特见解陈述的书稿，不应判定为编著。

专著：根据学术论文的长短，又可以分为单篇学术论文、系列学术论文和学术专著三种。

学术专著：超过 4 万 ~ 5 万字的学术论文，可以称为学术专著。

15.9 什么是著作权

著作权又称为版权，分为著作人格权与著作财产权。其中著作人格权包括公开发表权、姓名表示权及禁止他人以扭曲、变更方式利用著作损害著作人名誉的权利。

第十六章　人才团队

16.1 什么是海外高层次人才引进计划

海外高层次人才引进计划简称“千人计划”，主要是围绕国家发展战略目标，同时，各省（区、市）也结合本地区经济社会发展和产业结构调整的需要，有针对性地引进一批海外高层次人才，即地方“百人计划”。

从 2008 年开始，在国家重点创新项目、学科、实验室以及中央企业和国有商业金融机构、以高新技术产业开发区为主的各类园区等，引进 2000 名左右人才，并有重点地支持一批能够突破关键技术、发展高新产业、带动新兴学科的战略科学家和领军人才来华创业。

16.2 什么是“百千万人才工程”

百千万人才工程，是根据国家科技发展规划和经济社会发展需要制定的，旨在加强中国跨世纪优秀青年人才培养的一项重大举措。1994 年 7 月由国家人事部提出，1995 年底由人事部、科技部、教育部、财政部、原国家计委、中国科协、国家自然科学基金委员会等七个部门联合在全国范围内组织实施。其宗旨是：到 20 世纪末，在国民经济和社会发展影响重大的自然科学和社会科学领域，造就一批不同层次的跨世纪学术和技术带头人及后备人选。百千万人才工程坚持以培养（而不是选拔）为主的原则。

16.3 什么是“长江学者奖励计划”

“长江学者奖励计划”是中华人民共和国教育部与香港李嘉诚基金会为提高中国高等学校学术地位，振兴中国高等教育，于1998年共同筹资设立的专项高层次人才计划。该计划包括实行特聘教授岗位制度和颁发长江学者成就奖两项内容。为贯彻落实《国家中长期教育改革和发展规划纲要（2010～2020年）》和《国家中长期人才发展规划纲要（2010～2020年）》，教育部从2012年起实施新的“长江学者奖励计划”。

16.4 什么是国家杰出青年科学基金

国家杰出青年科学基金（the national science fund for distinguished young scholars，简称杰青基金），是中国为促进青年科学和技术人才的成长，鼓励海外学者回国工作，加速培养造就一批进入世界科技前沿的优秀学术带头人而特别设立的科学基金。

国家杰出青年科学基金，支持在基础研究方面已取得突出成绩的青年学者自主选择研究方向开展创新研究，促进青年科学技术人才的成长，吸引海外人才，培养造就一批进入世界科技前沿的优秀学术带头人。该基金资助全职在中国内地工作的优秀华人青年学者从事自然科学基础研究工作，本基金所指的中国内地是指中国除港、澳、台地区之外的各省、自治区和直辖市。国家杰出青年科学基金每年受理一次。

16.5 什么是“中原学者计划”

“中原学者计划”是河南省创新型科技人才队伍建设工程的重要组成部分。旨在通过对在豫工作的科技人才的资助（3年600万人民币），发现、选拔、培养和造就一批我省的院士后备人才。工作目标和范围：坚持党管人才的原则，坚持人才政策引导与资助相结合的原则，通过政府、社会和单位共同投入、共同培养。“中原学者”每年评审一次，每次最多评出5～7人。评审工作贯彻尊重知识、尊重人才的方针。“中原学者”评审委员会由相关领域的科学家、工程技术专家和管理专家组成，负责评审工作。河南省创新型科技人才队伍建设工程领导小组办公室负责日常业务工作。

16.6 什么是“岐黄学者”

岐黄学者是国家中医药管理局通过创新体制机制、优化政策环境、强化保障措施，以提升中医药临床服务能力和科技创新能力为核心，搭建不同层级的中医药高层次人才培养平台，培养造就一批具有深厚中医药理论基础和学术经验、坚持中医药原创思维并掌握现代科学研究方法的中医药高层次人才，构建骨干人才、优秀人才、领军人才有机衔接的中医药高层次人才队伍，着力解决中医药事业发展高层次人才缺乏及继承不足、创新不够等问题，为振兴发展中医药提供坚实的人才保障。

16.7 什么是中国博士后科学基金

中国博士后科学基金是根据《国务院批转国家科委、教育部、中国科学院关于试办博士后科研流动站报告的通知》(国发〔1985〕88 号)精神和中国博士后科学基金会章程设立的。旨在资助博士后研究人员中的优秀者，以利于他们完成科研工作任务，并迅速成长为各类高水平专业人才，为我国科技、教育和经济的发展以及国防建设做出贡献。

16.8 什么是“中原名医”

中原名医是为深入实施人才优先发展战略和人才强省战略，加强医疗卫生人才队伍建设，突出“高精尖缺”导向，大力培养医疗卫生领域领军人才，大力集聚海内外高层次人才，造就一支高素质的学术技术带头人队伍，推动河南省医疗卫生事业健康和谐发展，而遴选的一批能够成长为国家卫生健康突出贡献中青年专家、全国名中医、中原学者等医学高端人才。

16.9 什么是河南省科技创新人才计划

河南省科技创新人才计划是河南省创新型科技人才队伍建设工程的重要组

成部分。其宗旨是：贯彻国家、省科学技术和人才发展战略，通过人才引进、培养和使用，发现、培养和造就一批科技创新杰出青年人才和一批科技创新领军人才。省科技创新人才计划资助在豫工作的国内外优秀科技创新人才，开展自然科学和工程技术领域的科技创新活动，解决我省经济和社会发展中的关键共性技术问题以及基础研究与前沿技术问题。

16.10 什么是河南省中医药领军人才计划

为进一步加强中医人才队伍建设，提升我省中医学术水平和继承创新能力，促进中医药事业持续健康发展，2013 年，由河南省中医管理局组织选拔具有深厚的中医理论功底，能够掌握现代科学技术研究方法，同时具有战略思维和组织才干，能够引领河南中医学术发展的复合型中医临床学科领军人才的计划。

16.11 什么是河南省创新型科技团队

“河南省创新型科技团队”是河南省高层次创新型科技人才队伍建设工程的重要组成部分。创新团队是指围绕共同的科研目标和方向，以优秀科技领军人才为核心，以高水平科技创新平台为依托，有稳定的科研基础条件，由一定数量的科技人员组成的分工协作、优势互补的科技创新群体。

创新团队建设紧密围绕全省经济社会发展战略和科技发展规划，在重点学科领域、主导产业、战略性新兴产业及未来优先发展领域，支持培育一批“道德素质过硬，专业贡献重大，团队效应突出，引领作用显著”，在自然科学领域从事基础研究、应用研究和开发应用的科技创新群体，形成优秀人才的团队效应和人才资源的优势整合。

创新团队的依托单位应为河南省行政区域内的高等院校、科研院所、企业或者民办非企新型研发机构，成立或注册时间满一年以上。创新团队应该有明确的研究方向和主要研究的科学问题，符合河南省优先发展领域、重点学科建设和优势产业发展的要求，或者是重大科学前沿热点和经济社会发展关键、重点、难点问题。创新团队学术水平应在国内外同行中处于优势地位，已取得突出成绩或具有明显的创新潜力。 创新团队必须具备良好的工作基础和实验条件，依托单位具有良好的科研和人文环境，能提供必要的保障支撑。创新团队一般应以国家或省级科技创新基地（实验室、重点实验室、工程研究中心、技术创新中心、临床医学研究中心）、国际联合研究中心（实验室）、院士工作站、新型研发机构等科技创新平台为依托。创新团队一般应承担过国家和省重大科技项目，或取得过国家和省级科学技术奖，并具有一定的经费支持和持续发展能力。

16.12 什么是河南省教育厅高校科技创新团队

创新团队是紧密型创新研究群体，以优秀学术带头人为首席专家，以优秀中青年骨干教师为团队成员，能够围绕国家和我省中长期科技发展规划的重点领域或重大科技前沿热点问题，结合中原经济区建设重点发展和战略性新兴产业领域的发展需要，进行具有开创性、探索性和前瞻性的基础研究和应用基础研究，以及具有重大经济或社会效益的关键技术创新和集成创新。实施创新团队计划旨在充分发挥高等学校科技创新的作用，促进学科间的交叉融合，倡导和培育团队精神，凝聚和培养一批优秀的创新群体，形成优秀人才的团队效应，提升高校科技创新能力和竞争实力，推动学科建设和学位点建设，进而推动高校全面健康可持续发展。

16.13 什么是河南省卫生健康委学科团队领军人才

学科团队领军人才（后备人才）以选拔、培养杰出创新人才为目标，通过本计划实施，培育一批具有深厚中医理论功底，掌握现代科学技术研究方法，同时具有战略思维和组织才干，能够引领河南中医学术发展的复合型中医学科科研领军人才；培育期满，本计划的培育对象应成为在中医药研究领域具有突出能力和显著工作绩效、在省内具有较高学术地位的知名专家。

第十七章　科研平台

17.1 什么是国家重点实验室和河南省重点实验室

国家重点实验室是国家科技创新体系的重要组成部分，是国家组织高水平基础研究和应用基础研究，聚集和培养优秀科技人才，开展高水平学术交流，科研装备先进的重要基地。其主要任务是针对学科发展前沿和国民经济、社会发展及国家安全的重要科技领域和方向，开展创新性研究。

国家重点实验室是依托大学和科研院所建设的科研实体，实行人财物相对独立的管理机制和“开放、流动、联合、竞争”运行机制。

科学技术部是重点实验室的宏观管理部门；国务院有关部门、地方科技管理部门是重点实验室的行政主管部门；依托单位是重点实验室建设和运行管理的具体负责单位。

河南省省级重点实验室是全省科技创新体系与创新平台建设的重要组成部分，是全省开展高水平基础研究和应用基础研究的科技创新基地，是聚集和培养高层次科技人才的摇篮，是开展学术交流的重要窗口。

省级重点实验室以基础研究和应用基础研究为主，结合应用开发研究，构建知识创新体系和科技实验研究体系，促进开展创新活动，为实施创新驱动发展战略提供创新源泉和开放共享的创新环境。

省级重点实验室依托高等院校、科研院所、企业及新型研发机构等单独或联合组建，分为学科类重点实验室、企业类重点实验室、共建类重点实验室三类。

1. 学科类重点实验室　依托高等院校、科研院所建设，面向学科前沿和重大科学问题，面向经济社会的重要领域，开展战略性、前瞻性、前沿性基础和应用基础研究，聚集和培养高层次科技人才团队，为提升原始创新能力、引领带动学科和领域发展、实现可持续创新发展提供先进技术理论、人才团队等科技支撑。

2. 企业类重点实验室　依托在省内注册的、符合我省重点发展的产业、行业的研发投入力度大、科研活跃度高、研发条件完善、创新实力强的企业建设。以培育和建设企业国家重点实验室为目标，面向社会和行业未来发展的需求，开展应用基础研究、现代工程技术和竞争前关键共性技术研究，研究制定国际标准、国家和行业标准，聚集和培养优秀人才，引领和带动行业技术进步，为提升产业核心竞争力、推动行业科技进步提供支撑。

3. 共建类重点实验室　主要面向地方，围绕产业发展布局与区域特色，通过与省辖市政府共建的方式，培育创建重点实验室，提升区域科技创新能力，促进区域经济社会发展。

省级重点实验室按照多方投入、稳定支持、定期评估和动态调整原则实行分类管理。重点实验室实行统一管理。河南省科学技术厅是重点实验室的宏观管理部门；省辖市科技主管部门或省直部门（单位）是重点实验室的行政主管部门；依托单位（建设单位）是重点实验室建设和运行管理的具体实施单位。

17.2 什么是国家中医临床研究基地

国家中医临床研究基地建设项目由国家发展改革委、国家中医药管理局共同实施，由中央投资、地方财政配套，是迄今为止国家投入最大的中医专项。旨在对重大疾病防治进行攻关，全面提高中医药防病治病能力和自主创新能力。2008 年 12 月，国家发改委和国家中医药管理局共同启动实施的建设项目，遴选了第一批 16 家三级甲等中医医院作为基地建设单位，明确了艾滋病、慢阻肺等 14 类疾病作为国家中医临床研究基地重点研究病种，河南中医药大学第一附属医院入选第一批基地建设单位。2018 年 6 月，遴选 17 家单位入选第二批国家中医临床研究基地建设单位，河南省中医院入选第二批基地建设单位。

17.3 中医药科研实验室如何分级

中医药科研实验室是中医药科学实验的场所，为中医药研究提供科学、规范的专项实验技术服务。医药科研实验室根据实验环境、专业实验技术水平、仪器设备和管理能力，实行一级实验室、二级实验室和三级实验室的分级管理。

其中三级实验室标准如下。

（1）组织机构与环境：①实验室负责人具备相关专业、本科以上学历、副高以上职称，有 5 年以上同类实验室工作经历。实验室工作人员结构合理，有较好的技术梯队；②设立质量保证体系（QAU），QAU 能独立开展质量保证工作，配备与规模相适应的负责人及督察员，符合质量保证要求；③实验室面积不少于 300 m^2，能满足不同功能实验室对环境条件的要求，如恒温、恒湿及相应净化设施。

（2）专业技术水平与仪器设备：①建立了稳定、规范、有特色的实验技术，具有一定的先进性（技术平台）及稳定的技术研究方向，主要关键性技术工作在本室完成；②目前承担以本实验室主要技术为基础的国家级科研项目或省（部）级项目课题，形成较为稳定的重点研究方向，具有较高学术水平，体现中医药特色和规律；③近 3 年有以本实验室主要技术为基础的科研项目获得省（部）级成果，发表以本实验室主要技术为基础的被 SCI 等著名检索系统收录的学术论文或发明专利；④向国内开放，每年有多项实验（或人次）在实验室进行，与国内外相关实验室建立技术合作与交流；⑤本室核心骨干技术所需仪器设备可保障稳定技术研究方向及开放工作顺利开展，体现技术水平的骨干仪器具有先进性，可达到智能化数据处理和质量监测，满足现代定量分析的要求。

（3）管理水平：①单位对实验室有建设规划或工作计划，实验室建设有保障措施和依托单位的投入；②制定并有效实施开放制度、标准操作规程（SOP）管理制度、环境保护及安全管理制度以及科研项目管理等制度；③制定并有效实施质保督察员职责、定期评估和监督、科研项目实验的质量保证以及质量工作汇报和举报等质量管理制度；④建立并严格遵照执行主要技术方法及主要实验项目单元等标准操作规程（SOP）。

17.4 河南省中医药循证医学中心的功能和职责是什么

河南省中医药循证医学中心是河南省中医管理局批准设立的省级科研平台，为全省中医药临床疗效评价方法、中医药循证实践、循证医学教育、数据信息服务、质量控制等工作提供技术支持。河南省中医药循证医学中心的工作职责：提供中医药临床疗效评价方法咨询与服务；指导中医药优势病种开展中医药循证研究和循证实践；开展循证医学教育，组织循证医学培训，普及循证医学知识；提供中医药研究的数据采集、数据管理、数据挖掘和统计分析等服务；提供符合国内法规和国际规范的质量控制服务；中医药科研新技术、新方法和传承创新方法研究；提供临床指南、专家共识、标准制订的方法学支持；承担上级主管部门交办的其他任务等。

17.5 河南省中医药科研质量控制中心的功能和职责是什么

河南省中医药科研质量控制中心是由河南省卫生健康委批准设立的省级科研质控平台，主要功能和职责是，在省卫生健康委的指导下，遵循中医药科研规律，以提升全省中医药科研规范化水平为目标，完善质量控制体系建设，提供质控培训、监督和检查服务，配合做好科研管理及上级交付的其他事项。

17.6 什么是国家工程技术研究中心和河南省工程技术研究中心

国家工程技术研究中心是国家科技发展计划的重要组成部分，是研究开发条件能力建设的重要内容。国家工程中心建设是在“创新、产业化”方针指导下，探索科技与经济结合的新途径，加强科技成果向生产力转化的中间环节，促进科技产业化；面向企业规模生产的需要，推动集成、配套的工程化成果向相关行业辐射、转移与扩散，促进新兴产业的崛起和传统产业的升级改造；促进科技体制改革，培养一流的工程技术人才，建设一流的工程化实验条件，形成我国科研开发、技术创新和产业化基地。

河南省工程技术研究中心建设项目是我省科技创新平台建设的重要组成部分，是加强我省技术创新体系建设的重要组成部分。河南省工程技术研究中心建设结合实施重大科技专项和科技攻关计划，围绕技术创新体系建设，以应用开发研究为主，结合科技成果转化与产业化。促进我省产业以技术创新为目标，加强工程化研发平台建设，开展工程技术研究、试验和成套技术服务，开发产业发展中的共性、关键技术，持续提供成熟配套的技术、工艺、装备和产品，促进成果转化和技术辐射，带动相关行业的技术提升和科技进步，增强产业技术创新能力和市场竞争力。

河南省工程技术研究中心建设按照“统筹规划、突出优势、制度创新、支撑发展”的原则，主要依托省内支柱产业、优势行业、高新技术产业中科技实力较强的高新技术企业、科研机构和高等院校，建设以企业为主体、产学研结合的技术创新体系，建成“开放、流动、联合、竞争”的科研开发实体。

工程技术研究中心的主要任务：①根据我省经济建设和市场需求，针对行业或区域发展的重大技术问题进行攻关，在自主创新和引进的基础上，持续不断地创造新成果，开发新技术，并进行工程化研究，为产业化提供成熟、配套的技术、工艺、装备和新产品；②实行开放服务，接受行业或部门以及企业、高等院校和科研机构等单位委托的工程技术研究、设计、试验和成套技术服务，并为其成果推广提供咨询；③培养、聚集相关专业的高层次的工程技术人才和管理人才，为本省行业、企业提供工程技术人才培训；④开展多种形式的国际、国内科技合作与交流，开展相关的标准制定工作和行业信息服务，促进行业、领域的技术发展。

17.7 什么是省院士工作站

省院士工作站是以我省企事业单位为依托，以产业发展和科技创新需求为导向，以院士及其创新团队为技术支撑，以提高依托单位科技创新能力和核心竞争力为目的的科技创新平台。

省院士工作站的主要任务：①围绕企业或行业发展需要及国内外技术发展趋势，开展战略咨询和技术指导；②服务企事业单位及产业发展，以项目为核心，针对企事业单位发展急需解决的重大关键技术难题，组织院士及其创新团队开展技术咨询、联合攻关、开发新产品；③引进院士及其创新团队的创新成果，共同进行转化和产业化，培育自主知识产权和自主品牌，促进产学研合作；④与院士及其创新团队联合培养科技创新人才；⑤与院士及其创新团队联合开展高层次学术或技术交流活动。

17.8 什么是中医药生物资源样本库

生物样本库又称生物银行（Biobank），主要是指标准化收集、处理、储存和应用健康和疾病生物体的生物大分子、细胞、组织和器官等样本，包括人体器官组织、全血、血浆、血清、生物体液或经处理过的生物样本（DNA、RNA、蛋白等），以及与这些生物样本相关的临床、病理、治疗、随访、知情同意等资料及其质量控制、信息管理与应用系统。

中医药生物资源样本库旨在为“中医药国际化”研究提供基石，采用中西医协同创新、协同转化的中西医交融方式，将现代生命科学最前沿技术与中医药转化医学相结合，进一步诠释和光大中医的整体观、辨证施治、治未病等核心思想，抢占我国在中医药理论研究和中医药产业的国际制高点，为我国医学模式的转变以及医疗政策、医药工业，甚至整个经济领域的改革和创新做出样本库人应有的贡献。

17.9 什么是中医药传承创新平台

中医药传承创新平台以中医药优势病种和优势环节为切入点，聚焦中医药临床传承创新能力提升，以提高重大疑难疾病临床疗效为目的，整合中西医资源、优势互补、协同攻关，针对在临床实践基础上形成的中西医结合诊疗方案或专家共识，开展临床评价工作，切实提升医疗卫生服务质量，预防控制重大疾病，助力实施健康中国战略。中医药传承创新平台依托国家中医临床研究基地、重大疑难中西医临床协作试点和中医药重点研究室等平台，选择 23 个具有较好工作基础的单位，开展深化建设工作。

17.10 河南省具有国家药物临床试验机构资质的中医院有哪些

河南中医药大学第一附属医院，河南省中医院，河南中医药研究院附属医院，河南省洛阳正骨医院，洛阳市中医院，开封市中医院。

17.11 新型研发机构

新型研发机构是聚焦科技创新需求，主要从事科学研究、技术创新和研发服务，投资主体多元化、管理制度现代化、运行机制市场化、用人机制灵活的独立法人机构，可依法注册为科技类民办非企业单位（社会服务机构）、事业单位和企业。政策支持详见《河南省人民政府关于印发河南省扶持新型研发机构发展若干政策的通知》豫政〔2019〕25 号。

第十八章　科研规范

18.1 什么是科研规范

科研规范是基于科研道德和科学共同体共识的，具有稳定性、连续性的规制和安排，因而具有文化意义，要求研究者自觉遵守和共同维护。它具备以下原则：①诚实原则。②公开原则。③公正原则。④尊重知识产权原则。⑤声明与回避原则。

18.2 研究计划制定中的规范是什么

文献调研阶段需要遵循的规范：①文献应可以准确地回溯到原始出处，以符合引用的规范。②对文献做分类研究并做出综述，当自己的论文被质疑时，这些研究可以有助于解疑释惑。③引用、翻译和归纳文献观点，包括引用电子资源时，也必须注意规范使用。

在选题阶段需要遵循规范：①首先要有科学依据。②科学研究应有创新性，包括学术的创新和现实的创新。③科研人员应当对科研活动中涉及伦理的问题自行进行评估。④选题必须是能够开展的，必须基于现有的主观条件和客观条件进行。

在研究方案的设计阶段，需要注意以下规范：①对活体试验中的试验对象给予充分保护和尊重。②选用适当的研究方法。③设计可行的研究步骤。④研究条件的安排应当实事求是。

18.3 课题申请中应遵守哪些规范

在课题申请中，首先应确保申请材料的真实性。目前，立项、资助机构、研究机构和期刊媒体曝光了很多有关申请材料失真的不端行为，如伪造或篡改申请人的简历，编造并不存在的申请人，或者伪造实际没有参加申请的人的签名；夸大发表著作、论文的数量，或者伪造论文被收录情况；伪造奖励证书或者其他证明或说明材料。这更要求我们在课题申请中坚持真实性：①申请人在项目申请之前要全面地了解所要申请课题的相关政策，认真阅读基金申请指南和申请通告，判断自己是否符合条件，以及自己目前的各项研究状况是否适合申请这一课题；②申请人应注意自己和合作者的工作时间安排，不应超负荷申请。有的科技工作者同时参与了多个课题，应保证每年所有课题的时间加总之和不能超过12个月；③申请人不应将相同或相似研究内容进行多项资助申请；④申请人必须独立自行填写申请书，而不是抄袭申请同类课题的其他申请书；⑤申请人不得故意夸大项目的学术价值和经济效益，提供有关个人以及研究积累等方面的虚假的信息；⑥申请人在申请、评议和公示期间，不得私自接触评审人、项目管理人等，不得以任何方式拉拢、贿赂、威胁评审人、项目管理人等。

其次，在申请材料中要注意引文规范：①论文要写明作者、题目、刊名、年份、卷（期）、页码；②专著要写明作者、书名、出版社、年份；③研究项目要写明名称、编号、任务来源、起止年月、负责或参加的情况以及与本课题的关系。

18.4 研究资源使用中的规范有哪些

研究中最重要的资源包括时间、资金和设备。对于这三者的使用都应当遵循相关规范。

在研究中必须遵守时间分配的相关规范：①应充分保证直接开展研究工作的时间。②合理恰当地安排各种学术活动的时间。③适度控制兼职工作的时间。④尊重和遵守任职机构的相关规定。⑤避免同时负责多项重大资助项目。⑥保证培养学术后备力量的时间。

课题经费对于研究至关重要。在课题经费的使用上，应当注意：①与政策相符，即符合国家财务管理政策和国家科技计划经费管理制度；②目标相关性，经费使用应以课题的任务目标为依据，支出应与课题任务紧密相关，经费的总量、强度与结构等应符合研究任务的规律和特点；③经济合理性，即课题经费应与同类科研活动的支出水平相匹配，提高资金的使用效率。科研人员还应在计划范围内使用研究经费，不得擅自挪用、滥用科研经费，不得用科研经费谋取不正当利益。

对于实验设备和材料的使用，应当避免：①不能把任职机构的设备资料用于外部咨询、研究等活动，或用于与学术目的无关的其他目的和活动；②用公共资金购买的设备与供给品，不应被用于私人目的的研究；③不能将设备、经费私自用于被明确禁止的研究。

18.5 研究数据收集、记录和保存中的规范有哪些

研究中的数据直接影响到研究成果，因此应当从源头上抓好数据的规范行为。在数据收集过程中，第一，应保证获得数据的条件是真实的，而不是虚构的；第二，要确保收集和保存实验数据的完整性；第三，不能为某种目的或获取利益对原始数据进行人为加工和篡改；第四，收集特殊数据应当事先获得授权许可。

数据记录应当与数据的获得同步。数据记录必须精准，必须严格按照有关程序和规则记录数据。

在数据保存方面：①应以严谨的方式保存数据。如果是书面记录，就要存放在安全的地方；如果是计算机文件，就应备份，并注意将备份的数据保存在安全处，备份数据应与原始数据分开保存，并且定期为所保存的数据重新备份。②原始数据应由产生这些数据的研究机构和科研人员共同保存。③要慎重保存涉及机密或危险的数据。④应做好数据保存相关事项的预先协议。⑤遵守数据保存期限但不应有意隐蔽数据。

18.6 研究数据使用中的规范是什么

在数据使用和处理成图像过程中，第一，应当保证原始数据的真实性，并且保证图像是数据的真实体现；第二，论著中的数据图像必须是原始记录的完整体现；第三，他人制作完成的数据图像应当在论著中予以说明；第四，应当熟知

和合理运用现有相关处理数据的计量方法。

18.7 科学研究交流与合作中应遵守哪些规范

首先是相互尊重，尊重他人的学术观点，尊重他人提出的新思想、新观点，尊重他人对自己提出的思想或观点的证实，对他人对自己的启发表示承认和感谢，尊重他人的研究及贡献。

其次是遵守公开原则，完整、详细地表述研究过程和结论，开诚布公地与他人进行交流，并坦诚接受他人的批评和质疑，根据实际需要或事先协议，适时地与其他科研人员分享自己的研究，发表科研成果应当公开与之相关的数据和信息，以便他人能够验证其成果，并接受他人对自己研究成果的验证。

18.8 引文规范应注意哪些问题

我国国家标准局2005年发布并实施的《文后参考文献著录规则》，在国内出版的论著文献可以参考这一标准。通常已经发表的论著或文章可以不经过该文作者的授权就可以自行引用了，但是，对于那些未正式发表的资料，应充分尊重所有者的意愿，未经所有者的许可，不应随意引用。

18.9 研究成果署名应注意哪些问题

（1）对文章有实质性的贡献，其署名权不能以任何理由被剥夺。不应受职称、学历等因素影响，如果丧失行为能力或者过世，也应当被署名为作者。

（2）不符合作者身份的人不能享有著作权或署名权，但有贡献的个人和组织，应当以适当方式予以确认。

（3）一项研究的负责人，或者论著、论文的作者，尤其是第一作者或者通讯作者，应当特别注意并避免下面情况的发生：虚构作者、荣誉作者、互惠作者、权势作者。

18.10 投稿过程中的规范有哪些

（1）作者在投稿之前，就应当了解所投出版社或期刊的有关投稿和发表方面的规定。

（2）基于同一项研究的、具有密切继承关系的研究成果可以分投不同期刊，但一般需要向期刊做出明确的说明。

（3）对于允许以另一种语言发表同一著作或论文的出版社或期刊，作者应当遵循规定，取得出版方的同意后才能以不同语言先后发表。

18.11 科研成果纠错的规范有哪些

科研成果发表过程中难免会出现疏漏或者错误，发表者有义务及时根据错误的性质实施有效的补救措施，如勘误、补遗、声明或撤回论文。现在国际上出版的科技期刊是电子版与印刷版共存，错误发生的阶段不同，更正的方法也有所区别，现详述如下：第一类是网上发表的电子版的文章有误。这类更正只要文章还没有汇总入刊并交印刷厂付印，则均有可能较快地更误，关键是作者与出版社联系得越快越好。第二类是已经在印刷版上发表的论文有误。在这种情况下，更正的途径只有发表勘误启示了。如果发现错误时抽印本还没有寄出，出版社可以安排提前更正电子版，所以作者可以收到不含错误的抽印本。第三类是因为种种主观或客观的原因，已经印刷发表的文章错误连篇，单纯地发表一文勘误启示已不能全面更改文章中所有的错误。在这种情况下，经刊物主编及出版社同意，该文章可以重新发表，即整篇文章从头到尾重新印刷。为了避免与头一次发表的文章混淆，在印刷本中，重新发表的文章之前要附加出版说明，而且文章的编页也与正常的文章有所不同。第四类是发表的文章有性质严重的违法之举。这类问题一旦发现，出版社可以即刻采取措施，把文章从电子版中删除，并且在网页上发表统一的文字说明。如果文章已经在印刷版上刊出，主编和出版社要在下一期刊物的开篇发表出版启示，谴责这种劣行，以达到弘扬科学、造福人类的出版目的。最后一类虽然不能算作出版错误，但也时有发生，有一定的代表性。即作者本人或同行在文章发表之后，认识到论文中的论点或论据有误或不全面。作者本人主动提出论文下网和更误，等到问题进一步搞清楚再发表。对已经发表的论文，如果同行觉得论文所述有疑点，可以发信给期刊的主编提出自己对论文内容的质疑，主编将信件转交给作者，由作者做出答复，然后连同质疑一起公开发表。通常这一问一答按顺序一前一后地发表在一期刊物里。这种质疑和答疑有时也以讨论的形式发表，通过详细的讨论，本来模糊的问题可能就越辩越清楚了，这也体现了科学研究发现和认识真理的本质。

18.12 什么是科研诚信及违反科研诚信的行为和后果

科研诚信主要指科技人员在科技活动中弘扬以追求真理、实事求是、崇尚创新、开放协作为核心的科学精神，遵守相关法律法规，恪守科学道德准则，遵循科学共同体公认的行为规范。

《国家科技计划实施中科研不端行为处理办法（试行）》（科技部第 11 号令）中所称的科研不端行为，是指违反科学共同体公认的科研行为准则的行为，包括：①在有关人员职称、简历以及研究基础等方面提供虚假信息；②抄袭、剽窃他人科研成果；③捏造或篡改科研数据；④在涉及人体的研究中，违反知情同意、保护隐私等规定；⑤违反实验动物保护规范；⑥其他科研不端行为。

处罚措施主要包括：①警告；②通报批评；③责令其接受项目承担单位的定期审查；④禁止其一定期限内参与项目承担单位承担或组织的科研活动；⑤终止项目，收缴剩余项目经费，追缴已拨付的项目经费；⑥记过；⑦降职；⑧解职；⑨解聘、辞退或开除等。

18.13 科学研究中有哪些科研不端 / 不当行为

2007 年，中国科学院发布《关于加强科研行为规范建设的意见》，明确对科研不端行为进行定义，并分为以下几类：

（1）在研究和学术领域内有意做出虚假的陈述，包括：①编造数据；②篡改原始文字记录和图片；③在项目申请、成果报告，以及职位中做虚假的陈述。

（2）损害他人著作权，包括：①侵犯署名权，如将做出创造性贡献的人排除在作者名单之外，未经本人同意将其列入作者名单，将不应享有署名权的人列入作者名单，无理要求著者或合著者身份或排名，或未经原作者允许，用其他手段取得他人作品的著者或合著者身份。②剽窃他人的学术成果，如将他人材料上的文字或概念作为自己的发表，故意省略引用他人成果的事实，使人产生为其新发现、新发明的印象，或引用时故意篡改内容、断章取义。

（3）违反职业道德，利用他人重要的学术认识、假设、学说或者研究计划，包括：①未经许可利用同行评议或其他方式获得上述信息；②未经授权就将上述信息发表或者透露给第三者；③窃取他人的研究计划和学术思想，据为己有。

（4）研究成果发表或出版中的科研不端行为，包括：①将同一研究成果提交多个出版机构出版或提交多个出版物发表；②将本质上相同的研究成果改头换面发表；③将基于同样的数据集或数据子集的研究成果以多篇作品出版或发表，除非各作品间有密切的承继关系。

（5）故意干扰或妨碍他人的研究活动，包括：故意损坏、强占或扣押他人研究活动中必需的仪器设备、文献资料、数据、软件或其他与科研有关的物品。

（6）在科研活动过程中违背社会道德，包括：①骗取经费、装备和其他支持条件等科研资源；②滥用科研资源，用科研资源谋取不当利益，严重浪费科研资源；③在个人履历表、资助申请表、职位申请表及公开声明中故意包含不准确或会引起误解的信息，故意隐瞒重要信息。

科研不当行为（questionable research practice ，QRP）是指虽然违反科学的目的、精神和科学研究事业的基本道德原则，但没有直接触犯明确规定的研究活动的道德底线的行为。科研不端/不当行为有时也称为学术不端/不当行为。

科研不当行为的特征主要为：

第一，科研不当行为以明确不违反科学共同体规约为前提，更不是一种违法行为。科研不当行为是在遵守合法性原则的前提下，在合理性方面存在问题，它是在合规范围内的不当，对于合规范围外的科研不当行为已属于科研不端行为。科研不端行为首先就是对科学共同体规约的破坏，而科研不当行为是科学研究者在其自由裁量范围内所为的行为，因此它本身并不违规。

第二，科研不当行为虽然不是科学共同体规约所明确禁止，但它是不合理的，具有不合理、不公正、不合乎科学道德的特征。一个科研行为之所以是科研不当行为，根本的原因就在于它违反了科学的目的、原则和精神，所做出的科研行为不公正、不适当、不合科学道德。

18.14 如何防止科研活动中的不端/不当行为

要遵循客观、公正、合法的原则，坚持标本兼治、综合治理、惩防并举、注重预防的方针，依照国家法律法规和有关规定，建立健全对学术不端行为的惩处机制，制定切实可行的处理办法，做到有法可依、有章可循。要建立健全处理学术不端行为的工作机构，充分发挥专家的作用，加强惩处行为的权威性、科学性。

学术委员会是处理学术不端行为的最高学术调查评判机构。学术委员会要设立执行机构，负责推进和调查评判学术不端行为等工作。要根据学术不端行为的性质和情节轻重，依照法律法规及有关规定对学术不端行为人给予警告，直至开除等行政处分；触犯国家法律的，移送司法机关处理；对于其所从事的学术工作，可采取暂停、终止科研项目并追缴已拨付的项目经费、取消其获得的学术奖励和学术荣誉，以及在一定期限内取消其申请科研项目和学术奖励资格等处理措施。查处结果要在一定范围内公开，接受群众监督。要将学术道德和学风建设作为深入贯彻落实科学发展观的重要内容，广泛开展学风建设的专题讨论，切实提高广大科研者的学术自律意识。要把学术道德和学术规范作为科研培训的必修内容，把学风建设绩效作为各级领导干部考核的重要方面，形成学术道德和学术规范教育的长效机制。

要通过院内报刊、电台、电视台、网络、宣传橱窗等各种有效途径和形式，广泛深入地开展学术道德宣传教育活动，发挥学术楷模的示范表率作用和学术不端行为典型案例的教育警示作用，努力营造以遵守学术道德为荣、以违反学术道德为耻的良好氛围。

附录一　中华人民共和国科学技术进步法（2021年修订）

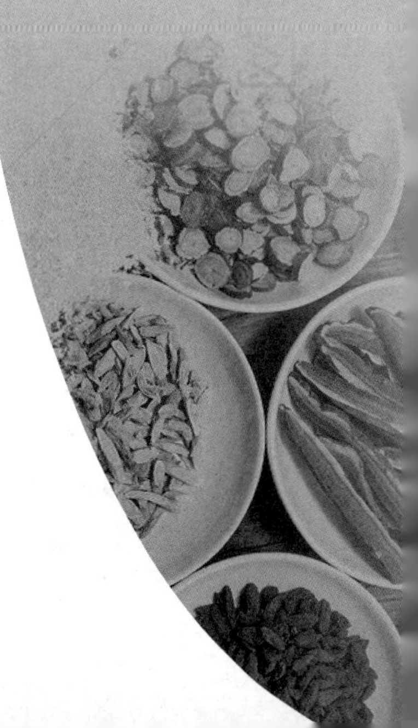

中华人民共和国科学技术进步法（2021年修订）

中华人民共和国主席令 第一〇三号

《中华人民共和国科学技术进步法》已由中华人民共和国第十三届全国人民代表大会常务委员会第三十二次会议于2021年12月24日修订通过，现予公布，自2022年1月1日起施行。

中华人民共和国主席 习近平

2021年12月24日

中华人民共和国科学技术进步法

（1993年7月2日第八届全国人民代表大会常务委员会第二次会议通过 2007年12月29日第十届全国人民代表大会常务委员会第三十一次会议第一次修订 2021年12月24日第十三届全国人民代表大会常务委员会第三十二次会议第二次修订）

第一章　总　则

第一条　为了全面促进科学技术进步，发挥科学技术第一生产力、创新第一动力、人才第一资源的作用，促进科技成果向现实生产力转化，推动科技创新支撑和引领经济社会发展，全面建设社会主义现代化国家，根据宪法，制定本法。

第二条　坚持中国共产党对科学技术事业的全面领导。

国家坚持新发展理念，坚持科技创新在国家现代化建设全局中的核心地位，把科技自立自强作为国家发展的战略支撑，实施科教兴国战略、人才强国战略和创新驱动发展战略，走中国特色自主创新道路，建设科技强国。

第三条　科学技术进步工作应当面向世界科技前沿、面向经济主战场、面向国家重大需求、面向人民生命健康，为促进经济社会发展、维护国家安全和推动人类可持续发展服务。

国家鼓励科学技术研究开发，推动应用科学技术改造提升传统产业、发展高新技术产业和社会事业，支撑实现碳达峰碳中和目标，催生新发展动能，实现高质量发展。

第四条　国家完善高效、协同、开放的国家创新体系，统筹科技创新与制度创新，健全社会主义市场经济条件下新型举国体制，充分发挥市场配置创新资源的决定性作用，更好发挥政府作用，优化科技资源配置，提高资源利用效率，促进各类创新主体紧密合作、创新要素有序流动、创新生态持续优化，提升体系化能力和重点突破能力，增强创新体系整体效能。

国家构建和强化以国家实验室、国家科学技术研究开发机构、高水平研究型大学、科技领军企业为重要组成部分的国家战略科技力量，在关键领域和重点方向上发挥战略支撑引领作用和重大原始创新效能，服务国家重大战略需要。

第五条　国家统筹发展和安全，提高科技安全治理能力，健全预防和化解科技安全风险的制度机制，加强科学技术研究、开发与应用活动的安全管理，支持国家安全领域科技创新，增强科技创新支撑国家安全的能力和水平。

第六条　国家鼓励科学技术研究开发与高等教育、产业发展相结合，鼓励学科交叉融合和相互促进。

国家加强跨地区、跨行业和跨领域的科学技术合作，扶持革命老区、民族地区、边远地区、欠发达地区的科学技术进步。

国家加强军用与民用科学技术协调发展，促进军用与民用科学技术资源、技术开发需求的互通交流和技术双向转移，发展军民两用技术。

第七条　国家遵循科学技术活动服务国家目标与鼓励自由探索相结合的原则，超前部署重大基础研究、有重大产业应用前景的前沿技术研究和社会公益性技术研究，支持基础研究、前沿技术研究和社会公益性技术研究持续、稳定发展，加强原始创新和关键核心技术攻关，加快实现高水平科技自立自强。

第八条　国家保障开展科学技术研究开发的自由，鼓励科学探索和技术创新，保护科学技术人员自由探索等合法权益。

科学技术研究开发机构、高等学校、企业事业单位和公民有权自主选择课题，探索未知科学领域，从事基础研究、前沿技术研究和社会公益性技术研究。

第九条　学校及其他教育机构应当坚持理论联系实际，注重培养受教育者的独立思考能力、实践能力、创新能力和批判性思维，以及追求真理、崇尚创新、实事求是的科学精神。

国家发挥高等学校在科学技术研究中的重要作用，鼓励高等学校开展科学研究、技术开发和社会服务，培养具有社会责任感、创新精神和实践能力的高级专门人才。

第十条　科学技术人员是社会主义现代化建设事业的重要人才力量，应当受到全社会的尊重。

国家坚持人才引领发展的战略地位，深化人才发展体制机制改革，全方位培养、引进、用好人才，营造符合科技创新规律和人才成长规律的环境，充分发挥人才第一资源作用。

第十一条　国家营造有利于科技创新的社会环境，鼓励机关、群团组织、企业事业单位、社会组织和公民参与和支持科学技术进步活动。

全社会都应当尊重劳动、尊重知识、尊重人才、尊重创造，形成崇尚科学的风尚。

第十二条　国家发展科学技术普及事业，普及科学技术知识，加强科学技术普及基础设施和能力建设，提高全体公民特别是青少年的科学文化素质。

科学技术普及是全社会的共同责任。国家建立健全科学技术普及激励机制，鼓励科学技术研究开发机构、高等学校、企业事业单位、社会组织、科学技术人员等积极参与和支持科学技术普及活动。

第十三条　国家制定和实施知识产权战略，建立和完善知识产权制度，营造尊重知识产权的社会环境，保护知识产权，激励自主创新。

企业事业单位、社会组织和科学技术人员应当增强知识产权意识，增强自主创新能力，提高创造、运用、保护、管理和服务知识产权的能力，提高知识产权质量。

第十四条　国家建立和完善有利于创新的科学技术评价制度。

科学技术评价应当坚持公开、公平、公正的原则，以科技创新质量、贡献、绩效为导向，根据不同科学技术活动的特点，实行分类评价。

第十五条　国务院领导全国科学技术进步工作，制定中长期科学和技术发展规划、科技创新规划，确定国家科学技术重大项目、与科学技术密切相关的重大项目。中长期科学和技术发展规划、科技创新规划应当明确指导方针，发挥战略导向作用，引导和统筹科技发展布局、资源配置和政策制定。

县级以上人民政府应当将科学技术进步工作纳入国民经济和社会发展规划，保障科学技术进步与经济建设和社会发展相协调。

地方各级人民政府应当采取有效措施，加强对科学技术进步工作的组织和管理，优化科学技术发展环境，推进科学技术进步。

第十六条　国务院科学技术行政部门负责全国科学技术进步工作的宏观管理、统筹协调、服务保障和监督实施；国务院其他有关部门在各自的职责范围内，负责有关的科学技术进步工作。

县级以上地方人民政府科学技术行政部门负责本行政区域的科学技术进步工作；县级以上地方人民政府其他有关部门在各自的职责范围内，负责有关的科学技术进步工作。

第十七条　国家建立科学技术进步工作协调机制，研究科学技术进步工作中的重大问题，协调国家科学技术计划项目的设立及相互衔接，协调科学技术资源配置、科学技术研究开发机构的整合以及科学技术研究开发与高等教育、产业发展相结合等重大事项。

第十八条　每年 5 月 30 日为全国科技工作者日。

国家建立和完善科学技术奖励制度，设立国家最高科学技术奖等奖项，对在科学技术进步活动中做出重要贡献的组织和个人给予奖励。具体办法由国务院规定。

国家鼓励国内外的组织或者个人设立科学技术奖项，对科学技术进步活动中做出贡献的组织和个人给予奖励。

第二章　基础研究

第十九条　国家加强基础研究能力建设，尊重科学发展规律和人才成长规律，强化项目、人才、基地系统布局，为基础研究发展提供良好的物质条件和有力的制度保障。

国家加强规划和部署，推动基础研究自由探索和目标导向有机结合，围绕科学技术前沿、经济社会发展、国家安全重大需求和人民生命健康，聚焦重大关键技术问题，加强新兴和战略产业等领域基础研究，提升科学技术的源头供给能力。

国家鼓励科学技术研究开发机构、高等学校、企业等发挥自身优势，加强基础研究，推动原始创新。

第二十条　国家财政建立稳定支持基础研究的投入机制。

国家鼓励有条件的地方人民政府结合本地区经济社会发展需要，合理确定基础研究财政投入，加强对基础研究的支持。

国家引导企业加大基础研究投入，鼓励社会力量通过捐赠、设立基金等方式多渠道投入基础研究，给予财政、金融、税收等政策支持。

逐步提高基础研究经费在全社会科学技术研究开发经费总额中的比例，与创新型国家和科技强国建设要求相适应。

第二十一条　国家设立自然科学基金，资助基础研究，支持人才培养和团队建设。确定国家自然科学基金资助项目，应当坚持宏观引导、自主申请、平等竞争、同行评审、择优支持的原则。

有条件的地方人民政府结合本地区经济社会实际情况和发展需要，可以设立自然科学基金，支持基础研究。

第二十二条　国家完善学科布局和知识体系建设，推进学科交叉融合，促进基础研究与应用研究协调发展。

第二十三条　国家加大基础研究人才培养力度，强化对基础研究人才的稳定支持，提高基础研究人才队伍质量和水平。

国家建立满足基础研究需要的资源配置机制，建立与基础研究相适应的评价体系和激励机制，营造潜心基础研究的良好环境，鼓励和吸引优秀科学技术人员投身基础研究。

第二十四条　国家强化基础研究基地建设。

国家完善基础研究的基础条件建设，推进开放共享。

第二十五条　国家支持高等学校加强基础学科建设和基础研究人才培养，增强基础研究自主布局能力，推动高等学校基础研究高质量发展。

第三章　应用研究与成果转化

第二十六条　国家鼓励以应用研究带动基础研究，促进基础研究与应用研究、成果转化融通发展。

国家完善共性基础技术供给体系，促进创新链产业链深度融合，保障产业链供应链安全。

第二十七条　国家建立和完善科研攻关协调机制，围绕经济社会发展、国家安全重大需求和人民生命健康，加强重点领域项目、人才、基地、资金一体化配置，推动产学研紧密合作，推动关键核心技术自主可控。

第二十八条　国家完善关键核心技术攻关举国体制，组织实施体现国家战略需求的科学技术重大任务，系统布局具有前瞻性、战略性的科学技术重大项目，超前部署关键核心技术研发。

第二十九条　国家加强面向产业发展需求的共性技术平台和科学技术研究开发机构建设，鼓励地方围绕发展需求建设应用研究科学技术研究开发机构。

国家鼓励科学技术研究开发机构、高等学校加强共性基础技术研究，鼓励以企业为主导，开展面向市场和产业化应用的研究开发活动。

第三十条　国家加强科技成果中试、工程化和产业化开发及应用，加快科技成果转化为现实生产力。

利用财政性资金设立的科学技术研究开发机构和高等学校，应当积极促进科技成果转化，加强技术转移机构和人才队伍建设，建立和完善促进科技成果转化制度。

第三十一条　国家鼓励企业、科学技术研究开发机构、高等学校和其他组织建立优势互补、分工明确、成果共享、风险共担的合作机制，按照市场机制联合组建研究开发平台、技术创新联盟、创新联合体等，协同推进研究开发与科技成果转化，提高科技成果转移转化成效。

第三十二条　利用财政性资金设立的科学技术计划项目所形成的科技成果，在不损害国家安全、国家利益和重大社会公共利益的前提下，授权项目承担者依法取得相关知识产权，项目承担者可以依法自行投资实施转化、向他人转让、联合他人共同实施转化、许可他人使用或者作价投资等。

项目承担者应当依法实施前款规定的知识产权，同时采取保护措施，并就实施和保护情况向项目管理机构提交年度报告；在合理期限内没有实施且无正当理由的，国家可以无偿实施，也可以许可他人有偿实施或者无偿实施。

项目承担者依法取得的本条第一款规定的知识产权，为了国家安全、国家利益和重大社会公共利益的需要，国家可以无偿实施，也可以许可他人有偿实施或者无偿实施。

项目承担者因实施本条第一款规定的知识产权所产生的利益分配，依照有关法律法规规定执行；法律法规没有规定的，按照约定执行。

第三十三条　国家实行以增加知识价值为导向的分配政策，按照国家有关规定推进知识产权归属和权益分配机制改革，探索赋予科学技术人员职务科技成果所有权或者长期使用权制度。

第三十四条　国家鼓励利用财政性资金设立的科学技术计划项目所形成的知识产权首先在境内使用。

前款规定的知识产权向境外的组织或者个人转让，或者许可境外的组织或者个人独占实施的，应当经项目管理机构批准；法律、行政法规对批准机构另有规定的，依照其规定。

第三十五条　国家鼓励新技术应用，按照包容审慎原则，推动开展新技术、新产品、新服务、新模式应用试验，为新技术、新产品应用创造条件。

第三十六条　国家鼓励和支持农业科学技术的应用研究，传播和普及农业科学技术知识，加快农业科技成果转化和产业化，促进农业科学技术进步，利用农业科学技术引领乡村振兴和农业农村现代化。

县级以上人民政府应当采取措施，支持公益性农业科学技术研究开发机构和农业技术推广机构进行农业新品种、新技术的研究开发、应用和推广。

地方各级人民政府应当鼓励和引导农业科学技术服务机构、科技特派员和农村群众性科学技术组织为种植业、林业、畜牧业、渔业等的发展提供科学技术服务，为农民提供科学技术培训和指导。

第三十七条　国家推动科学技术研究开发与产品、服务标准制定相结合，科学技术研究开发与产品设计、制造相结合；引导科学技术研究开发机构、高等学校、企业和社会组织共同推进国家重大技术创新产品、服务标准的研究、制定和依法采用，参与国际标准制定。

第三十八条　国家培育和发展统一开放、互联互通、竞争有序的技术市场，鼓励创办从事技术评估、技术经纪和创新创业服务等活动的中介服务机构，引导建立社会化、专业化、网络化、信息化和智能化的技术交易服务体系和创新创业服务体系，推动科技成果的应用和推广。

技术交易活动应当遵循自愿平等、互利有偿和诚实信用的原则。

第四章　企业科技创新

第三十九条　国家建立以企业为主体，以市场为导向，企业同科学技术研究开发机构、高等学校紧密合作的技术创新体系，引导和扶持企业技术创新活动，支持企业牵头国家科技攻关任务，发挥企业在技术创新中的主体作用，推动企业成为技术创新决策、科研投入、组织科研和成果转化的主体，促进各类创新要素向企业集聚，提高企业技术创新能力。

国家培育具有影响力和竞争力的科技领军企业，充分发挥科技领军企业的创新带动作用。

第四十条　国家鼓励企业开展下列活动：

（一）设立内部科学技术研究开发机构；

（二）同其他企业或者科学技术研究开发机构、高等学校开展合作研究，联合建立科学技术研究开发机构和平台，设立科技企业孵化机构和创新创业平台，或者以委托等方式开展科学技术研究开发；

（三）培养、吸引和使用科学技术人员；

（四）同科学技术研究开发机构、高等学校、职业院校或者培训机构联合培养专业技术人才和高技能人才，吸引高等学校毕业生到企业工作；

（五）设立博士后工作站或者流动站；

（六）结合技术创新和职工技能培训，开展科学技术普及活动，设立向公众开放的普及科学技术的场馆或者设施。

第四十一条　国家鼓励企业加强原始创新，开展技术合作与交流，增加研究开发和技术创新的投入，自主确立研究开发课题，开展技术创新活动。

国家鼓励企业对引进技术进行消化、吸收和再创新。

企业开发新技术、新产品、新工艺发生的研究开发费用可以按照国家有关规定，税前列支并加计扣除，企业科学技术研究开发仪器、设备可以加速折旧。

第四十二条　国家完善多层次资本市场，建立健全促进科技创新的机制，支持符合条件的科技型企业利用资本市场推动自身发展。

国家加强引导和政策扶持，多渠道拓宽创业投资资金来源，对企业的创业发展给予支持。

国家完善科技型企业上市融资制度，畅通科技型企业国内上市融资渠道，发挥资本市场服务科技创新的融资功能。

第四十三条　下列企业按照国家有关规定享受税收优惠：

（一）从事高新技术产品研究开发、生产的企业；

（二）科技型中小企业；

（三）投资初创科技型企业的创业投资企业；

（四）法律、行政法规规定的与科学技术进步有关的其他企业。

第四十四条　国家对公共研究开发平台和科学技术中介、创新创业服务机构的建设和运营给予支持。

公共研究开发平台和科学技术中介、创新创业服务机构应当为中小企业的技术创新提供服务。

第四十五条　国家保护企业研究开发所取得的知识产权。企业应当不断提高知识产权质量和效益，增强自主创新能力和市场竞争能力。

第四十六条　国有企业应当建立健全有利于技术创新的研究开发投入制度、分配制度和考核评价制度，完善激励约束机制。

国有企业负责人对企业的技术进步负责。对国有企业负责人的业绩考核，应当将企业的创新投入、创新能力建设、创新成效等情况纳入考核范围。

第四十七条　县级以上地方人民政府及其有关部门应当创造公平竞争的市场环境，推动企业技术进步。

国务院有关部门和省级人民政府应当通过制定产业、财政、金融、能源、环境保护和应对气候变化等政策，引导、促使企业研究开发新技术、新产品、新工艺，进行技术改造和设备更新，淘汰技术落后的设备、工艺，停止生产技术落后的产品。

第五章　科学技术研究开发机构

第四十八条　国家统筹规划科学技术研究开发机构布局，建立和完善科学技术研究开发体系。

国家在事关国家安全和经济社会发展全局的重大科技创新领域建设国家实验室，建立健全以国家实验室为引领、全国重点实验室为支撑的实验室体系，完善稳定支持机制。

利用财政性资金设立的科学技术研究开发机构，应当坚持以国家战略需求为导向，提供公共科技供给和应急科技支撑。

第四十九条　自然人、法人和非法人组织有权依法设立科学技术研究开发机构。境外的组织或者个人可以在中国境内依法独立设立科学技术研究开发机构，也可以与中国境内的组织或者个人联合设立科学技术研究开发机构。

从事基础研究、前沿技术研究、社会公益性技术研究的科学技术研究开发机构，可以利用财政性资金设立。利用财政性资金设立科学技术研究开发机构，应当优化配置，防止重复设置。

科学技术研究开发机构、高等学校可以设立博士后流动站或者工作站。科学技术研究开发机构可以依法在国外设立分支机构。

第五十条　科学技术研究开发机构享有下列权利：

（一）依法组织或者参加学术活动；

（二）按照国家有关规定，自主确定科学技术研究开发方向和项目，自主决定经费使用、机构设置、绩效考核及薪酬分配、职称评审、科技成果转化及收益分配、岗位设置、人员聘用及合理流动等内部管理事务；

（三）与其他科学技术研究开发机构、高等学校和企业联合开展科学技术研究开发、技术咨询、技术服务等活动；

（四）获得社会捐赠和资助；

（五）法律、行政法规规定的其他权利。

第五十一条　科学技术研究开发机构应当依法制定章程，按照章程规定的职能定位和业务范围开展科学技术研究开发活动；加强科研作风学风建设，建立和完善科研诚信、科技伦理管理制度，遵守科学研究活动管理规范；不得组织、参加、支持迷信活动。

利用财政性资金设立的科学技术研究开发机构开展科学技术研究开发活动，应当为国家目标和社会公共利益服务；有条件的，应当向公众开放普及科学技术的场馆或者设施，组织开展科学技术普及活动。

第五十二条　利用财政性资金设立的科学技术研究开发机构，应当建立职责明确、评价科学、开放有序、管理规范的现代院所制度，实行院长或者所长负责制，建立科学技术委员会咨询制和职工代表大会监督制等制度，并吸收外部专家参与管理、接受社会监督；院长或者所长的聘用引入竞争机制。

第五十三条　国家完善利用财政性资金设立的科学技术研究开发机构的评估制度，评估结果作为机构设立、支持、调整、终止的依据。

第五十四条　利用财政性资金设立的科学技术研究开发机构，应当建立健全科学技术资源开放共享机制，促进科学技术资源的有效利用。

国家鼓励社会力量设立的科学技术研究开发机构，在合理范围内实行科学技术资源开放共享。

第五十五条　国家鼓励企业和其他社会力量自行创办科学技术研究开发机构，保障其合法权益。

社会力量设立的科学技术研究开发机构有权按照国家有关规定，平等竞争和参与实施利用财政性资金设立的科学技术计划项目。

国家完善对社会力量设立的非营利性科学技术研究开发机构税收优惠制度。

第五十六条　国家支持发展新型研究开发机构等新型创新主体，完善投入主体多元化、管理制度现代化、运行机制市场化、用人机制灵活化的发展模式，引导新型创新主体聚焦科学研究、技术创新和研发服务。

第六章　科学技术人员

第五十七条　国家营造尊重人才、爱护人才的社会环境，公正平等、竞争择优的制度环境，待遇适当、保障有力的生活环境，为科学技术人员潜心科研创造良好条件。

国家采取多种措施，提高科学技术人员的社会地位，培养和造就专门的科学技术人才，保障科学技术人员投入科技创新和研究开发活动，充分发挥科学技术人员的作用。禁止以任何方式和手段不公正对待科学技术人员及其科技成果。

第五十八条　国家加快战略人才力量建设，优化科学技术人才队伍结构，完善战略科学家、科技领军人才等创新人才和团队的培养、发现、引进、使用、评价机制，实施人才梯队、科研条件、管理机制等配套政策。

第五十九条　国家完善创新人才教育培养机制，在基础教育中加强科学兴趣培养，在职业教育中加强技术技能人才培养，强化高等教育资源配置与科学技术领域创新人才培养的结合，加强完善战略性科学技术人才储备。

第六十条　各级人民政府、企业事业单位和社会组织应当采取措施，完善体现知识、技术等创新要素价值的收益分配机制，优化收入结构，建立工资稳定增长机制，提高科学技术人员的工资水平；对有突出贡献的科学技术人员给予优厚待遇和荣誉激励。

利用财政性资金设立的科学技术研究开发机构和高等学校的科学技术人员，在履行岗位职责、完成本职工作、不发生利益冲突的前提下，经所在单位同意，可以从事兼职工作获得合法收入。技术开发、技术咨询、技术服务等活动的奖酬金提取，按照科技成果转化有关规定执行。

国家鼓励科学技术研究开发机构、高等学校、企业等采取股权、期权、分红等方式激励科学技术人员。

第六十一条　各级人民政府和企业事业单位应当保障科学技术人员接受继续教育的权利，并为科学技术人员的合理、畅通、有序流动创造环境和条件，发挥其专长。

第六十二条　科学技术人员可以根据其学术水平和业务能力选择工作单位、竞聘相应的岗位，取得相应的职务或者职称。

科学技术人员应当信守工作承诺，履行岗位责任，完成职务或者职称相应工作。

第六十三条　国家实行科学技术人员分类评价制度，对从事不同科学技术活动的人员实行不同的评价标准和方式，突出创新价值、能力、贡献导向，合理确定薪酬待遇、配置学术资源、设置评价周期，形成有利于科学技术人员潜心研究和创新的人才评价体系，激发科学技术人员创新活力。

第六十四条　科学技术行政等有关部门和企业事业单位应当完善科学技术人员管理制度，增强服务意识和保障能力，简化管理流程，避免重复性检查和评估，减轻科学技术人员项目申报、材料报送、经费报销等方面的负担，保障科学技术人员科研时间。

第六十五条　科学技术人员在艰苦、边远地区或者恶劣、危险环境中工作，所在单位应当按照国家有关规定给予补贴，提供其岗位或者工作场所应有的职业健康卫生保护和安全保障，为其接受继续教育、业务培训等提供便利条件。

第六十六条　青年科学技术人员、少数民族科学技术人员、女性科学技术人员等在竞聘专业技术职务、参与科学技术评价、承担科学技术研究开发项目、接受继续教育等方面享有平等权利。鼓励老年科学技术人员在科学技术进步中发挥积极作用。

各级人民政府和企业事业单位应当为青年科学技术人员成长创造环境和条件，鼓励青年科学技术人员在科技领域勇于探索、敢于尝试，充分发挥青年科学技术人员的作用。发现、培养和使用青年科学技术人员的情况，应当作为评价科学技术进步工作的重要内容。

各级人民政府和企业事业单位应当完善女性科学技术人员培养、评价和激励机制，关心孕哺期女性科学技术人员，鼓励和支持女性科学技术人员在科学技术进步中发挥更大作用。

第六十七条　科学技术人员应当大力弘扬爱国、创新、求实、奉献、协同、育人的科学家精神，坚守工匠精神，在各类科学技术活动中遵守学术和伦理规范，恪守职业道德，诚实守信；不得在科学技术活动中弄虚作假，不得参加、支持迷信活动。

第六十八条　国家鼓励科学技术人员自由探索、勇于承担风险，营造鼓励创新、宽容失败的良好氛围。原始记录等能够证明承担探索性强、风险高的科学技术研究开发项目的科学技术人员已经履行了勤勉尽责义务仍不能完成该项目的，予以免责。

第六十九条　科研诚信记录作为对科学技术人员聘任专业技术职务或者职称、审批科学技术人员申请科学技术研究开发项目、授予科学技术奖励等的重要依据。

第七十条　科学技术人员有依法创办或者参加科学技术社会团体的权利。

科学技术协会和科学技术社会团体按照章程在促进学术交流、推进学科建设、推动科技创新、开展科学技术普及活动、培养专门人才、开展咨询服务、加强科学技术人员自律和维护科学技术人员合法权益等方面发挥作用。

科学技术协会和科学技术社会团体的合法权益受法律保护。

第七章　区域科技创新

第七十一条　国家统筹科学技术资源区域空间布局，推动中央科学技术资源与地方发展需求紧密衔接，采取多种方式支持区域科技创新。

第七十二条　县级以上地方人民政府应当支持科学技术研究和应用，为促进科技成果转化创造条件，为推动区域创新发展提供良好的创新环境。

第七十三条　县级以上人民政府及其有关部门制定的与产业发展相关的科学技术计划，应当体现产业发展的需求。

县级以上人民政府及其有关部门确定科学技术计划项目，应当鼓励企业平等竞争和参与实施；对符合产业发展需求、具有明确市场应用前景的项目，应当鼓励企业联合科学技术研究开发机构、高等学校共同实施。

地方重大科学技术计划实施应当与国家科学技术重大任务部署相衔接。

第七十四条　国务院可以根据需要批准建立国家高新技术产业开发区、国家自主创新示范区等科技园区，并对科技园区的建设、发展给予引导和扶持，使其形成特色和优势，发挥集聚和示范带动效应。

第七十五条　国家鼓励有条件的县级以上地方人民政府根据国家发展战略和地方发展需要，建设重大科技创新基地与平台，培育创新创业载体，打造区域科技创新高地。

国家支持有条件的地方建设科技创新中心和综合性科学中心，发挥辐射带动、深化创新改革和参与全球科技合作作用。

第七十六条　国家建立区域科技创新合作机制和协同互助机制，鼓励地方各级人民政府及其有关部门开展跨区域创新合作，促进各类创新要素合理流动和高效集聚。

第七十七条　国家重大战略区域可以依托区域创新平台，构建利益分享机制，促进人才、技术、资金等要素自由流动，推动科学仪器设备、科技基础设施、科学工程和科技信息资源等开放共享，提高科技成果区域转化效率。

第七十八条　国家鼓励地方积极探索区域科技创新模式，尊重区域科技创新集聚规律，因地制宜选择具有区域特色的科技创新发展路径。

第八章　国际科学技术合作

第七十九条　国家促进开放包容、互惠共享的国际科学技术合作与交流，支撑构建人类命运共同体。

第八十条　中华人民共和国政府发展同外国政府、国际组织之间的科学技术合作与交流。

国家鼓励科学技术研究开发机构、高等学校、科学技术社会团体、企业和科学技术人员等各类创新主体开展国际科学技术合作与交流，积极参与科学研究活动，促进国际科学技术资源开放流动，形成高水平的科技开放合作格局，推动世界科学技术进步。

第八十一条　国家鼓励企业事业单位、社会组织通过多种途径建设国际科技创新合作平台，提供国际科技创新合作服务。

鼓励企业事业单位、社会组织和科学技术人员参与和发起国际科学技术组织，增进国际科学技术合作与交流。

第八十二条　国家采取多种方式支持国内外优秀科学技术人才合作研发，应对人类面临的共同挑战，探索科学前沿。

国家支持科学技术研究开发机构、高等学校、企业和科学技术人员积极参与和发起组织实施国际大科学计划和大科学工程。

国家完善国际科学技术研究合作中的知识产权保护与科技伦理、安全审查机制。

第八十三条　国家扩大科学技术计划对外开放合作，鼓励在华外资企业、外籍科学技术人员等承担和参与科学技术计划项目，完善境外科学技术人员参与国家科学技术计划项目的机制。

第八十四条　国家完善相关社会服务和保障措施，鼓励在国外工作的科学技术人员回国，吸引外籍科学技术人员到中国从事科学技术研究开发工作。

科学技术研究开发机构及其他科学技术组织可以根据发展需要，聘用境外科学技术人员。利用财政性资金设立的科学技术研究开发机构、高等学校聘用境外科学技术人员从事科学技术研究开发工作的，应当为其工作和生活提供方便。

外籍杰出科学技术人员到中国从事科学技术研究开发工作的，按照国家有关规定，可以优先获得在华永久居留权或者取得中国国籍。

第九章　保障措施

第八十五条　国家加大财政性资金投入，并制定产业、金融、税收、政府采购等政策，鼓励、引导社会资金投入，推动全社会科学技术研究开发经费持续稳定增长。

第八十六条　国家逐步提高科学技术经费投入的总体水平；国家财政用于科学技术经费的增长幅度，应当高于国家财政经常性收入的增长幅度。全社会科学技术研究开发经费应当占国内生产总值适当的比例，并逐步提高。

第八十七条　财政性科学技术资金应当主要用于下列事项的投入：

（一）科学技术基础条件与设施建设；

（二）基础研究和前沿交叉学科研究；

（三）对经济建设和社会发展具有战略性、基础性、前瞻性作用的前沿技术研究、社会公益性技术研究和重大共性关键技术研究；

（四）重大共性关键技术应用和高新技术产业化示范；

（五）关系生态环境和人民生命健康的科学技术研究开发和成果的应用、推广；

（六）农业新品种、新技术的研究开发和农业科技成果的应用、推广；

（七）科学技术人员的培养、吸引和使用；

（八）科学技术普及。

对利用财政性资金设立的科学技术研究开发机构，国家在经费、实验手段等方面给予支持。

第八十八条　设立国家科学技术计划，应当按照国家需求，聚焦国家重大战略任务，遵循科学研究、技术创新和成果转化规律。

国家建立科学技术计划协调机制和绩效评估制度，加强专业化管理。

第八十九条　国家设立基金，资助中小企业开展技术创新，推动科技成果转化与应用。

国家在必要时可以设立支持基础研究、社会公益性技术研究、国际联合研究等方面的其他非营利性基金，资助科学技术进步活动。

第九十条　从事下列活动的，按照国家有关规定享受税收优惠：

（一）技术开发、技术转让、技术许可、技术咨询、技术服务；

（二）进口国内不能生产或者性能不能满足需要的科学研究、技术开发或者科学技术普及的用品；

（三）为实施国家重大科学技术专项、国家科学技术计划重大项目，进口国内不能生产的关键设备、原材料或者零部件；

（四）科学技术普及场馆、基地等开展面向公众开放的科学技术普及活动；

（五）捐赠资助开展科学技术活动；

（六）法律、国家有关规定规定的其他科学研究、技术开发与科学技术应用活动。

第九十一条　对境内自然人、法人和非法人组织的科技创新产品、服务，在功能、质量等指标能够满足政府采购需求的条件下，政府采购应当购买；首次投放市场的，政府采购应当率先购买，不得以商业业绩为由予以限制。

政府采购的产品尚待研究开发的，通过订购方式实施。采购人应当优先采用竞争性方式确定科学技术研究开发机构、高等学校或者企业进行研究开发，产品研发合格后按约定采购。

第九十二条　国家鼓励金融机构开展知识产权质押融资业务，鼓励和引导金融机构在信贷、投资等方面支持科学技术应用和高新技术产业发展，鼓励保险机构根据高新技术产业发展的需要开发保险品种，促进新技术应用。

第九十三条　国家遵循统筹规划、优化配置的原则，整合和设置国家科学技术研究实验基地。

国家鼓励设置综合性科学技术实验服务单位，为科学技术研究开发机构、高等学校、企业和科学技术人员提供或者委托他人提供科学技术实验服务。

第九十四条　国家根据科学技术进步的需要，按照统筹规划、突出共享、优化配置、综合集成、政府主导、多方共建的原则，统筹购置大型科学仪器、设备，并开展对以财政性资金为主购置的大型科学仪器、设备的联合评议工作。

第九十五条　国家加强学术期刊建设，完善科研论文和科学技术信息交流机制，推动开放科学的发展，促进科学技术交流和传播。

第九十六条　国家鼓励国内外的组织或者个人捐赠财产、设立科学技术基金，资助科学技术研究开发和科学技术普及。

第九十七条　利用财政性资金设立的科学技术研究开发机构、高等学校和企业，在推进科技管理改革、开展科学技术研究开发、实施科技成果转化活动过程中，相关负责人锐意创新探索，出现决策失误、偏差，但尽到合理注意义务和监督管理职责，未牟取非法利益的，免除其决策责任。

第十章　监督管理

第九十八条　国家加强科技法治化建设和科研作风学风建设，建立和完善科研诚信制度和科技监督体系，健全科技伦理治理体制，营造良好科技创新环境。

第九十九条　国家完善科学技术决策的规则和程序，建立规范的咨询和决策机制，推进决策的科学化、民主化和法治化。

国家改革完善重大科学技术决策咨询制度。制定科学技术发展规划和重大政策，确定科学技术重大项目、与科学技术密切相关的重大项目，应当充分听取科学技术人员的意见，发挥智库作用，扩大公众参与，开展科学评估，实行科学决策。

第一百条　国家加强财政性科学技术资金绩效管理，提高资金配置效率和使用效益。财政性科学技术资金的管理和使用情况，应当接受审计机关、财政部门的监督检查。

科学技术行政等有关部门应当加强对利用财政性资金设立的科学技术计划实施情况的监督，强化科研项目资金协调、评估、监管。

任何组织和个人不得虚报、冒领、贪污、挪用、截留财政性科学技术资金。

第一百零一条　国家建立科学技术计划项目分类管理机制，强化对项目实效的考核评价。利用财政性资金设立的科学技术计划项目，应当坚持问题导向、目标导向、需求导向进行立项，按照国家有关规定择优确定项目承担者。

国家建立科技管理信息系统，建立评审专家库，健全科学技术计划项目的专家评审制度和评审专家的遴选、回避、保密、问责制度。

第一百零二条　国务院科学技术行政部门应当会同国务院有关主管部门，建立科学技术研究基地、科学仪器设备等资产和科学技术文献、科学技术数据、科学技术自然资源、科学技术普及资源等科学技术资源的信息系统和资源库，及时向社会公布科学技术资源的分布、使用情况。

科学技术资源的管理单位应当向社会公布所管理的科学技术资源的共享使用制度和使用情况，并根据使用制度安排使用；法律、行政法规规定应当保密的，依照其规定。

科学技术资源的管理单位不得侵犯科学技术资源使用者的知识产权，并应当按照国家有关规定确定收费标准。管理单位和使用者之间的其他权利义务关系由双方约定。

第一百零三条 国家建立科技伦理委员会，完善科技伦理制度规范，加强科技伦理教育和研究，健全审查、评估、监管体系。

科学技术研究开发机构、高等学校、企业事业单位等应当履行科技伦理管理主体责任，按照国家有关规定建立健全科技伦理审查机制，对科学技术活动开展科技伦理审查。

第一百零四条 国家加强科研诚信建设，建立科学技术项目诚信档案及科研诚信管理信息系统，坚持预防与惩治并举、自律与监督并重，完善对失信行为的预防、调查、处理机制。

县级以上地方人民政府和相关行业主管部门采取各种措施加强科研诚信建设，企业事业单位和社会组织应当履行科研诚信管理的主体责任。

任何组织和个人不得虚构、伪造科研成果，不得发布、传播虚假科研成果，不得从事学术论文及其实验研究数据、科学技术计划项目申报验收材料等的买卖、代写、代投服务。

第一百零五条 国家建立健全科学技术统计调查制度和国家创新调查制度，掌握国家科学技术活动基本情况，监测和评价国家创新能力。

国家建立健全科技报告制度，财政性资金资助的科学技术计划项目的承担者应当按照规定及时提交报告。

第一百零六条 国家实行科学技术保密制度，加强科学技术保密能力建设，保护涉及国家安全和利益的科学技术秘密。

国家依法实行重要的生物种质资源、遗传资源、数据资源等科学技术资源和关键核心技术出境管理制度。

第一百零七条 禁止危害国家安全、损害社会公共利益、危害人体健康、违背科研诚信和科技伦理的科学技术研究开发和应用活动。

从事科学技术活动，应当遵守科学技术活动管理规范。对严重违反科学技术活动管理规范的组织和个人，由科学技术行政等有关部门记入科研诚信严重失信行为数据库。

第十一章 法律责任

第一百零八条 违反本法规定，科学技术行政等有关部门及其工作人员，以及其他依法履行公职的人员滥用职权、玩忽职守、徇私舞弊的，对直接负责的主管人员和其他直接责任人员依法给予处分。

第一百零九条　违反本法规定，滥用职权阻挠、限制、压制科学技术研究开发活动，或者利用职权打压、排挤、刁难科学技术人员的，对直接负责的主管人员和其他直接责任人员依法给予处分。

第一百一十条　违反本法规定，虚报、冒领、贪污、挪用、截留用于科学技术进步的财政性资金或者社会捐赠资金的，由有关主管部门责令改正，追回有关财政性资金，责令退还捐赠资金，给予警告或者通报批评，并可以暂停拨款，终止或者撤销相关科学技术活动；情节严重的，依法处以罚款，禁止一定期限内承担或者参与财政性资金支持的科学技术活动；对直接负责的主管人员和其他直接责任人员依法给予行政处罚和处分。

第一百一十一条　违反本法规定，利用财政性资金和国有资本购置大型科学仪器、设备后，不履行大型科学仪器、设备等科学技术资源共享使用义务的，由有关主管部门责令改正，给予警告或者通报批评，对直接负责的主管人员和其他直接责任人员依法给予处分。

第一百一十二条　违反本法规定，进行危害国家安全、损害社会公共利益、危害人体健康、违背科研诚信和科技伦理的科学技术研究开发和应用活动的，由科学技术人员所在单位或者有关主管部门责令改正；获得用于科学技术进步的财政性资金或者有违法所得的，由有关主管部门终止或者撤销相关科学技术活动，追回财政性资金，没收违法所得；情节严重的，由有关主管部门向社会公布其违法行为，依法给予行政处罚和处分，禁止一定期限内承担或者参与财政性资金支持的科学技术活动、申请相关科学技术活动行政许可；对直接负责的主管人员和其他直接责任人员依法给予行政处罚和处分。

违反本法规定，虚构、伪造科研成果，发布、传播虚假科研成果，或者从事学术论文及其实验研究数据、科学技术计划项目申报验收材料等的买卖、代写、代投服务的，由有关主管部门给予警告或者通报批评，处以罚款；有违法所得的，没收违法所得；情节严重的，吊销许可证件。

第一百一十三条　违反本法规定，从事科学技术活动违反科学技术活动管理规范的，由有关主管部门责令限期改正，并可以追回有关财政性资金，给予警告或者通报批评，暂停拨款、终止或者撤销相关财政性资金支持的科学技术活动；情节严重的，禁止一定期限内承担或者参与财政性资金支持的科学技术活动，取消一定期限内财政性资金支持的科学技术活动管理资格；对直接负责的主管人员和其他直接责任人员依法给予处分。

第一百一十四条　违反本法规定，骗取国家科学技术奖励的，由主管部门依法撤销奖励，追回奖章、证书和奖金等，并依法给予处分。

违反本法规定，提名单位或者个人提供虚假数据、材料，协助他人骗取国家科学技术奖励的，由主管部门给予通报批评；情节严重的，暂停或者取消其提名资格，并依法给予处分。

第一百一十五条　违反本法规定的行为，本法未作行政处罚规定，其他有关法律、行政法规有规定的，依照其规定；造成财产损失或者其他损害的，依法承担民事责任；构成违反治安管理行为的，依法给予治安管理处罚；构成犯罪的，依法追究刑事责任。

第十二章　附　则

第一百一十六条　涉及国防科学技术进步的其他有关事项，由国务院、中央军事委员会规定。

第一百一十七条　本法自 2022 年 1 月 1 日起施行。

附录二　科研经费相关文件

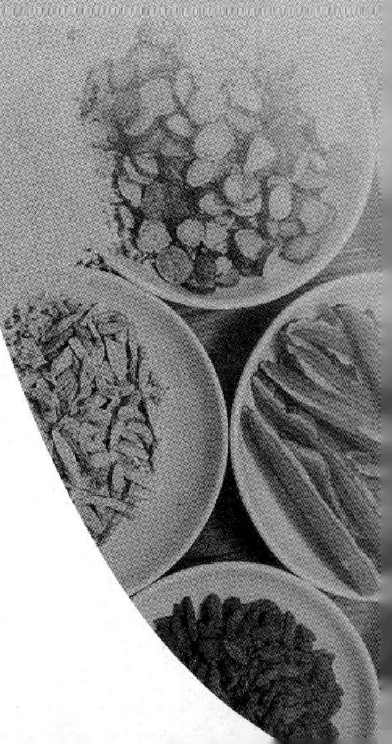

河南省省级重大科技专项管理办法（试行）

豫科〔2019〕96号

第一章　总　则

第一条　根据《中共中央办公厅 国务院办公厅关于深化项目评审、人才评价、机构评估改革的意见》要求，以及国务院《关于优化科研管理提升科研绩效若干措施的通知》精神，为深入贯彻落实《中共河南省委 河南省人民政府关于深化科技体制改革推进创新驱动发展若干实施意见》（豫发〔2015〕13号）、《河南省人民政府关于深化省级财政科技计划和资金管理改革的意见》（豫政〔2015〕2号），科学布局、统筹实施河南省省级重大科技专项（以下简称“专项”），制定本办法。

第二条　专项实施突出目标导向，聚焦事关我省重大战略的科技创新需求，发挥集中力量办大事的体制优势，多方联动进行集成式协同攻关；突出系统布局，坚持产业链与创新链的深度融合，瞄准重点优势产业上下游的关键节点，进行全链条一体化布局，集成资源系统推动专项的组织实施；突出分类实施，尊重科研规律，针对企业、科研机构、高等院校等各类主体不同的创新需求、研发定位和目标导向，在项目的产生途径、组织流程、支持方式、绩效考评等方面因类施策、分类推进。

第三条　专项聚焦我省优势主导产业和战略性新兴产业重大创新需求，着力解决产业发展以及民生公益领域核心关键技术瓶颈，着力推动重大科技创新成果的示范推广应用，是引领作用突出、资金投入量大、协同效应明显、支撑作用显著的重大科研项目。

专项主要包括重大创新专项、重大公益专项、郑洛新国家自主创新示范区创新引领型产业集群专项三个二级专项。其中，重大创新专项包括《河南省"十百千"转型升级创新专项实施方案》（豫政办〔2019〕11号）中的创新引领专项和重大创新示范专项，主要围绕我省经济竞争力的核心关键，突出产业化，政府主动布局，企业牵头主导，力争解决相关领域核心技术缺乏、关键装备部件依赖进口等"卡脖子"问题，打造标杆、形成示范，突出产业化目标，引领带动产业转型发展；重大公益专项主要聚焦我省民生科技、社会公益、公共安全以及基础学科、新兴产业的重大关键技术需求，依托高等学校、科研机构等开展技术研发和应用示范，为经济社会可持续发展提供技术支撑；郑洛新国家自主创新示范区创新引领型产业集群专项主要瞄准自创区的优势主导产业和战略新兴产业，围绕产业链关键环节，依托创新骨干企业，突出共性关键技术，全链条创新设计、一体化组织实施，力争培育一批具有核心竞争力的优势产业。

第二章　管理职责

第四条　专项实施管理中的责任主体分为四类：

（一）省级管理部门，包括省科技厅、省财政厅。

（二）项目主管部门，包括各省辖市、省直管县（市）科技、财政管理部门，国家高新区管委会，郑州航空港经济综合实验区管委会，以及相关省直部门（单位）等。

（三）项目承担法人单位。

（四）项目负责人。

第五条　省科技厅负责统筹安排部署和组织专项实施管理工作，加强对项目主管部门、项目承担单位、项目负责人的分类指导，协调解决项目管理中的其他相关事项，会同省财政厅开展项目绩效目标审核、预算评估、绩效评价工作。省财政厅负责组织编制重大专项资金中期财政规划和年度预算，审核专项资金绩效目标和分配方案，会同省科技厅分配下达资金；指导监督专项资金使用管理，对专项资金绩效评价结果进行抽查和再评价，并加强绩效评价结果应用。

第六条　项目主管部门负责切实履行专项推荐、组织实施和过程管理等环节的相应职责；对本地区或本部门（单位）项目承担单位、项目负责人进行指导和监督，负责相关材料的初审和组织上报，做好跟踪服务，协调项目实施中出现的问题。

第七条　项目承担单位对专项实施承担法人主体责任，负责对项目相关材料进行审核把关，对项目资料的真实性、完整性负责；接受省级管理部门及项目主管部门的指导和监督，严格执行任务书规定的各项任务，提供项目实施的条件保障，确保项目目标实现，及时报告项目执行情况与存在问题，配合验收评价等工作。

第八条　项目负责人应恪守科研诚信，强化责任意识，认真组织专项申请和实施；完整、真实地提供专项实施相关材料，及时通过项目承担单位向省级管理部门和项目主管部门报告专项实施过程中的重要事项和问题；自觉接受监督和检查。

第三章　支持条件

第九条　专项项目应具备以下条件：

（一）符合国家和河南省的产业、技术政策，拥有自主知识产权，创新性强，能够实现核心关键技术突破，技术水平处于国内领先以上。

（二）能够提升相关产业核心竞争力，具有良好的产业化前景，或能够在民生公益领域形成应用示范效应。

（三）应依托市级及以上重大建设工程或重点建设项目实施，对经济社会发展具有较强带动作用。

（四）实施周期一般不超过三年，投资规模合理，自筹资金到位，鼓励金融机构和投资机构等社会多元化投资。

第十条　项目承担单位应具备以下条件：

（一）在河南省境内注册，具有独立法人资格的企业、科研机构、高等院校，以及其他具有研发能力和条件的单位。

（二）应建有相关领域省级及以上重点实验室、工程技术研究中心、企业技术中心等研发平台，或经省级备案的新型研发机构等。

（三）拥有较强的技术创新意识和知识产权保护意识，具有较高的经营管理水平和市场开拓能力，拥有结构合理的研发团队，能够保证项目配套资金、设施的落实。

（四）项目承担单位为企业的，上年度经审计核准的研发投入占主营业务收入比例，大中型企业不低于 1.5%，其他企业不低于 3%；应有良好的信用记录，未被计入“信用中国（河南）”黑名单。

第四章　实施管理

第十一条　省科技厅根据年度重点工作部署，会同省财政厅采用自下而上、自上而下相结合的方式，进行专项项目的公开征集或定向组织实施；项目主管部门指导申报单位填报相关申报材料并按要求推荐上报。

第十二条　项目评审论证工作由省科技厅组织或委托第三方机构进行，实行专家负责制。探索建立对重大原创性、颠覆性、交叉学科等创新项目的非常规评审机制，对目标导向明确、技术路线清晰、组织程度较高、优势承担单位集中的项目，采取定向择优或定向委托等方式确定承担单位。

第十三条　省科技厅根据专家评审论证结果确定拟立项支持项目，并进行立项公示。公示期间有异议的项目，省科技厅进行复核，复核程序及结论按照相关规定及时公开反馈项目主管部门、项目承担单位和异议提出人。根据公示和复议情况，确定立项结果并下达立项文件，其中意义重大的创新项目需报经省政府同意后立项实施。

第十四条　实行任务书管理。省科技厅与项目主管部门、承担单位签订任务书，明确项目总体、阶段绩效目标及各方的责任、权利和义务。项目任务书以项目申报书为依据，任务书指标原则上不得变更和调整。省科技厅视情况组织开展关键节点的绩效评估。

第十五条　项目经费的管理、使用按照《河南省省级重大科技专项资金管理办法》等有关规定执行。项目支持方式包括前补助和后补助。对于科研院所、高等院校及其他具有研发能力的事业单位承担的项目，主要采取前补助方式，并根据项目实施计划分年度拨付经费。对于企业承担的项目，项目立项后核定财政补助资金总额，根据绩效评价情况或项目阶段目标完成情况给予后补助支持，可事先拨付一定比例启动经费，其中创新引领专项分年度按比例给予支持。

第十六条　项目实施期满后进行一次性综合绩效评价，由省科技厅、省财政厅组织或委托第三方机构或地方采取现场验收与会议验收相结合等方式进行，夯实专家责任。绩效评价结果实行网上公示，并作为确定项目后补助经费额度、连续滚动支持的重要因素。

第十七条　省财政厅、省科技厅强化绩效评价结果应用。对事业单位承担的前补助项目，绩效考核结果较好的，结余资金在财务验收完成起 2 年内由项目承担单位统筹安排用于科研活动的直接支出；绩效考核结果较差的，收回结余资金。对企业承担的后补助项目，绩效考核结果为优秀的，可适当增加财政后补助金额；绩效考核结果良好的，按照核定的财政补助总额拨付后补助资金；绩效考核结果中和差的，适当调减后补助金额或不再拨付后补助资金。

第十八条　项目因故不能按期完成任务的，项目承担单位需在执行期结束前 3 个月提出延期申请，延期时间原则上最多不超过 1 年。

项目因故无法继续实施的，项目承担单位应及时申请项目终止，由项目主管部门审核确认后报请省科技厅、省财政厅批准。省科技厅、省财政厅组织技术、财务专家对项目实施、经费使用情况进行核准后，符合相关规定的，确定项目终止并向社会公布。

第十九条　项目成果除有保密要求外，应及时纳入河南省科技报告共享服务系统向社会公开，加强项目实施成效和重大成果宣传。

第五章　监督保障

第二十条　强化监督管理。建立全流程监督工作机制，对项目的申报立项、资金分配及绩效评价等环节进行全程监督。

第二十一条　加强信息公开。除涉密及法律法规另有规定外，项目的申报受理、论证立项和绩效评价等全过程通过“河南省科技业务综合管理平台”进行，并按规定向社会公开相关信息，接受监督。

第二十二条　实行重大事项报告制度。项目主管部门及承担单位应及时报告项目实施取得的明显进展和重大成效，加强成果宣传；项目承担单位对项目实施中需要进行调整的重大问题，经主管部门同意后报请省科技厅、省财政厅批准。

第二十三条　强化科研诚信建设。参与申报、评审、评估等工作的相关申请单位、申请人员、评审专家要签署科研诚信承诺书，明确承诺事项和违背承诺的处理要求。对项目实施各类责任主体的不良信用行为如实记录，对于列入不良信用行为记录的责任主体，按照有关规定在一定期限内限制或取消其申请省科技计划项目或参与项目实施与管理的资格。

第二十四条 建立重大创新容错机制。对受市场风险影响、技术路线选择失误或其他不可预见原因，未实现预期目标或失败的项目，承担人已尽到勤勉和忠实义务的，经组织专家评议，确有重大探索价值和应用价值的，可继续支持其选择不同技术路线开展相关研究，对不可预见等因素造成的未实现预期目标的项目给予宽容认可。

第二十五条 建立风险防控机制。各级科技、财政部门及其工作人员在项目立项评审、绩效评价、资金分配方案的制定和复核过程中，存在违反规定安排资金以及其他滥用职权、玩忽职守、徇私舞弊等违法违纪行为的，按照《公务员法》《行政监察法》《财政违法行为处罚处分条例》等国家有关规定追究有关责任单位和人员的法律责任；涉嫌犯罪的，依法移送司法机关处理。

第六章 附 则

第二十六条 本办法自印发之日起实施。

第二十七条 本办法由省科技厅、省财政厅负责解释。

财政部 科技部 教育部 发展改革委 进一步做好中央财政科研项目资金管理等政策贯彻落实工作

财科教〔2017〕6号

为了进一步做好《中共中央办公厅 国务院办公厅印发〈关于进一步完善中央财政科研项目资金管理等政策的若干意见〉的通知》(以下简称《若干意见》)贯彻落实工作，促进中央财政科研项目资金管理改革举措落地生根，切实增强科研人员改革“成就感”“获得感”，现就有关问题通知如下：

一、提高思想认识，强化责任担当

《若干意见》是加快推进科技领域“放管服”改革、完善财政科研项目资金管理的重要举措，对于促进形成充满活力的科技管理和运行机制、激发广大科研人员创新创造活力具有十分重要的意义。各部门、各单位要进一步提高思想认识，全面深入学习，准确把握文件精神和具体要求，切实增强做好贯彻落实工作的责任感和紧迫感。项目主管部门要加强统筹协调，督促和指导所属单位落实好相关政策。中央高校、科研院所等相关单位要切实履行法人责任，加快制度建设，完善内控机制，规范工作流程，创新服务方式，确保下放的管理权限“接得住、管得好”。

二、细化政策措施，狠抓政策执行

（一）加快制度建设。

项目承担单位应当结合本单位实际，抓紧制定和完善项目预算调剂、间接费用统筹使用、劳务费分配管理、结余资金使用、科研财务助理岗位设立、内部信息公开公示等内部管理办法。对于督查或自查中发现未在规定时间出台制度的单位，应当逐项对照、查漏补缺，务必于3月底前完成整改。

各单位在制定制度时，应当严格按照本单位内部决策程序开展工作，有关制度应当以单位正式文件形式印发，并在单位内部以适当的方式公开。各项制度应当做到权责明确、流程清晰、操作性强、务实管用。各项制度以及中央高校、科研院所按规定制定的差旅会议内部管理办法，应当作为预算编制、评估评审、经费管理、审计检查、财务验收等工作依据。

项目主管部门应当尽快完善预算编制指南，制定预算评估评审和财务验收工作细则等具体操作规范。

（二）大力推进信息公开。

项目承担单位应当完善内部信息公开制度，明确单位内部信息公开的责任主体、程序、方式、范围和期限等，除涉密信息外，财政科研项目预决算、预算调剂、资金使用（重点是间接费用、外拨资金、结余资金使用）、研究成果等情况均应以适当方式在单位内部公开。要充分运用信息公开的手段，加强内部监督和管理。

（三）细化、完善劳务费和间接费用管理。

项目承担单位应当建立健全劳务费管理办法，进一步细化访问学者、项目聘用研究人员的管理要求，规范对访问学者、项目聘用研究人员的资格认定、审批或备案、公开公示程序，明确管理责任，细化岗位设立、工作协议、劳务费标准和发放办法等日常管理规定。项目聘用研究人员应当为项目承担单位通过劳务派遣方式或者签订劳动合同、聘用协议等方式为项目聘用的研究人员（包括退休人员）。

项目承担单位应当建立健全间接费用管理办法，进一步明确间接费用分配原则和流程，完善绩效考核办法，以及绩效支出与科研人员在项目工作中的实际贡献挂钩的机制，妥善处理合理分摊间接成本和对科研人员激励的关系。中央高校、科研院所等事业单位在安排绩效支出时，应当符合事业单位绩效工资管理有关规定。

（四）加强结余资金统筹管理。

于完成任务目标并一次性通过验收的项目，验收结论确定的结余资金全部留归项目承担单位使用，由其统筹用于本单位科研活动的直接支出。2年后（自验收结论下达后次年的1月1日起计算）结余资金未用完的，按规定原渠道收回。未一次性通过验收的项目，结余资金按规定原渠道收回。

项目承担单位应当认真落实结余资金使用管理权限，加强结余资金统筹管理，在内部管理办法中明确具体统筹方式和管理要求，提高科研项目资金使用效益，激发科研人员创新创造活力。

（五）做好在研项目政策衔接。

《若干意见》发布时，已进入结题验收环节的项目，继续按照原政策执行，不作调整；尚在执行环节的项目，由项目承担单位统筹考虑本单位实际情况，与科研人员特别是项目负责人充分协商后，在项目预算总额不变的前提下，自主决定是否执行新规定。

（六）规范会计师事务所开展的财务审计。

项目主管部门制定财务验收工作细则，明确科研项目财务验收的责任主体、主要内容、程序规范等。加强对承接科研项目财务审计委托任务的会计师事务所的指导和培训，提高其政策理解和把握能力，促进提升财务审计工作质量。按照政府采购法的有关要求，规范对承接科研项目财务审计委托任务的会计师事务所选聘程序，完善信用管理体系，会同财政部门对严重违规会计师事务所的严重不良信用记录记入“黑名单”。

中国注册会计师协会制定科研项目财务审计操作指引，明确会计师事务所从事科研项目财务审计工作要求和技术规范，将科研项目财务审计纳入执业质量检查范围。会计师事务所应当建立健全相关质量控制机制，切实提升服务能力和审计质量。

三、发挥部门作用，加强统筹指导

各部门、各单位应当进一步加大宣传培训力度，在官方网站开辟专栏，系统、集中登载中央财政科研项目资金管理有关政策文件及解读，及时发布本部门、本单位制定的相关管理办法。加大对财务人员、科研财务助理、科研人员等相关人员的培训力度。同时，加强对中央财政科研项目资金的事中事后监管，严肃查处违法违纪问题。

项目主管部门应当结合本部门实际情况，对共性问题统筹研究，提出解决方案或指导意见。加强对本部门所属高校、科研院所等单位落实《若干意见》的跟踪指导，及时总结典型做法，并予以推广。

财政部、科技部将持续跟踪改革进展，建立中央财政科研项目资金管理改革等政策落实情况的督查机制、通报机制。有关通报和督查结果将纳入信用管理，与中央高校管理改革等绩效拨款、间接费用核定、结余资金留用等挂钩。

财政部 科技部 教育部 发展改革委

2017 年 3 月 3 日

河南省财政厅 河南省科学技术厅
河南省省级科技研发专项资金管理办法

第一章 总 则

第一条 为规范省级科技研发专项资金（以下简称“专项资金”）管理，提高资金使用效益，根据《河南省人民政府关于深化省级财政科技计划和资金管理改革的意见》（豫政〔2015〕2号）、《中共河南省委办公厅河南省人民政府办公厅关于进一步完善省级财政科研项目资金管理等政策的若干意见》（豫办〔2017〕7号）、《河南省省级财政专项资金管理办法》（豫政〔2014〕16号）及国家和我省有关财经法规和财务管理制度，制定本办法。

第二条 本办法所指的专项资金是省级财政安排的科技研究开发类专项资金。其支持方向主要包括以下部分：

（一）国家自然科学基金委员会－河南省人民政府联合基金、河南省自然科学基金等基础前沿研究类项目。

（二）农业、工业、社会发展等自然科学、社会科学领域开展的重点研发类项目。

第三条 专项资金支持对象是河南省内具有独立法人资格的科研院所、高等院校以及其他具有研发能力的事业单位。

第四条 省级科技研发专项资金按项目法确定，支持方式以前补助为主，具体支持方式在编制年度项目申报指南时予以明确。

第五条 专项资金管理和使用的基本原则：

（一）统筹整合，突出重点。专项资金聚焦我省经济社会发展的重大科技任务，重点支持市场机制不能有效配置资源的公共科技活动，注重加强统筹规划，避免资金安排分散重复。

（二）明晰权责，放管结合。财政、科技主管部门原则上不再直接管理具体项目，重点是政策引导和资金监管。充分发挥承担单位资金管理的法人责任，完善内控机制建设，提高管理服务水平。

（三）遵循规律，注重绩效。专项资金的管理和使用，应当体现科技研发专项组织实施的特点，遵循科研活动规律和依法理财的要求。强化过程监管，完善信息公开公示制度，建立面向结果的绩效评价机制，提高资金使用效益。

第六条 专项资金管理的职责分工：

省财政厅会同省科技厅研究制定专项资金管理办法；组织编制专项资金中期财政规划和年度预算，审核省科技厅提出的绩效目标和分配方案，会同省科技厅分配下达资金；对绩效评价结果进行抽查和再评价，指导监督专项资金使用管理。

省科技厅会同省财政厅研究制定项目管理办法；负责拟定专项绩效目标，建立项目库，制定项目实施计划，提出资金分配方案，跟踪项目指导实施，开展绩效评价和监督检查；组织或委托第三方机构开展专项资金项目申报、评审和立项项目日常管理等工作。

接受委托的第三方机构，按照委托要求受理专项资金项目申报，组织项目评审，开展项目过程管理和结项验收等工作。

项目承担单位是资金使用和管理的责任主体，负责专项资金的具体管理和监督。

第七条 提高专项资金管理的透明度。在符合国家保密规定的前提下，项目预算通过河南省财政科研项目经费管理服务平台进行网上申报，对项目资金实行预算编报审批、预算执行调整、财务决算全过程信息化管理，对项目申报、立项及资金安排等相关信息进行公开，逐步探索建立专项资金绩效评价结果公示制度，接受社会监督。

第二章 专项资金概预算管理

第八条 专项资金概算是指保障我省经济社会发展科技需求而开展的科技研发活动所需费用的事前估算，是研发专项预算安排的重要依据，包括三年规划总概算和年度概算。省科技厅应在每年 6 月底前将下一年度专项资金总概算和年度概算（包括各支持方向经费概算）情况提交财政厅审核。

第九条　省财政厅结合财力可能和绩效评价情况，核定省级科技研发专项资金总概算和年度概算。

第十条　省科技厅要按照核定概算，提前做好下一年度专项资金的项目申报、预算评审、项目预算编制、公开公示、备选项目确定等前期工作，提前研究确定下年支出事项，经费分配和专项资金细化建议按规定时间要求报送省财政厅。

第十一条　省财政厅按照财政中期规划及预算编制年度要求提出审核意见。省科技厅根据审核意见细化专项资金项目，编入年度部门预算草案，按程序批复后，在下一年度执行。

第三章　项目资金开支范围

第十二条　省科技研发专项资金开支由直接费用和间接费用组成。

第十三条　直接费用是指在项目研发过程中发生的与之直接相关的费用，主要包括：

（一）设备费：指在项目实施过程中购置或试制专用仪器设备，对现有仪器设备进行升级改造，以及租赁外单位仪器设备而发生的费用。应当严格控制设备购置费支出，鼓励开放共享、试制、自主研制、租赁专用仪器设备以及对现有仪器设备进行升级改造，避免重复购置。

（二）材料费：指在项目实施过程中消耗的各种原材料、辅助材料等低值易耗品的采购以及运输、装卸、整理、仓储等费用。

（三）测试化验加工费：指在项目实施过程中支付给外单位（包括承担单位内部独立经济核算单位）的检验、测试、化验及加工等费用。

（四）燃料动力费：指在项目实施过程中直接使用的相关仪器设备、科学装置等运行发生的水、电、气、燃料消耗费用等。

（五）出版 / 文献 / 信息传播 / 知识产权事务费：指在项目实施过程中，需要支付的出版费、资料费、专用软件购买费、文献检索费、专业通信费、专利申请及其他知识产权事务等费用。

（六）差旅费 / 会议费 / 国际合作与交流费：是指在项目实施过程中发生的

差旅费、会议费和国际合作交流费。在编制预算时，本科目支出预算不超过直接费用预算 10% 的，不需要编制测算依据。承担单位和科研人员应当按照实事求是、精简高效、厉行节约的原则，严格执行国家和省有关规定，统筹安排使用。

（七）劳务费：是指在项目实施过程中支付给参与项目的研究生、博士后、访问学者以及项目聘用的研究人员、科研辅助人员等的劳务性费用。

项目聘用人员的劳务费开支标准，参照当地科学研究和技术服务业从业人员平均工资水平，根据其在项目研究中承担的工作任务确定，其社会保险补助纳入劳务费科目列支。劳务费预算应据实编制，不设比例限制。

（八）专家咨询费：是指在项目实施过程中支付给临时聘请的咨询专家的费用。专家咨询费不得支付给参与本项目研究和管理的相关工作人员。专家咨询费的标准按照有关规定执行。

（九）其他支出：是指在项目实施过程中除上述支出范围之外的其他相关支出。其他支出应当在申请预算时详细说明。

第十四条　间接费用是指项目承担单位在组织实施项目过程中发生的无法在直接费用中列支的相关费用。主要包括：项目承担单位为项目研究提供的房屋占用，日常水、电、气、暖消耗，有关管理费用的补助支出，以及激励科研人员的绩效支出等。

间接费用结合项目承担单位信用情况，按照不超过项目资金中直接费用扣除设备购置费后的 20% 核定（软件开发类、社科类科研项目不超过 40%；国家自主创新示范区试点单位按照试点文件执行）。

第十五条　间接费用由项目承担单位统筹安排使用。项目承担单位应当建立健全间接费用的内部管理办法，公开透明、合规合理使用间接费用，处理好分摊间接成本和对科研人员激励的关系。绩效支出应当与科研人员在项目工作中的实际贡献挂钩，在出台单位内部制度文件、任务目标完成、资金使用和研究成果公示的基础上，单位可以用于该支出。间接费用中绩效工资不纳入单位绩效工资总额基数，计入当年单位工资总额。

项目中有多个单位的，间接费用在总额范围内由项目承担单位与参与单位协商分配。项目承担单位不得在核定的间接费用以外，再以任何名义在项目资金中重复提取、列支相关费用。

第十六条　项目承担单位要根据国家和我省相关规定，结合本单位实际情况，制定科研项目资金管理等内部管理制度。差旅费 / 会议费 / 国际合作与交流费、劳务费、绩效支出等按照项目承担单位内部管理制度执行。

第四章　项目预算编报和审批

第十七条　专项资金支持项目的项目预算由收入预算和支出预算构成。

收入预算包括省级专项资金和其他来源资金。有自筹资金等其他资金来源的，应当提供资金提供方的出资承诺，不得使用货币资金之外的资产或其他省级财政资金作为资金来源。

支出预算应当按照资金开支范围确定的支出科目和不同资金来源分别编列，并对各项支出的主要用途和测算理由等进行详细说明。

第十八条　项目申报单位应当按照政策相符性、目标相关性和经济合理性原则，科学、合理、真实地编制预算，对仪器设备购置、参与单位资质及拟外拨资金进行重点说明。项目申报单位对直接费用各项支出不得简单按比例编列。

由多个单位共同承担一个项目的，应当根据合同、协议分别编制单项预算，并由项目牵头承担单位汇总编制项目总预算。

第十九条　同一项目已获得省级财政资金支持的，严禁重复或变相重复申请专项资金立项支持。项目申请人已承担省财政支持的科研项目尚未结项或验收的，不得申请新的项目资金。同一项目负责人原则上每年只能承担一个省财政资金支持的项目。

第二十条　申报单位在报送项目立项申请材料的同时，应当按规定报送项目预算申报书，并附相关证明材料。申报的项目应当有明确的实施期限和具体、可考核的绩效目标。跨年度实施的项目应当编列年度工作计划和目标，并根据工作进度编制分年度预算。

第二十一条　按照财政预算管理关系申报项目预算和下拨资金。省直单位通过主管部门申报项目预算，中央驻豫科研院所、市县相关单位通过所在地省辖市、财政直管县财政和科技主管部门逐级申报。

省直单位的科技管理处及市县科技主管部门应当对项目进行认真审核把关，确保项目的真实性，择优推荐，提高项目质量。省直单位的财务处、市县财政部门按规定报送项目预算、及时拨付资金，保障项目实施。

第二十二条　项目资金预算编审依托经费管理服务平台进行，结合年度部门预算编制，实行“两上两下”的管理方式。

一上：项目承担单位填报项目预算申报书，经主管部门审核后，报省财政、科技主管部门。

一下：省财政、科技主管部门根据评审结果和财政预算安排，将确定的拟支持项目及资金额度反馈给项目承担单位。

二上：项目承担单位根据核定的资金支持额度对预算进行调整，上报项目预算书。

二下：省财政会同科技主管部门下达项目资金预算。

项目承担单位的项目预算书和省财政厅、科技厅的资金预算下达文件是项目预算执行、监督检查、项目验收和绩效评价的基本依据。

第五章 项目预算执行与调整

第二十三条 项目资金应按照财政国库集中支付有关规定执行，符合政府采购条件的支出，应当按政府采购有关规定执行。根据部门申请，对有实际需求的科研项目，实行部门预算批复前项目资金预拨制度。

第二十四条 项目承担单位应当严格执行国家有关财经法规和财务制度，切实履行法人责任，建立健全项目资金内部管理制度，明确内部管理权限和审批程序，明确科研、财务等部门和项目负责人在资金使用管理中的职责，完善内控机制建设，强化资金使用绩效评价，确保资金使用安全规范有效。

项目承担单位应当建立健全科研财务助理制度，为科研人员在项目预算编制和调整、资金支出、财务决算和验收方面提供专业化服务。

第二十五条 项目承担单位应当将项目资金纳入单位财务统一管理，对财政专项资金和单位自筹等其他来源资金分别单独核算，确保专款专用。

第二十六条 项目承担单位应当及时按预算核拨项目合作单位资金，并加强对外拨资金的监督管理。项目合作单位应当按照本办法的规定管理和使用项目资金，自觉接受有关监督检查。

项目承担单位应当严格按照资金开支范围和标准办理支出，不得擅自调整外拨资金，不得利用虚假票据套取资金，不得通过编造虚假劳务合同、虚构人员名单等方式虚报冒领劳务费和专家咨询费，不得通过虚构测试化验内容、提高测试化验支出标准等方式违规开支测试化验加工费，不得随意调账变动支出、随意修改记账凭证，严禁以任何方式使用项目资金列支应当由个人负担的有关费用和支付各种罚款、捐款、赞助、投资等。

第二十七条　项目承担单位应当严格执行有关支出管理制度。对应当实行“公务卡”结算的支出，按照公务卡结算有关规定执行。对于设备费、大宗材料费和测试化验加工费、劳务费、专家咨询费等，原则上应当通过银行转账方式结算。对野外考察、心理测试等科研活动中无法取得发票或者财政性票据的，在确保真实性的前提下，可按实际发生额报销。

第二十八条　项目承担单位应当按照下达的预算执行。项目在研期间，年度剩余资金结转下一年度继续使用，结转期不超过 2 年。预算确有必要调整时，应当按照以下调整范围和权限，履行相关程序：

（一）项目名称、项目承担单位、项目负责人和项目预算总额的调整，应当按原程序报省财政厅和科技厅批准。

（二）项目总预算不变，项目合作单位之间预算调整以及增加或减少项目合作单位的预算调整；项目实施期间出现项目计划任务及绩效目标、项目实施期调整，应当按原程序报省科技主管部门或专业机构批准。

（三）项目总预算不变的情况下，直接费用中材料费、测试化验加工费、燃料动力费、出版 / 文献 / 信息传播 / 知识产权事务费、其他支出预算如需调整，项目负责人根据实施过程中科研活动的实际需要，由项目承担单位批准。设备费、差旅 / 会议 / 国际合作交流费、劳务费、专家咨询费的预算一般不予调增，如有特殊情况确需调增的，需说明调整原因，报经项目承担单位批准。不超过直接费用 10% 的预算调整，不需要提供调整测算依据。

（四）间接费用预算总额不得调增，经项目承担单位与项目负责人协商一致后，可以调减用于直接费用。

第二十九条　省财政支持额度在 10 万元（含）以上的项目，承担单位应当在每年 4 月 20 日前审核项目上年度收支情况，汇总形成项目年度财务决算报告，并通过信息管理服务平台报备。决算报告应当真实、完整，账表一致。

第三十条　项目实施过程中，项目承担单位使用项目资金形成的固定资产属于国有资产，应当按照有关国有资产管理的规定执行。

项目承担单位使用项目资金形成的知识产权等无形资产的管理，按照有关规定执行。

使用项目资金形成的大型科学仪器设备、科学数据、自然科技资源等，在保障有关参与单位合法权益的基础上，应当按照有关规定开放共享。

第三十一条 项目因故撤销或终止，项目承担单位财务部门应当按要求及时清理账目与资产，编制财务报告及资产清单，科技主管部门组织清查处理，并由省财政收回结余资金。

第六章 项目财务验收

第三十二条 项目承担单位应当在项目实施期满 3 个月之内提出结项或验收申请，并及时组织清理账目与资产，如实编制项目（课题）资金决算。因故不能按期结项或验收的，应在到期前按原申报程序向省科技主管部门申请延期，经批准后按新方案执行；如未能批准，仍需按原定期限进行验收。

第三十三条 财务验收工作由科技主管部门组织或委托相关单位实施，并在项目承担单位提出验收申请后的 6 个月内完成。财政补助项目资金在 100 万元以上（含 100 万元）的，应当选择符合要求的会计师事务所进行财务审计，财务审计是财务验收的重要依据。

第三十四条 存在下列行为之一的，不得通过财务验收：

（一）编报虚假预算，套取财政资金；

（二）未对专项资金进行单独核算；

（三）截留、挤占、挪用专项资金；

（四）违反规定转拨、转移专项资金；

（五）提供虚假财务会计资料；

（六）未按规定执行和调整预算；

（七）虚假承诺其他来源资金、自筹资金不到位；

（八）专项资金管理使用存在违规问题拒不整改；

（九）其他违反财经纪律的行为。

第三十五条 项目经批准结项或通过验收后，承担单位应当在 1 个月内办理财务结账手续，并按规定编制项目决算报告，在信息管理服务平台上报备。

完成项目任务目标并通过验收，且承担单位信用评价好的，结余资金在财务验收完成起 2 年内由项目承担单位统筹安排用于科研活动的直接支出；2 年后结余资金未使用完的，由省财政收回。未通过财务验收的项目，或项目承担单位信用评价差的，收回结余资金，统筹使用。

第七章　绩效评价

第三十六条　省科技厅负责拟定专项资金绩效目标，省财政厅审核后批复。绩效目标能清晰反映专项资金的预期产出和效果，包括组织管理、进度等共性评价指标以及依据专项资金保障引导方向确定合适的产出、效益和满意度指标，绩效指标应尽量细化和量化。省科技厅应当加强对专项资金的动态绩效监控，并按要求编制绩效报告报省财政厅备案。绩效报告内容包括专项使用情况、绩效目标完成情况、绩效成果、项目承担单位信用情况等。

第三十七条　省财政厅负责绩效评价结果进行抽查和再评价，将绩效评价结果作为对被评价单位改进预算管理和安排以后年度预算的重要依据。对绩效评价结果较好的方向领域，适当加大支持力度；对实际执行效果与预期效益目标差距较大，或绩效评价结果较差的，相应扣减直至取消以后年度资金额度。

第三十八条　省科技厅、省财政厅探索委托第三方机构开展专项绩效评价工作。

第八章　监督检查

第三十九条　省财政厅、科技厅及相关主管部门应当按照职责和分工，建立覆盖资金管理使用全过程的资金监督检查机制。监督检查应当加强统筹协调、信息共享，避免交叉重复。

省科技厅、财政厅可通过专项检查、专项审计、举报核查、绩效评价等多种方式，对专业机构履职尽责情况实施监督检查。

第四十条　建立信息公开和内控制度。项目承担单位应当在单位内部公开项目立项、主要研究人员、资金使用（重点是间接费用、外拨资金、结余资金使用等）、大型仪器设备购置以及项目研究成果等情况，完善内部控制和监督制约机制。

第四十一条　建立健全信用管理机制。省科技厅、财政厅对专业机构、项目承担单位和合作单位、项目负责人、会计师事务所、咨询评审专家在资金管理使用、评估评审等方面的行为进行记录和信用评价。

相关信用记录是科技项目预算核定、结余资金管理、监督检查、专业机构遴选和调整等的重要依据。信用记录与资金监督频次挂钩，对于信用好的机构和人员，可减少或在一定时期内免除监督检查；对于信用差的，应当作为监督检查的重点，加大监查频次。

第四十二条　严肃查处项目资金管理和使用中的各类违规违法行为。

项目承担单位和项目负责人在预算编报、资金拨付、资金管理和使用、财务验收、监督检查等环节存在违规行为的，省财政厅、科技厅将视情况轻重采取约谈、通报批评、暂停项目拨款、终止项目执行、追回已拨资金、阶段性或永久取消项目承担者申报项目资格等措施，并将有关结果向社会公开。涉嫌犯罪的，移送司法机关处理。

财政、科技部门及其相关工作人员在项目立项、预算审核、资金分配等环节，存在违反规定安排资金以及其他滥用职权、玩忽职守、徇私舞弊等违法违纪行为的，按照《预算法》《公务员法》《财政违法行为处罚处分条例》等相关规定追究有关责任单位和人员的责任；涉嫌犯罪的，移送司法机关处理。

第九章　附　则

第四十三条　本办法由省财政厅负责解释。

第四十四条　国家自然科学基金委员会－河南省人民政府联合基金、河南省自然科学基金参照国家自然基金管理办法执行；采用后补助支持方式的，奖补对象自主确定后续科研项目，经费使用参照本办法有关规定执行。

第四十五条 专项资金设立期限为2017年至2021年。本办法自印发之日实施，《河南省科技计划项目经费管理暂行办法》（豫财教〔2012〕434号）同时废止。其他部门或单位预算安排的科研经费开支范围参照本办法实施。

河南省财政厅 中共河南省委组织部 河南省公务员局 河南省省直机关培训费管理办法

豫财行〔2014〕62号

第一章 总 则

第一条 为规范省直机关培训工作，提高培训效率和质量，加强培训费管理，节约培训费开支，制定本办法。

第二条 本办法适用于省级党的机关、人大机关、行政机关、政协机关、审判机关、检察机关、各人民团体、各民主党派和省工商联（以下简称“各单位”）。

第三条 本办法所称培训，是指各单位根据《中华人民共和国公务员法》《干部教育培训工作条例（试行）》《公务员培训规定（试行）》《河南省关于贯彻〈干部教育培训工作条例（试行）〉的实施意见》等规定和要求，使用本机财政资金在境内举办的三个月以内的在职培训、任职培训、专门业务培训、初任培训等。

第四条 各单位举办培训应当坚持厉行节约、反对浪费的原则，实行单位内部统一管理，增强针对性和实效性，保证培训质量，节约培训资源，提高培训经费使用效益。

第二章　计划和备案管理

第五条　建立培训计划编报和审批制度。各单位培训部门应将本单位下年度培训计划（包括培训名称、对象、内容、时间、地点、参训人数、所需经费及列支渠道等）报单位领导办公室会议或党组（党委）会议审核，并于每年 11 月 15 日前报省委组织部、省公务员局和省财政厅备案后实施。

第六条　省委组织部、省公务员局应于每年 12 月 15 日前对各单位上报的培训机关予以审核，同意开展的，出具备案意见书。

第七条　年度培训计划一经批准，原则上不得调整。因工作需要确需临时增加培训班次及调整培训预算的，应按程序报省委组织部、省公务员局和省财政厅备案后实施。

第三章　开支范围和标准

第八条　培训费是指各单位开展培训直接发生的各项费用支出，包括住宿费、伙食费、培训场地费、讲课费、培训资料费、交通费、其他费用。

（一）住宿费是指参训人员及工作人员培训期间发生的租住房间的费用。

（二）伙食费是指参训人员及工作人员培训期间发生的用餐费用。

（三）培训场地费是指用于培训的会议室或教室租金。

（四）讲课费是指聘请师资授课所支付的必要报酬。

（五）培训资料费是指培训期间必要的资料及办公用品费。

（六）交通费是指用于接送以及统一组织的与培训有关的考察、调研等发生的交通支出。

（七）其他费用是指现场教学费、文体活动费、医药费以及授课教师交通、食宿等支出。

第九条　培训费实行综合定额标准，分项核定、总额控制。综合定额标准如下：

单位：元 / 人天

住宿费	伙食费	场地费和讲课费	资料费、交通费和其他费用	合计
150	80	70	50	350

综合定额标准是培训费开支的上限，各项费用之间可以调剂使用。各单位应在综合定额标准以内结算报销。

15 天以内的培训按照综合定额标准控制；超过 15 天的培训，超过天数按照综合定额标准的 80% 控制；超过 30 天的培训，超过天数按照综合定额标准的 70% 控制。上述天数含报到撤离时间，报到和撤离时间分别不得超过 1 天。

第十条 （讲课费标准）讲课费执行以下标准（税后）：

（一）院士、全国知名专家每半天一般不超过 3000 元；

（二）正高级技术职称专业人员每半天最高不超过 2000 元；

（三）副高级技术职称专业人员每半天最高不超过 1000 元；

（四）中级技术职称及以下专业人员每半天最高不超过 800 元。

其他人员讲课参照上述标准执行。

第四章　培训组织

第十一条　培训实行分级管理，各单位举办培训，原则上下训一级，不得下延至县（市）及以下（不含省直管县）。

第十二条　省直机关开展培训，应当尽量利用本单位内部场所，如本单位场所不具备培训条件的，可在开支范围和标准内，择优选择省委党校（行政学院）、干部学院、部门行业所属培训机构、高校培训基地、组织人事部门认可的培训机构和定点饭店承担培训项目。原则上不安排在省外举办培训。

第十三条　组织培训的工作人员控制在参训人员数量的 5% 以内，最多不超过 10 人。

第十四条　严禁借培训名义安排公款旅游；严禁借培训名义组织会餐或安排宴请；严禁组织高消费娱乐、健身活动；严禁使用培训费购置电脑、复印机、打印机、传真机等固定资产以及开支与培训无关的其他费用；严禁在培训费中列支公务接待费、会议费；严禁套取培训费设立“小金库”。

培训住宿房间以标准间为主，不得额外配发洗漱用品；培训用餐不得上高档菜肴，不得提供烟酒；7 日以内的培训不得组织调研、考察、参观。

第十五条　各单位组织培训应尽量利用网络、视频等信息化手段，大力推行自主选学、在职自学等方式，降低培训成本，提高培训效率。

第五章　报销结算

第十六条　报销培训费，应当提供备案意见书、本单位培训通知、实际参训人员签到表、讲课费签收单以及培训机构出具的原始明细单据、电子结算单等凭证。

各单位财务部门应当严格履行审核职责，对履行审批备案程序的培训，以及超范围、超标准、弄虚作假开支的费用不予报销。

第十七条　小额零星开支以外的培训费用，应当按照国库集中支付和公务卡管理的有关制度执行。讲课费原则上划转到授课人员的个人借记卡上。

第十八条　培训费由培训举办单位承担，纳入部门预算管理，在各单位日常公用经费或专项经费中列支，不得以任何方式向下属机构、企事业单位、地方转嫁或摊派。

第十九条　培训费要在《政府收支分类科目》规定的支出功能分类“20508–进修及培训”和支出经济分类“30216–培训费”的相关科目中反映核算。

第六章　监督检查

第二十条　各单位应当将培训的项目、内容、人数、经费等情况，以适当方式进行公开。

第二十一条　各单位应当于每年3月底前将上年度培训计划执行情况（包括培训名称、主要内容、时间、地点、培训对象及人数、工作人员数、经费开支及列支渠道、培训成效等）报送省委组织部、省公务员局、省财政厅。

第二十二条　省委组织部、省公务员局、省财政厅会同有关部门对各单位培训活动和培训费管理使用情况进行监督检查。主要内容包括：

（一）培训计划的编报是否符合规定；

（二）培训费开支范围和开支标准是否符合规定；

（三）培训费报销和支付是否符合规定；

（四）是否存在虚报培训费用的行为；

（五）是否存在转嫁、摊派培训费用的行为；

（六）是否存在向参训人员收费的行为；

（七）是否存在其他违反本办法的行为。

第二十三条　对于检查中发现的违反本办法的行为，依照《中华人民共和国会计法》、《财政违法行为处罚处分条例》等法律法规规定，由省委组织部、省公务员局、省财政厅会同有关部门责令改正，追回资金，并予以通报；相关责任人员，由所在单位按规定予以党纪、政纪处分；涉嫌犯罪的，移送司法机关处理。

第七章　附　则

第二十四条　各单位可以按照本办法规定，结合本单位业务特点和工作实际，制定培训费管理具体规定。

第二十五条　省委组织部、省公务员局组织的调训和统一培训省直党校组织的干部培训，不适用本办法。

第二十六条　省直事业单位培训费管理参照本办法执行。

第二十七条　本办法由省财政厅会同省委组织部、省公务员局负责解释。

第二十八条　本办法自发布之日起施行。

河南省财政厅
河南省科学技术厅 文件

豫财科〔2017〕184 号

河南省财政厅　河南省科学技术厅关于印发《河南省省级科技研发专项资金管理办法》的通知

各省辖市、有关县（市）财政局、科技局，省直有关部门：

为规范和加强省级科技研发专项资金的管理，提高财政资金使用效益，我们制定了《河南省省级科技研发专项资金管理办法》。经省政府同意，现印发给你们，请认真贯彻执行。

附件：河南省省级科技研发专项资金管理办法

河南省财政厅

河南省科学技术厅

2017 年 9 月 27 日

河南省省级科技研发专项资金管理办法

豫财科〔2017〕184号

第一章 总 则

第一条 为规范省级科技研发专项资金（以下简称“专项资金”）管理，提高资金使用效益，根据《河南省人民政府关于深化省级财政科技计划和资金管理改革的意见》（豫政〔2015〕2号）、《中共河南省委办公厅河南省人民政府办公厅关于进一步完善省级财政科研项目资金管理等政策的若干意见》（豫办〔2017〕7号）、《河南省省级财政专项资金管理办法》（豫政〔2014〕16号）及国家和我省有关财经法规和财务管理制度，制定本办法。

第二条 本办法所指的专项资金是省级财政安排的科技研究开发类专项资金。其支持方向主要包括以下部分：

（一）国家自然科学基金委员会—河南省人民政府联合基金、河南省自然科学基金等基础前沿研究类项目。

（二）农业、工业、社会发展等自然科学、社会科学领域开展的重点研发类项目。

第三条 专项资金支持对象是河南省内具有独立法人资格的科研院所、高等院校以及其他具有研发能力的事业单位。

第四条 省级科技研发专项资金按项目法确定，支持方式以前补助为主，具体支持方式在编制年度项目申报指南时予以明确。

第五条 专项资金管理和使用的基本原则：

（一）统筹整合，突出重点。专项资金聚焦我省经济社会发展的重大科技任务，重点支持市场机制不能有效配置资源的公共科技活动，注重加强统筹规划，避免资金安排分散重复。

（二）明晰权责，放管结合。财政、科技主管部门原则上不再直接管理具体项目，重点是政策引导和资金监管。充分发挥承担单位资金管理的法人责任，完善内控机制建设，提高管理服务水平。

（三）遵循规律，注重绩效。专项资金的管理和使用，应当体现科技研发专项组织实施的特点，遵循科研活动规律和依法理财的要求。强化过程监管，完善信息公开公示制度，建立面向结果的绩效评价机制，提高资金使用效益。

第六条　专项资金管理的职责分工：

省财政厅会同省科技厅研究制定专项资金管理办法；组织编制专项资金中期财政规划和年度预算，审核省科技厅提出的绩效目标和分配方案，会同省科技厅分配下达资金；对绩效评价结果进行抽查和再评价，指导监督专项资金使用管理。

省科技厅会同省财政厅研究制定项目管理办法；负责拟定专项绩效目标，建立项目库，制定项目实施计划，提出资金分配方案，跟踪项目指导实施，开展绩效评价和监督检查；组织或委托第三方机构开展专项资金项目申报、评审和立项项目日常管理等工作。

接受委托的第三方机构，按照委托要求受理专项资金项目申报，组织项目评审，开展项目过程管理和结项验收等工作。

项目承担单位是资金使用和管理的责任主体，负责专项资金的具体管理和监督。

第七条　提高专项资金管理的透明度。在符合国家保密规定的前提下，项目预算通过河南省财政科研项目经费管理服务平台进行网上申报，对项目资金实行预算编报审批、预算执行调整、财务决算全过程信息化管理，对项目申报、立项及资金安排等相关信息进行公开，逐步探索建立专项资金绩效评价结果公示制度，接受社会监督。

第二章　专项资金概预算管理

第八条　专项资金概算是指保障我省经济社会发展科技需求而开展的科技研发活动所需费用的事前估算，是研发专项预算安排的重要依据，包括三年规划总概算和年度概算。省科技厅应在每年6月底前将下一年度专项资金总概算和年度概算（包括各支持方向经费概算）情况提交财政厅审核。

第九条　省财政厅结合财力可能和绩效评价情况，核定省级科技研发专项资金总概算和年度概算。

第十条　省科技厅要按照核定概算，提前做好下一年度专项资金的项目申报、预算评审、项目预算编制、公开公示、备选项确定等前期工作，提前研究确定下年支出事项，经费分配和专项资金细化建议按规定时间要求报送省财政厅。

第十一条　省财政厅按照财政中 期规划及预算编制年度要求提出审核意见。省科技厅根据审核意见细化专项资金项目，编入年度部门预算草案，按程序批复后，在下一年度执行。

第三章　项目资金开支范围

第十二条　省科技研发专项资金开支由直接费用和间接费用组成。

第十三条　直接费用是指在项 目研发过程中发生的与之直接相关的费用，主要包括：

（一）设备费：指在项目实施过程中购置或试制专用仪器设备，对现有仪器设备进行升级改造，以及租赁外单位仪器设备而发生的费用。应当严格控制设备购置费支出，鼓励开放共享、试制、自主研制、租赁专用仪器设备以及对现有仪器设备进行升级改造，避免重复购置。

（二）材料费：指在项目实施过程中消耗的各种原材料、辅助材料等低值易耗品的采购以及运输、装卸、整理、仓储等费用。

（三）测试化验加工费：指在项目实施过程中支付给外单位(包括承担单位内部独立经济核算单位)的检验、测试、化验及加工等费用。

（四）燃料动力费：指在项目实施过程中直接使用的相关仪器设备、科学装置等运行发生的水、电、气、燃料消耗费用等。

（五）出版/文献/信息传播/知识产权事务费：指在项目实施过程中，需要支付的出版费、资料费、专用软件购买费、文献检索费、专业通信费、专利申请及其他知识产权事务等费用。

（六）差旅费/会议费/国际合作与交流费：是指在项目实施过程中发生的差旅费、会议费和国际合作交流费。在编制预算时，本科目支出预算不超过直接费用预算10%的，不需要编制测算依据。承担单位和科研人员应当按照实事求是、精简高效、厉行节约的原则，严格执行国家和省有关规定，统筹安排使用。

（七）劳务费：是指在项目实施过程中支付给参与项目的研究生、博士后、访问学者以及项目聘用的研究人员、科研辅助人员等的劳务性费用。

项目聘用人员的劳务费开支标准，参照当地科学研究和技术服务业从业人员平均工资水平，根据其在项目研究中承担的工作任务确定，其社会保险补助纳入劳务费科目列支。劳务费预算应据实编制，不设比例限制。

（八）专家咨询费：是指在项目实施过程中支付给临时聘请的咨询专家的费用。专家咨询费不得支付给参与本项目研究和管理的相关工作人员。专家咨询费的标准按照有关规定执行。

（九）其他支出：是指在项目实施过程中除上述支出范围之外的其他相关支出。其他支出应当在申请预算时详细说明。

第十四条 间接费用是指项目承担单位在组织实施项目过程中发生的无法在直接费用中列支的相关费用。主要包括：项目承担单位为项目研究提供的房屋占用，日常水、电、气、暖消耗，有关管理费用的补助支出，以及激励科研人员的绩效支出等。

间接费用结合项目承担单位信用情况，按照不超过项目资金中直接费用扣除设备购置费后的 20% 核定（软件开发类、社科类科研项目不超过 40%; 国家自主创新示范区试点单位按照试点文件执行）。

第十五条 间接费用由项目承担单位统筹安排使用。项目承担单位应当建立健全间接费用的内部管理办法，公开透明、合规合理使用间接费用，处理好分摊间接成本和对科研人员激励的关系。绩效支出应当与科研人员在项目工作中的实际贡献挂钩，在出台单位内部制度文件、任务目标完成、资金使用和研究成果公示的基础上，单位可以用于该支出。间接费用中绩效工资不纳入单位绩效工资总额基数，计入当年单位工资总额。

项目中有多个单位的，间接费用在总额范围内由项目承担单位与参与单位协商分配。项目承担单位不得在核定的间接费用以外，再以任何名义在项目资金中重复提取、列支相关费用。

第十六条 项目承担单位要根据国家和我省相关规定，结合本单位实际情况，制定科研项目资金管理等内部管理制度。差旅费 / 会议费 / 国际合作与交流费、劳务费、绩效支出等按照项目承担单位内部管理制度执行。

第四章　项目预算编报和审批

第十七条　专项资金支持项目的项目预算由收入预算和支出预算构成。

收入预算包括省级专项资金和其他来源资金。有自筹资金等其他资金来源的，应当提供资金提供方的出资承诺，不得使用货币资金之外的资产或其他省级财政资金作为资金来源。

支出预算应当按照资金开支范围确定的支出科目和不同资金来源分别编列，并对各项支出的主要用途和测算理由等进行详细说明。

第十八条　项目申报单位应当按照政策相符性、目标相关性和经济合理性原则，科学、合理、真实地编制预算，对仪器设备购置、参与单位资质及拟外拨资金进行重点说明。项目申报单位对直接费用各项支出不得简单按比例编列。

由多个单位共同承担一个项目的，应当根据合同、协议分别编制单项预算，并由项目牵头承担单位汇总编制项目总预算。

第十九条　同一项目已获得省级财政资金支持的，严禁重复或变相重复申请专项资金立项支持。项目申请人已承担省财政支持的科研项目尚未结项或验收的，不得申请新的项目资金。

同一项目负责人原则上每年只能承担一个省财政资金支持的项目。

第二十条　申报单位在报送项目立项申请材料的同时，应当按规定报送项目预算申报书，并附相关证明材料。申报的项目应当有明确的实施期限和具体、可考核的绩效目标。跨年度实施的项目应当编列年度工作计划和目标，并根据工作进度编制分年度预算。

第二十一条　按照财政预算管理关系申报项目预算和下拨资金。省直单位通过主管部门申报项目预算，中央驻豫科研院所、市县相关单位通过所在地省辖市、财政直管县财政和科技主管部门逐级申报。省直单位的科技管理处及市县科技主管部门应当对项目进行认真审核把关，确保项目的真实性，择优推荐，提高项目质量。省直单位的财务处、市县财政部门按规定报送项目预算、及时拨付资金，保障项目实施。

第二十二条　项目资金预算编审依托经费管理服务平台进行，结合年度部门预算编制，实行“两上两下”的管理方式。

一上：项目承担单位填报项目预算申报书，经主管部门审核后，报省财政、科技主管部门。

一下：省财政、科技主管部门根据评审结果和财政预算安排，将确定的拟支持项目及资金额度反馈给项目承担单位。

二上：项目承担单位根据核定的资金支持额度对预算进行调整，上报项目预算书。

二下：省财政会同科技主管部门下达项目资金预算。

项目承担单位的项目预算书和省财政厅、科技厅的资金预算下达文件是项目预算执行、监督检查、项目验收和绩效评价的基本依据。

第五章　项目预算执行与调整

第二十三条　项目资金应按照财政国库集中支付有关规定执行，符合政府采购条件的支出，应当按政府采购有关规定执行。根据部门申请，对有实际需求的科研项目，实行部门预算批复前项目资金预拨制度。

第二十四条　项目承担单位应当严格执行国家有关财经法规和财务制度，切实履行法人责任，建立健全项目资金内部管理制度，明确内部管理权限和审批程序，明确科研、财务等部门和项目负责人在资金使用管理中的职责，完善内控机制建设，强化资金使用绩效评价，确保资金使用安全规范有效。项目承担单位应当建立健全科研财务助理制度，为科研人员在项目预算编制和调整、资金支出、财务决算和验收方面提供专业化服务。

第二十五条　项目承担单位应当将项目资金纳入单位财务统一管理，对财政专项资金和单位自筹等其他来源资金分别单独核算，确保专款专用。

第二十六条　项目承担单位应当及时按预算核拨项目合作单位资金，并加强对外拨资金的监督管理。项目合作单位应当按照本办法的规定管理和使用项目资金，自觉接受有关监督检查。

项目承担单位应当严格按照资金开支范围和标准办理支出，不得擅自调整外拨资金，不得利用虚假票据套取资金，不得通过编造虚假劳务合同、虚构人员名单等方式虚报冒领劳务费和专家咨询费，不得通过虚构测试化验内容、提高测试化验支出标准等方式违规开支测试化验加工费，不得随意调账变动支出、随意修改记账凭证，严禁以任何方式使用项目资金列支应当由个人负担的有关费用和支付各种罚款、捐款、赞助、投资等。

第二十七条　项目承担单位应当严格执行有关支出管理制度。对应当实行

“公务卡”结算的支出，按照公务卡结算有关规定执行。对于设备费、大宗材料费和测试化验加工费、劳务费、专家咨询费等，原则上应当通过银行转账方式结算。对野外考察、心理测试等科研活动中无法取得发票或者财政性票据的，在确保真实性的前提下，可按实际发生额报销。

第二十八条　项目承担单位应当按照下达的预算执行。项目在研期间，年度剩余资金结转下一年度继续使用，结转期不超过 2 年。预算确有必要调整时，应当按照以下调整范围和权限，履行相关程序：

（一）项目名称、项目承担单位、项目负责人和项目预算总额的调整，应当按原程序报省财政厅和科技厅批准。

（二）项目总预算不变，项目合作单位之间预算调整以及增加或减少项目合作单位的预算调整；项目实施期间出现项目计划任务及绩效目标、项目实施期调整，应当按原程序报省科技主管部门或专业机构批准。

（三）项目总预算不变的情况下，直接费用中材料费、测试化验加工费、燃料动力费、出版 / 文献 / 信息传播 / 知识产权事务费、其他支出预算如需调整，项目负责人根据实施过程中科研活动的实际需要，由项目承担单位批准。设备费、差旅 / 会议 / 国际合作交流费、劳务费、专家咨询费的预算一般不予调增，如有特殊情况确需调增的，需说明调整原因，报经项目承担单位批准。不超过直接费用 10% 的预算调整，不需要提供调整测算依据。

（四）间接费用预算总额不得调增，经项目承担单位与项目负责人协商一致后，可以调减用于直接费用。

第二十九条　省财政支持额度在 10 万元（含）以上的项目，承担单位应当在每年 4 月 20 日前审核项目上年度收支情况，汇总形成项目年度财务决算报告，并通过信息管理服务平台报备。决算报告应当真实、完整，账表一致。

第三十条　项目实施过程中，项目承担单位使用项目资金形成的固定资产属于国有资产，应当按照有关国有资产管理的规定执行。项目承担单位使用项目资金形成的知识产权等无形资产的管理，按照有关规定执行。使用项目资金形成的大型科学仪器设备、科学数据、自然科技资源等，在保障有关参与单位合法权益的基础上，应当按照有关规定开放共享。

第三十一条　项目因故撤销或终止，项目承担单位财务部门应当按要求及时清理账目与资产，编制财务报告及资产清单，科技主管部门组织清查处理，并由省财政收回结余资金。

第六章　项目财务验收

第三十三条　财务验收工作由科技主管部门组织或委托相关单位实施，并在项目承担单位提出验收申请后的6个月内完成。财政补助项目资金在100万元以上（含100万元）的，应当选择符合要求的会计师事务所进行财务审计，财务审计是财务验收的重要依据。

第三十四条　存在下列行为之一的，不得通过财务验收：

（一）编报虚假预算，套取财政资金；

（二）未对专项资金进行单独核算；

（三）截留、挤占、挪用专项资金；

（四）违反规定转拨、转移专项资金；

（五）提供虚假财务会计资料；

（六）未按规定执行和调整预算；

（七）虚假承诺其他来源资金、自筹资金不到位；

（八）专项资金管理使用存在违规问题拒不整改；

（九）其他违反财经纪律的行为。

第三十五条　项目经批准结项或通过验收后，承担单位应当在1个月内办理财务结账手续，并按规定编制项目决算报告，在信息管理服务平台上报备。

完成项目任务目标并通过验收，且承担单位信用评价好的，结余资金在财务验收完成起2年内由项目承担单位统筹安排用于科研活动的直接支出；2年后结余资金未使用完的，由省财政收回。未通过财务验收的项目，或项目承担单位信用评价差的，收回结余资金，统筹使用。

第七章　绩效评价

第三十六条　省科技厅负责拟定专项资金绩效目标，省财政厅审核后批复。绩效目标能清晰反映专项资金的预期产出和效果，包括组织管理、进度等共性评价指标以及依据专项资金保障引导方向确定合适的产出、效益和满意度指标，绩效指标应尽量细化和量化。省科技厅应当加强对专项资金的动态绩效监控，并按要求编制绩效报告报省财政厅备案。绩效报告内容包括专项使用情况、绩效目标完成情况、绩效成果、项目承担单位信用情况等。

第三十七条　省财政厅负责绩效评价结果进行抽查和再评价，将绩效评价结果作为对被评价单位改进预算管理和安排以后年度预算的重要依据。对绩效评价结果较好的方向领域，适当加大支持力度；对实际执行效果与预期效益目标差距较大，或绩效评价结果较差的，相应扣减直至取消以后年度资金额度。

第三十八条　省科技厅、省财政厅探索委托第三方机构开展专项绩效评价工作。

第八章　监督检查

第三十九条　省财政厅、科技厅及相关主管部门应当按照职责和分工，建立覆盖资金管理使用全过程的资金监督检查机制。监督检查应当加强统筹协调、信息共享，避免交叉重复。

省科技厅、财政厅可通过专项检查、专项审计、举报核查、绩效评价等多种方式，对专业机构履职尽责情况实施监督检查。

第四十条　建立信息公开和内控制度。项目承担单位应当在单位内部公开项目立项、主要研究人员、资金使用（重点是间接费用、外拨资金、结余资金使用等）、大型仪器设备购置以及项目研究成果等情况，完善内部控制和监督制约机制。

第四十一条　建立健全信用管理机制。省科技厅、财政厅对专业机构、项目承担单位和合作单位、项目负责人、会计师事务所、咨询评审专家在资金管理使用、评估评审等方面的行为进行记录和信用评价。

相关信用记录是科技项目预算核定、结余资金管理、监督检查、专业机构遴选和调整等的重要依据。信用记录与资金监督频次挂钩，对于信用好的机构和人员，可减少或在一定时期内免除监督检查；对于信用差的，应当作为监督检查的重点，加大监查频次。

第四十二条　严肃查处项目资金管理和使用中的各类违规违法行为。

项目承担单位和项目负责人在预算编报、资金拨付、资金管理和使用、财务验收、监督检查等环节存在违规行为的，省财政厅、科技厅将视情况轻重采取约谈、通报批评、暂停项目拨款、终止项目执行、追回已拨资金、阶段性或永久取消项目承担者申报项目资格等措施，并将有关结果向社会公开。涉嫌犯罪的，移送司法机关处理。

财政、科技部门及其相关工作人员在项目立项、预算审核、资金分配等环节，存在违反规定安排资金以及其他滥用职权、玩忽职守、徇私舞弊等违法违纪行为的，按照《预算法》《公务员法》《财政违法行为处罚处分条例》等相关规定追究有关责任单位和人员的责任；涉嫌犯罪的，移送司法机关处理。

第九章　附　则

第四十三条　本办法由省财政厅负责解释。

第四十四条　国家自然科学基金委员会—河南省人民政府联合基金、河南省自然科学基金参照国家自然基金管理办法执行；采用后补助支持方式的，奖补对象自主确定后续科研项目，经费使用参照本办法有关规定执行。

第四十五条　专项资金设立期限为2017年至2021年。本办法自印发之日实施，《河南省科技计划项目经费管理暂行办法》(豫财教〔2012〕434号)同时废止。其他部门或单位预算安排的科研经费开支范围参照本办法实施。

河南省财政厅办公室

2017年9月27日印发

河南省财政厅
河南省省级财政科研项目专家咨询费管理办法

豫财科〔2018〕14 号

第一条　为加强和规范专家咨询费的管理，根据《预算法》、《中央财政科研项目专家咨询费管理办法》(财科教〔2017〕128 号)、《河南省省级科技研发专项资金管理办法》(豫财科〔2017〕184 号）等有关制度规定，制定本办法。

第二条　专家咨询费是指科研项目 (课题) 承担单位 (以下简称单位) 在项目 (课题) 实施过程中支付给临时聘请的咨询专家的费用。

第三条　本办法适用于由河南省省级财政科研项目资金列支的专家咨询费。

第四条　本办法的专家是指精通某一领域业务，或对相关科技业务的某一方面有独到见解，已取得高级专业技术职称的人员或被科研项目 (课题) 承担单位认可的其他专业人员。

第五条　单位应当结合实际制定统一、合理、规范的咨询专家遴选办法，并在单位内部公开。具备条件的单位应当建立多领域、多学科的咨询专家库。

第六条　正高级专业技术职称人员的专家咨询费标准为 2000~2400 元 / 人天 (税后)；副高级专业技术职称人员的专家咨询费标准为 1500~2000 元 / 人天 (税后)；其他专业人员的专家咨询费标准为 900~1500 元 / 人天 (税后)。

第七条　院士、全国知名专家，可按照正高级专业技术职称人员的专家咨询费标准上浮 50% 执行。

第八条　本办法所指专家咨询活动的组织形式主要有会议、现场访谈或者勘察、通讯三种形式。

（1）以会议形式组织的咨询，是指通过召开专家参加的会议，征询专家的意见和建议。

（2）以现场访谈或者勘察形式组织的咨询，是指通过组织现场谈话，或者查看实地、实物、原始业务资料等方式征询专家的意见和建议。

（3）以通讯形式组织的咨询，是指通过信函、邮件等方式征询专家的意见和建议。

第九条 不同形式组织的专家咨询活动适用专家咨询费标准如下：

会期 组织形式	半天	不超过两天（含两天）	超过两天
会议	按照本办法第六条所规定标准的 60% 执行。	按照本办法第六条所规定的标准执行。	第一天、第二天：按照本办法第六条所规定的标准执行；第三天及以后：按照本办法第六条所规定标准的 50% 执行。
现场访谈或者勘察	按照上述以会议形式组织的专家咨询费相关标准执行。		
通讯	按次计算，每次按照本办法第六条所规定标准的 20%~50% 执行。		

第十条 不同领域、相同专业技术职称的专家咨询费标准应当保持一致。

第十一条　根据河南省经济社会发展水平和物价变动等情况，河南省财政厅适时对专家咨询费标准进行调整。

第十二条　专家咨询费不得支付给参与项目（课题）研究及其管理及其相关人员。

第十三条　专家咨询费的发放应当按照国家及河南省有关规定由单位代扣代缴个人所得税。

第十四条　单位发放专家咨询费原则上采用银行转账方式。

第十五条　单位应当建立专家咨询费的支付审核机制，负责核实专家咨询行为及专家咨询费发放的真实性、合规性，并及时向代理银行办理支付手续。对专家信息不真实、存在虚假咨询行为，以及其他违反本办法或单位有关规定的，单位应当拒绝办理支付手续。

第十六条　单位应当对专家咨询费的开支做好财务记录，并及时归档，定期对专家咨询费支付情况进行检查。

第十七条　市县财政科研项目开支的专家咨询费可参照本办法，结合当地实际予以执行。

第十八条　单位可根据本办法有关规定，结合单位实际制定实施细则，细化具体专家遴选办法、分档标准、发放办法等日常管理规定。

第十九条　本办法自印发之日起施行。

河南省财政厅办公室

2018 年 3 月 26 日印发

河南省财政厅关于加强省级财政科研经费管理服务的通知

豫财科〔2018〕45 号

各省辖市财政局，省直有关单位：

为贯彻落实《中共河南省委办公厅河南省人民政府办公厅关于进一步完善省级财政科研项目资金管理等政策的若干意见》(豫办〔2017〕7 号)、《河南省省级科技研发专项资金管理办法》(豫财科〔2017〕184 号）等文件精神，切实推动科研经费管理改革相关政策落实到位，提升科技经费信息化服务水平，现就省级科研项目经费管理有关工作通知如下：

一、加强信息技术支撑，推动科研项目经费过程管理

加强科研项目经费预算执行与调整、财务验收等过程管理，是贯彻落实绩效支出发放、结余资金留用等政策的基础。省财政将建立省级科研项目资金（包括省级研发专项和省重大科技专项，其他省级科研项目参照执行）全链条预算管理机制，进一步推进“制度+技术”机制建设，切实加强科研项目基础管理工作。

（一）完善年度报备制度。项目资金下达后，项目承担单位应尽快组织项目实施，加快资金支付。省财政支持额度 10 万元（含）以上的省级科研项目，承担单位应在每年 4 月 30 日（2018 年为 6 月 10 日）前审核上年度收支情况，汇总形成项目年度财务决算报告，通过省财政科研经费管理服务云平台（以下简称“云平台”，网址 App. hnkjt. gov. cn; 单位承担项目较多的，可批量导入）报备。因主观原因导致项目未实施、项目实施进度严重滞后，影响资金使用效益的，将

项目负责人纳入负面清单管理范围。

（二）加强项目决算验收。省级科研项目的项目承担单位应在项目实施期满6个月内通过云平台上报项目验收报告和资金决算报告，财政补助资金在100万元以上（含100万元）的项目，同时上报财务审计报告。无特殊原因逾期未报送资金决算报告的项目承担人，3年内取消申请新的省级财政科研项目资金资格。

（三）规范结余资金留用。完成项目任务目标并通过验收，且项目承担单位信用评价好的，结余资金在财务验收完成后次年起2年内，由项目承担单位统筹安排用于科研活动的直接支出，2年后结余资金未使用完的由省财政收回。未通过财务验收的项目(含中止实施项目)或项目承担单位信用评价差的，收回结余资金统筹使用。

（四）明确预算调剂程序。在预算经费文件下达后项目实施过程中，项目名称、项目承担单位、项目负责人和项目预算总额需要调整变化的，由项目承担单位正式行文经项目主管部门审核后，报省财政厅同意后发文批准并进行预算调剂。项目总预算不变，项目合作单位之间预算调整和增加(或减少）项目合作单位的预算调整以及项目绩效目标、项目实施期调整，应依托云平台报项目主管部门或其委托的专业机构批准。其他项目支出预算调整，项目负责人根据实际需要，依托云平台报项目承担单位批准。

（五）加强管理信息共享。项目承担单位内部无经费管理信息平台的，应依托省财政科技项目经费管理云平台开展预算调整、经费过程管理等事项；内部已建设经费管理平台，能够满足省级科研经费管理要求的，省级科研经费管理可依托单位平台实施，并按要求做好与云平台数据导入工作。

二、切实履行法人责任，打通政策落实最后一公里

省属高校、科研院所等相关单位是省级科研经费管理改革政策落实的“最后一公里”。各单位要切实落实政策，形成充满活力的科技管理和运行机制，激发广大科研人员创新创造活力。

（一）强化项目承担单位的法人责任。项目承担单位应切实履行法人责任，按照《河南省财政厅 河南省科学技术厅 河南省教育厅 河南省发展和改革委员会关于进一步做好省级财政科研项目资金管理等政策贯彻落实工作的通知》（豫财科〔2017〕61号）要求，尽快完善内部管理制度，并将制度文件及时上传至云

平台。项目预算调整事项报送后，审批单位原则上应在一个月内提出审核意见。

（二）推动绩效支出政策落实。省级科研项目经费间接费用中绩效支出应当与科研人员在项目工作中的实际贡献挂钩，在出台单位内部制度文件、任务目标完成(或阶段目标完成。应按要求通过验收或经单位专家咨询委员会验收通过)、资金使用和研究成果内部公示的基础上，单位可以用于发放该支出。

（三）开展政策落实督导检查。2018 年，省财政厅将会同有关部门开展《中共河南省委办公厅河南省人民政府办公厅关于进一步完善省级财政科研项目资金管理等政策的若干意见》(豫办〔2017〕7 号）文件贯彻落实情况检查，重点督查内部制度修订完善、政策宣传培训、科研经费过程管理等情况。对于政策落实较差、存在问题较多的单位，按规定给予通报、结余资金不再留用、降低间接费用比例、阶段性取消专项资金申报资格等方式处理（具体检查方案另行通知)。

三、其他具体要求

（一）推动科研经费管理使用信用评价。认真落实《河南省省级财政专项资金信用负面清单管理办法（试行)》(豫财监〔2014〕243 号)有关要求，探索建立省级科研经费管理使用评价和信用评价制度。项目经费管理过程中，存在未按期结项、未报送财务决算报告、未按程序预算调整等不符合《河南省省级科技研发专项资金管理办法》(豫财科〔2017〕184 号）管理规定的，云平台将自动记录并给予提醒警示；对于经费管理混乱、资金使用效益低下、多次警示不予改正的项目负责人或项目承担单位，纳入科研经费负面清单，阶段性取消专项资金申报资格。

（二）加强信息交流沟通。科研经费管理改革政策具体实施过程中，属于权限下放事项，省属高校、科研院所要积极落实，为科研人员提供优质服务。工作中遇到问题，可与省财政厅及时沟通。

（三）加强信息交流沟通。科研经费管理改革政策具体实施过程中，属于权限下放事项，省属高校、科研院所要积极落实，为科研人员提供优质服务。工作中遇到问题，可与省财政厅及时沟通。

河南省财政厅办公室

2018 年 5 月 17 日印发

中共河南省委办公厅
河南省人民政府办公厅
关于进一步完善省级财政
科研项目资金管理等政策的若干意见

豫办〔2017〕7号

为贯彻落实《中共中央办公厅、国务院办公厅印发〈关于进一步完善中央财政科研项目资金管理等政策的若干意见〉的通知》（中办发〔2016〕50号）精神，进一步完善省级财政科研项目资金管理等政策，结合我省实际，现提出以下意见。

一、改进省级财政科研项目资金管理

1.简化预算编制，下放预算调剂权限。根据科研活动规律和特点，实行部门预算批复前项目资金预拨制度，保证科研人员及时使用项目资金。简化预算编制科目，合并会议费、差旅费、国际合作与交流费科目，由科研人员结合科研活动实际需要编制预算并按规定统筹安排使用。进一步下放预算调剂权限，在项目总预算不变的情况下，直接费用中各支出预算调剂权下放给项目承担单位，其中不超过直接费用10%的，不需要提供预算调整测算依据。省属高校、科研院所科研经费中出国经费不受机关“三公”经费政策约束。（责任单位：省财政厅、项

目主管部门、项目承担单位）

2. 明确劳务费开支范围，不设比例限制。参与项目研究的研究生、博士后、访问学者以及项目聘用的研究人员、科研辅助人员等，均可开支劳务费。项目聘用人员的劳务费开支标准，参照当地科学研究和技术服务业从业人员平均工资水平，根据其在项目研究中承担的工作任务确定，其社会保险补助纳入劳务费科目列支。劳务费预算不设比例限制，由项目承担单位和科研人员据实编制。（责任单位：项目承担单位、项目主管部门）

3. 提高间接费用比重，加大绩效激励力度。省级竞争性研发项目均要设立间接费用，核定比例可以提高到不超过直接费用扣除设备购置费后的 20%（软件开发类、社科类科研项目比例提高至 40%）。加大对科研人员的激励力度，取消绩效支出比例限制。经费绩效支出可以突破核定的单位绩效工资总额，不纳入绩效工资总额基数，计入当年单位工资总额，绩效支出安排与科研人员在项目工作中的实际贡献挂钩。（责任单位：项目主管部门、项目承担单位）

4. 改进结转结余资金留用处理方式。跨年度实施的项目在申报项目预算时，应当根据工作进度合理编制分年度预算，减少科研经费年度结转。项目实施期间，年度剩余资金可结转下一年度继续使用，结转期不超过 2 年。项目完成任务目标并通过结项、验收后，结余资金按规定留归项目承担单位使用，在 2 年内由项目承担单位统筹安排用于科研活动的直接支出；2 年后未使用完的，按规定收回。（责任单位：省财政厅、项目承担单位、项目主管部门）

5. 自主规范管理横向经费。对于横向科研项目经费，由省属高校、科研院所在纳入单位财务统一管理的前提下，实行有别于纵向科研项目经费的自主管理，项目负责人可以根据工作内容和合同约定自主安排经费支出，自行确定结余资金的使用。研发团队使用横向科研项目经费购置的固定资产，纳入单位财务统一管理；研发形成的无形资产，按照技术合同约定处理。（责任单位：省属高校、科研院所）

二、完善省属高校、科研院所差旅、会议和出国经费管理

6. 改进省属高校、科研院所教学科研人员差旅费和因公临时出国经费管理。省属高校、科研院所可根据教学、科研、管理工作实际需要，按照精简高效、厉行节约的原则，研究制定差旅费和因公临时出国经费管理办法，合理确定教学科

研人员乘坐交通工具等级和住宿费标准。对于国内出差难以取得住宿费发票的，省属高校、科研院所在确保真实性的前提下，据实报销城市间交通费，并按规定标准发放伙食补助费和公杂费。（责任单位：省属高校、科研院所）

7. 完善省属高校、科研院所会议管理。省属高校、科研院所因教学、科研需要举办的业务性会议（如学术会议、研讨会、评审会、座谈会、答辩会等），会议次数、天数、人数以及会议费开支范围、标准等，由省属高校、科研院所按照实事求是、精简高效、厉行节约的原则确定。会议代表参加会议所发生的城市间交通费，原则上按差旅费管理规定由所在单位报销；因工作需要，邀请国内外专家、学者和有关人员参加会议，对确需负担的城市间交通费、国际旅费，可由主办单位在会议费等费用中报销。（责任单位：省属高校、科研院所）

三、完善省属高校、科研院所科研仪器设备采购管理

8. 改进省属高校、科研院所政府采购管理。省属高校、科研院所可自行采购科研仪器设备，自行选择科研仪器设备评审专家。省财政厅要简化政府采购项目预算调剂和变更政府采购方式审批流程。省属高校、科研院所要切实做好设备采购的监督管理，做到全程公开、透明、可追溯。（责任单位：省财政厅、省属高校、省属科研院所）

9. 优化进口仪器设备采购服务。对省属高校、科研院所采购进口仪器设备实行备案制管理。继续落实进口科研教学用品免税政策。（责任单位：省财政厅、郑州海关、省国税局）

四、完善省属科研院所基本建设项目管理

10. 扩大省属科研院所基本建设项目管理权限。对省属科研院所利用自有资金、不申请政府投资建设的项目，由省属科研院所报投资主管部门核准或备案，不再进行审批。省发展改革委和科研院所主管部门要加强对省属科研院所基本建设项目的指导和监督检查。（责任单位：省发展改革委、省属科研院所主管部门）

11. 简化省属科研院所基本建设项目审批程序。省属科研院所主管部门要指导省属科研院所编制五年建设规划，对列入规划的基本建设项目不再审批项目建议书。简化省属科研院所基本建设项目城乡规划、用地以及环评、能评等审批手

续，缩短审批周期。（责任单位：省属科研院所主管部门、省住房城乡建设厅、省国土资源厅、省环保厅等）

五、创新财政科研经费投入方式

12. 建立省级以上研发平台的稳定支持机制。对省属高校、科研院所组建的省级以上重点实验室、工程技术研究中心等研发平台，根据其承担的横向科研项目经费规模、对外共享服务、研发成效等绩效评价情况给予研发经费后补助和持续稳定支持。（责任单位：省财政厅、省科技厅、省教育厅）

13. 实施基本科研业务费制度。在省属科研院所和部分高校实施基本科研费制度，按照 45 岁以下青年科研人员人数等因素给予经费支持，建立稳定与竞争相结合的科研经费保障机制。（责任单位：省财政厅、省科技厅、省教育厅）

14. 完善应用基础研究投入机制。整合设立“河南省自然科学基金”，借鉴国家自然科学基金项目评审方式，提高项目评审质量和管理水平，引导和支持开展基础前沿和应用研究。（责任单位：省科技厅、省财政厅）

15. 完善高层次人才引进经费管理。支持省属科研院所、省级以上重点实验室和协同创新中心、河南省优势特色学科，采用协议工资制、年薪制、项目工资等方式引进高层次科研人才、团队。对高层次人才引进相关经费支出，不计入绩效工资总额基数。（责任单位：省属高校、科研院所）

六、改进管理服务方式

16. 强化主体责任，规范资金管理。项目承担单位要强化主体责任意识，认真落实国家和省有关政策规定，按照权责一致的要求，加强自我约束和自我规范，确保接得住、管得好。制定内部管理办法，落实项目预算调剂、间接费用统筹使用、劳务费分配管理、结余资金使用等管理权限；加强预算审核把关，规范财务支出行为，完善内部风险防控机制，强化资金使用绩效评价，保障资金使用安全规范有效；实行内部公开制度，主动公开项目预算、预算调剂、资金使用（重点是间接费用、外拨资金、结余资金使用）、研究成果等情况。

17. 加强统筹协调，精简检查评审。省财政厅、省科技厅、项目主管部门要加强对科研项目资金监督的制度规范、年度计划、结果运用等的统筹协调，建立职责明确、分工负责的协同工作机制。省科技厅、项目主管部门要加快清理规范委托中介机构对科研项目开展的各种检查评审，加强对前期已经开展相关检查结果的使用。建立健全巡视、审计、财政监督检查结果信息共享、协同互认机制，减少检查数量，改进检查方式，避免重复检查、多头检查、过度检查。省审计厅要依法开展对国家、省创新政策措施落实情况和财政资金的审计监督。纪检监察等部门要建立健全鼓励创新、允许失误、宽容失败、尽职免责的容错机制。

18. 创新服务方式，让科研人员潜心从事科学研究。项目承担单位要建立健全科研财务助理制度，为科研人员在项目预算编制和调剂、经费支出、财务决算和验收等方面提供专业化服务，科研财务助理所需费用可由项目承担单位根据情况通过科研项目资金等渠道解决。充分利用信息化手段，完善省财政科研项目经费管理平台，建立单位内部科研、财务部门和项目负责人共享的信息平台，提高科研管理效率和便利化程度。制定符合科研实际需要的内部报销规定，切实解决野外考察、心理测试等科研活动中无法取得发票或财政性票据，以及邀请外国专家来华参加学术交流发生费用等的报销问题。

七、加强制度建设和工作督查

19. 尽快出台配套措施和实施细则。项目主管部门要完善预算编制指南，指导项目承担单位和科研人员科学合理编制项目预算；制定预算评估评审工作细则，优化评估程序和方法，规范评估行为，建立健全与项目申请者及时沟通反馈机制；制定财务验收工作细则，规范委托中介机构开展的财务检查。2017 年 6 月前，省属高校、科研院所要制定出台差旅费、会议费及出国经费内部管理办法，其主管部门要加强工作指导和统筹；省财政厅牵头修订省级财政科研项目经费资金管理办法；项目主管部门要制定出台相关实施细则，项目承担单位要制定或修订科研项目资金内部管理办法和报销规定。以后年度承担科研项目的单位要于当年制定出台相关管理办法和规定。

20. 加大督促检查力度。省财政厅、省科技厅要适时组织开展对项目承担单位科研项目资金等管理权限落实、内部管理办法制定、创新服务方式、内控机制建设、相关事项内部公开等情况的督查，对督查情况以适当方式进行通报，并将督查结果纳入信用管理，与间接费用核定、结余资金留用等挂钩。项目主管部门要督促指导所属单位完善内部管理，确保国家、省激励创新的政策规定落到实处。

各市县要参照本意见精神，结合实际，加快推进科研项目资金管理改革等各项工作。我省承担中央财政资金安排科研项目的经费管理按照《中共中央办公厅、国务院办公厅印发〈关于进一步完善中央财政科研项目资金管理等政策的若干意见〉的通知》（中办发〔2016〕50号）执行。

（此件公开发布）

中共河南省委办公厅 河南省人民政府办公厅

2017年3月17日

中共中央办公厅 国务院办公厅关于进一步完善中央财政科研项目资金管理等政策的若干意见

中办发〔2016〕50号

中共中央办公厅、国务院办公厅印发了《关于进一步完善中央财政科研项目资金管理等政策的若干意见》，并发出通知，要求各地区各部门结合实际认真贯彻落实。

《关于进一步完善中央财政科研项目资金管理等政策的若干意见》全文如下。

《中共中央、国务院关于深化体制机制改革加快实施创新驱动发展战略的若干意见》和《国务院关于改进加强中央财政科研项目和资金管理的若干意见》印发以来，有力激发了创新创造活力，促进了科技事业发展，但也存在一些改革措施落实不到位、科研项目资金管理不够完善等问题。为贯彻落实中央关于深化改革创新、形成充满活力的科技管理和运行机制的要求，进一步完善中央财政科研项目资金管理等政策，现提出以下意见。

一、总体要求

全面贯彻落实党的十八大和十八届三中、四中、五中全会及全国科技创新大会精神，以邓小平理论、“三个代表”重要思想、科学发展观为指导，深入学习贯彻习近平总书记系列重要讲话精神，按照党中央、国务院决策部署，牢固树立和贯彻落实创新、协调、绿色、开放、共享的发展理念，深入实施创新驱动发展战略，促进大众创业、万众创新，进一步推进简政放权、放管结合、优化服务，改革和创新科研经费使用和管理方式，促进形成充满活力的科技管理和运行机制，以深化改革，更好激发广大科研人员积极性。

——坚持以人为本。以调动科研人员积极性和创造性为出发点和落脚点，强化激励机制，加大激励力度，激发创新创造活力。

——坚持遵循规律。按照科研活动规律和财政预算管理要求，完善管理政策，优化管理流程，改进管理方式，适应科研活动实际需要。

——坚持“放管服”结合。进一步简政放权、放管结合、优化服务，扩大高校、科研院所在科研项目资金、差旅会议、基本建设、科研仪器设备采购等方面的管理权限，为科研人员潜心研究营造良好环境。同时，加强事中事后监管，严肃查处违法违纪问题。

——坚持政策落实落地。细化实化政策规定，加强督查，狠抓落实，打通政策执行中的“堵点”，增强科研人员改革的成就感和获得感。

二、改进中央财政科研项目资金管理

（一）简化预算编制，下放预算调剂权限。根据科研活动规律和特点，改进预算编制方法，实行部门预算批复前项目资金预拨制度，保证科研人员及时使用项目资金。下放预算调剂权限，在项目总预算不变的情况下，将直接费用中的材料费、测试化验加工费、燃料动力费、出版／文献／信息传播／知识产权事务费及其他支出预算调剂权下放给项目承担单位。简化预算编制科目，合并会议费、差旅费、国际合作与交流费科目，由科研人员结合科研活动实际需要编制预算并按规定统筹安排使用，其中不超过直接费用 10% 的，不需要提供预算测算依据。

（二）提高间接费用比重，加大绩效激励力度。中央财政科技计划（专项、基金等）中实行公开竞争方式的研发类项目，均要设立间接费用，核定比例可以提高到不超过直接费用扣除设备购置费的一定比例：500 万元以下的部分为 20%，500 万元至 1000 万元的部分为 15%，1000 万元以上的部分为 13%。加大对科研人员的激励力度，取消绩效支出比例限制。项目承担单位在统筹安排间接费用时，要处理好合理分摊间接成本和对科研人员激励的关系，绩效支出安排与科研人员在项目工作中的实际贡献挂钩。

（三）明确劳务费开支范围，不设比例限制。参与项目研究的研究生、博士后、访问学者以及项目聘用的研究人员、科研辅助人员等，均可开支劳务费。项目聘用人员的劳务费开支标准，参照当地科学研究和技术服务业从业人员平均工资水平，根据其在项目研究中承担的工作任务确定，其社会保险补助纳入劳务费科目列支。劳务费预算不设比例限制，由项目承担单位和科研人员据实编制。

（四）改进结转结余资金留用处理方式。项目实施期间，年度剩余资金可结转下一年度继续使用。项目完成任务目标并通过验收后，结余资金按规定留归项目承担单位使用，在 2 年内由项目承担单位统筹安排用于科研活动的直接支出；2 年后未使用完的，按规定收回。

（五）自主规范管理横向经费。项目承担单位以市场委托方式取得的横向经费，纳入单位财务统一管理，由项目承担单位按照委托方要求或合同约定管理使用。

三、完善中央高校、科研院所差旅会议管理

（一）改进中央高校、科研院所教学科研人员差旅费管理。中央高校、科研院所可根据教学、科研、管理工作实际需要，按照精简高效、厉行节约的原则，研究制定差旅费管理办法，合理确定教学科研人员乘坐交通工具等级和住宿费标准。对于难以取得住宿费发票的，中央高校、科研院所在确保真实性的前提下，据实报销城市间交通费，并按规定标准发放伙食补助费和市内交通费。

（二）完善中央高校、科研院所会议管理。中央高校、科研院所因教学、科研需要举办的业务性会议（如学术会议、研讨会、评审会、座谈会、答辩会等），会议次数、天数、人数以及会议费开支范围、标准等，由中央高校、科研院所按照实事求是、精简高效、厉行节约的原则确定。会议代表参加会议所发生的城市间交通费，原则上按差旅费管理规定由所在单位报销；因工作需要，邀请国内外专家、学者和有关人员参加会议，对确需负担的城市间交通费、国际旅费，可由主办单位在会议费等费用中报销。

四、完善中央高校、科研院所科研仪器设备采购管理

（一）改进中央高校、科研院所政府采购管理。中央高校、科研院所可自行

采购科研仪器设备，自行选择科研仪器设备评审专家。财政部要简化政府采购项目预算调剂和变更政府采购方式审批流程。中央高校、科研院所要切实做好设备采购的监督管理，做到全程公开、透明、可追溯。

（二）优化进口仪器设备采购服务。对中央高校、科研院所采购进口仪器设备实行备案制管理。继续落实进口科研教学用品免税政策。

五、完善中央高校、科研院所基本建设项目管理

（一）扩大中央高校、科研院所基本建设项目管理权限。对中央高校、科研院所利用自有资金、不申请政府投资建设的项目，由中央高校、科研院所自主决策，报主管部门备案，不再进行审批。国家发展改革委和中央高校、科研院所主管部门要加强对中央高校、科研院所基本建设项目的指导和监督检查。

（二）简化中央高校、科研院所基本建设项目审批程序。中央高校、科研院所主管部门要指导中央高校、科研院所编制五年建设规划，对列入规划的基本建设项目不再审批项目建议书。简化中央高校、科研院所基本建设项目城乡规划、用地及环评、能评等审批手续，缩短审批周期。

六、规范管理，改进服务

（一）强化法人责任，规范资金管理。项目承担单位要认真落实国家有关政策规定，按照权责一致的要求，强化自我约束和自我规范，确保接得住、管得好。制定内部管理办法，落实项目预算调剂、间接费用统筹使用、劳务费分配管理、结余资金使用等管理权限；加强预算审核把关，规范财务支出行为，完善内部风险防控机制，强化资金使用绩效评价，保障资金使用安全规范有效；实行内部公开制度，主动公开项目预算、预算调剂、资金使用（重点是间接费用、外拨资金、结余资金使用）、研究成果等情况。

（二）加强统筹协调，精简检查评审。科技部、项目主管部门、财政部要加强对科研项目资金监督的制度规范、年度计划、结果运用等的统筹协调，建立职责明确、分工负责的协同工作机制。科技部、项目主管部门要加快清理规范委托中介机构对科研项目开展的各种检查评审，加强对前期已经开展相关检查结果的使用，推进检查结果共享，减少检查数量，改进检查方式，避免重复检查、多头

检查、过度检查。

（三）创新服务方式，让科研人员潜心从事科学研究。项目承担单位要建立健全科研财务助理制度，为科研人员在项目预算编制和调剂、经费支出、财务决算和验收等方面提供专业化服务，科研财务助理所需费用可由项目承担单位根据情况通过科研项目资金等渠道解决。充分利用信息化手段，建立健全单位内部科研、财务部门和项目负责人共享的信息平台，提高科研管理效率和便利化程度。制定符合科研实际需要的内部报销规定，切实解决野外考察、心理测试等科研活动中无法取得发票或财政性票据，以及邀请外国专家来华参加学术交流发生费用等的报销问题。

七、加强制度建设和工作督查，确保政策措施落地见效

（一）尽快出台操作性强的实施细则。项目主管部门要完善预算编制指南，指导项目承担单位和科研人员科学合理编制项目预算；制定预算评估评审工作细则，优化评估程序和方法，规范评估行为，建立健全与项目申请者及时沟通反馈机制；制定财务验收工作细则，规范委托中介机构开展的财务检查。2016 年 9 月 1 日前，中央高校、科研院所要制定出台差旅费、会议费内部管理办法，其主管部门要加强工作指导和统筹；2016 年年底前，项目主管部门要制定出台相关实施细则，项目承担单位要制定或修订科研项目资金内部管理办法和报销规定。以后年度承担科研项目的单位要于当年制定出台相关管理办法和规定。

（二）加强对政策措施落实情况的督查指导。财政部、科技部要适时组织开展对项目承担单位科研项目资金等管理权限落实、内部管理办法制定、创新服务方式、内控机制建设、相关事项内部公开等情况的督查，对督查情况以适当方式进行通报，并将督查结果纳入信用管理，与间接费用核定、结余资金留用等挂钩。审计机关要依法开展对政策措施落实情况和财政资金的审计监督。项目主管部门要督促指导所属单位完善内部管理，确保国家政策规定落到实处。

财政部、中央级社科类科研项目主管部门要结合社会科学研究的规律和特点，参照本意见尽快修订中央级社科类科研项目资金管理办法。

各地区要参照本意见精神，结合实际，加快推进科研项目资金管理改革等各项工作。

河南省财政厅 河南省科学技术厅 河南省审计厅 关于印发《关于进一步深化省级财政科研经费管理改革优化科研生态环境的若干意见》的通知

豫财科〔2021〕57号

各省辖市、济源示范区、有关县(市)财政局、科局、审计局，省直有关部门（单位）：

为深入贯彻党中央、国务院推进科研经费管理改革有关精神，落实省委省政府建设国家创新高地、构建一流创新生态的决策部署，省财政厅、科技厅、审计厅制定了《关于进一步深化省级财政科研经费管理改革优化科研生态环境的若干意见》，经省政府同意，现予以印发，请遵照执行。为推进政策更快更好落实，提出如下要求：

一、建立联动机制。各地财政、科技、审计部门要加强统筹协调和监督管理，结合本地实际，加快清理修改与本意见不符的规定和办法，改革完善本地财政科研经费管理，上下联动、协同落实，形成推进科研经费管理改革的政策合力。

二、完善制度建设。高校、科研院所等相关单位要切实履行法人主体责任，结合改革及试点任务内容，抓紧制定和完善内部管理制度并按要求报备。同时，加强对经费使用的管理监督，确保下放的管理权限“接得住、管得好”。

三、加强组织实施。各试点单位要定期对试点政策举措进行总结评估，及时总结行之有效的经验和做法。有关部门、省属高新、科研院所要加大宣传培训力度，让广大科研人员了解政策、监督政策执行。我们将适时组织开展对项目承担单位科研经费管理政策落实情况的督查，及时解决有关问题，推动改革落地见效。

附件：关于进一步深化省级财政科研经费管理改革优化科研生态环境的若干意见

附件

关于进一步深化省级财政科研经费管理改革优化科研生态环境的若干意见

为贯彻落实《国务院办公厅关于改革完善中央财政科研经费管理的若干意见》(国办发〔2021〕32号)精神和省委省政府建设国家创新高地、构建一流创新生态的决策部署，现就进一步深化省级科研经费管理、推动实施科研经费“包干制”试点等工作提出如下意见。

一、深化科研经费管理改革

(一)简化科研经费预算编制。进一步精简合并预算编制科目，将直接费用预算科目从9个精简为设备费、业务费和劳务费三大类。计算类仪器设备和软件工具可在设备费科目列支。扩大劳务费开支范围，由单位缴纳的项目聘用人员社会保险补助、住房公积金等纳入劳务费列支。从科研经费中列支的国际合作与交流费用，按业务类别单独管理，不纳入“三公”经费统计范围，不受零增长要求限制。

(二)下放预算调剂管理权限。在科研经费调剂权限下放至项目承担单位基础上，除设备费外的其他费用调剂权全部由项目承担单位下放给项目负责人，由项目负责人根据科研活动实际需要自主安排。

间接费用全部用于绩效支出，间接费用按照直接费用扣除设备购置费后的一定比例核定，由项目承担单位统筹安排使用。其中，500万元以下的部分，间接费用比例为不超过30%，500万元至1000万元的部分为不超过25%，1000万元以上的部分为不超过20%；对数学等纯理论基础研究项目，间接费用比例进一步提高到不超过60%。

(四)加大科研人员激励力度。支持省实验室采用年薪制、项目工资等方式引育高层次科研人才、团队。探索对急需紧缺、业内认可、业绩突出的极少数高层次人才实行年薪制。科技成果转化现金奖励计入所在单位绩效工资总量,但不受核定的绩效工资总量限制,不作为核定下一年度绩效工资总量的基数。

(五)开展顶尖领衔科学家支持方式试点。围绕省委、省政府确定的重大创新事项,在省实验室试点开展由领衔科学家自主确定研究课题、科研团队和经费使用试点,3～5年后采取第三方评估、国际同行评议等方式,对其研究质量、原创价值、实际贡献等进行绩效评价。

二、实施科研经费"包干制"试点改革

为进一步推进科研领域"放管服"改革,积极探索更加符合科研创新规律的经费管理机制,在省级科技研发专项、省高校重点科研项目基础研究专项、中原院士基金中开展科研经费"包干制"试点。具体内容是:

(一)实行项目经费定额包干资助。项目经费实行定额包干资助。在预算定额内,项目申请人提交项目申请书和获批项目负责人签订任务书时,均无需编制项目经费预算。经费支出不设具体比例限制,使用范围限于设备费、材料费/测试化验加工费/燃料动力费/差旅费/会议费/国际合作与交流费等业务费、劳务费/专家咨询费、管理费和绩效支出及其他与科研活动相关的合理支出。

(二)赋予项目负责人经费支配权。强化项目负责人责任制,赋予项目负责人经费支配权,实行项目负责人签字报销制。项目经费使用的规范性和合法性纳入科研诚信管理。管理费由项目承担单位根据实际管理支出情况与项目负责人协商确定。绩效支出由项目负责人根据实际科研活动需要和相关薪酬标准自主确定,项目承担单位按照现行工资制度进行管理,不纳入单位绩效工资总额基数。

(三)实行项目负责人科研诚信承诺制。项目负责人作为第一责任人签署科研诚信承诺书,代表研究团队承诺弘扬科学家精神,遵守科研伦理道德和科研诚信要求,按照科研项目绩效目标和任务书开展科学研究工作;承诺项目经费全部用于与本项目研究工作相关的支出,不截留、挪用、侵占和虚假套取,不用于与科学研究无关的支出。

(四)实行结果导向和公开公示制度。项目负责人根据实际使用情况编制项

目经费决算，项目承担单位自行开展财务审查。

项目实施期满后，按要求严格按照项目任务书约定开展综合绩效评价，评价结果作为后续支持和考核奖惩的重要依据。项目承担单位应在单位内部公开项目经费决算、项目结题 / 成果报告、绩效评价结果和绩效支出发放情况等事项，接受内部监督。

三、完善科研经费拨付机制

（一）实施科研经费拨付“直通车”试点。省级央策安排的省重大科专项、重大创新平台等资金，相应预算编列至省级有关部门，试点实施省级直拨到项目承担单位的“直通车”制度，推动科研资金尽快发挥使用效益。实施“直通车”制度的专项资金，项目承担单位在编制项目申报书时应提供单位法人基本账户信息等资料。

（二）改进结余资金管理。项目完成任务目标并通过综合绩效评价后，结余资金留归项目承担单位使用。项目承担单位要将结余资金统筹安排用于科研活动直接支出，优先考虑原项目团队科研需求，并加强结余资金管理，健全结余资金盘活机制，加快资金使用进度。

（三）改进科研经费支付管理。已建立完备内部控制体系、开设有零余额账户的省属高校、科研院所，其承担的科研项目经费全部通过单位零余额账户自行支付。在单位完善内部管理制度的前提下，允许野外科考等不具备公务卡刷卡条件的情况按单位内部管理规定可不使用公务卡结算；允许科研项目长期聘用人员办理并使用公务卡。

四、减轻科研人员事务性负担

（一）全面落实科研财务助理制度。项目承担单位要配备相对固定的科研财务助理，为科研人员在预算编制、经费报销等方面提供专业化服务。科研财务助理所需人力成本费用（含社会保险补助、住房公积金），可由项目承担单位根据情况通过科研项目经费等渠道统筹解决。

（二）改进财务报销管理方式。项目承担单位因科研活动实际需要，邀请国内外专家、学者和有关人员参加由其主办的会议等，对确需负担的城市间交通费、国际旅费，可在会议费等费用中报销。允许项目承担单位对国内差旅费中的伙食补助费、市内交通费和难以取得发票的住宿费实行包干制。选择部分电子票据接收、入账、归档处理工作量比较大的高校、科研院所、企业，纳入电子入账凭证会计数据标准推广范围，逐步推动科研经费无纸化报销。

（三）优化科研仪器设备采购。省属高校、科研院所、企业要优化和完善内部管理规定，简化科研仪器设备采购流程，根据科研项目需求特点，统筹绩效管理和采购效率，合理确定采购方式，避免不分金额大小、复杂程度和项目特点滥用公开招标。对科研急需的设备和耗材采用特事特办、随到随办的采购机制，可不进行招标投标程序。公开招标数额以下的科研仪器设备采购项目，原则上采取非公开招标方式，提高采购效率；公开招标数额上的项目需变更政府采购方式的，承担单位依法向省财政厅申请，省财政厅实行限时办结制度，对符合要求的申请项目，原则上自收到变更申请之日起 5 个工作日内办结。

（四）简化科研经费绩效管理流程。省级科研项目经费统一不再实施年中绩效监控。推动“三嵌入一导入”绩效管理流程优化，逐步采用“绩效目标申报”嵌入“项目申报”，“绩效目标审核”嵌入“项目立项评审”，探索将“项目年度运行报告和结项评价报告”嵌入生成“绩效监控和自评报告”、将“项目管理系统绩效数据”导入“预算管理一体化系统”等措施，将绩效管理嵌入到项目管理中去，简化科研人员绩效与项目管理流程。

五、完善科研经费投入保障机制

（一）实施高校院所基本科研保障计划。安排资金在省属高校、科研院所，全面启动实施基本科研业务费制度，重点支持省科学院、农科院等省属科研院所以及省属高校 45 岁以下在岗科研人员自主选题开展科学研究，大幅提升人均财政保障水平，建立稳定支持保障机制，激发科研人员自主创新活力。

（二）实施省级科研项目（课题）倍增计划。加大科技研发专项资金支持力度，支持更多青年人才开展科研活动；在基础研究、应用研究等领域实施“联合基金”，撬动社会资本投入；启动实施一批重点研发项目，支持重大公益性科研及中试项目实施。

（三）试点实施农业公益科研长周期支持计划。结合乡村振兴和种业发展科研需求，加大对生物育种中心、省现代农业产业技术体系支持力度，试点实施

“长周期”项目管理模式，将农业项目、团队稳定支持和考核周期延伸至五年或以上。

六、优化科研经费管理生态环境

（一）加强内部制度建设。省属高校、科研院所要聚焦科研经费管理相关政策和改革举措落地“最后一公里”，切实履行法人主体责任，按照本意见要求，尽快修订完善项目预算调剂、间接经费管理使用、劳务费分配管理、结余资金使用、科研财务助理岗位设立、内部信息公开公示等科研经费管理配套制度报财政厅、科技厅、审计厅备案，确保下放的管理权限“接得住、管得好”，加强对经费使用的管理监督。省属高校、科研院所按照内部央策程序依法依规制定并以正式文件印发、适当方式公开的内部管理规定，作为项目经费管理、审计检查、财务验收等工作依据。

（二）建立“负面清单”制度。项目经费严禁用于违反国家法律法规的行为，严禁用于从事违反中央八项规定精神等要求的行为。“包干制”经费设立“负面清单”(见附件),项目经费不得用于“负面清单”禁止事项。对于不按规定使用管理项目经费，以及存在违法行为的项目承担单位和相关人员，按照相关规定严肃处理。

（三）强化科研经费监督约束。加强审计监督、财会监督与日常监督的贯通协调，增强监督合力。省科技厅、省财政厅加强对项目经费使用和项目承担单位管理情况事中事后监管，适时进行抽查。省审计厅结合审计项目依法开展审计监督。各部门应合理制定年度监督检查计划，加强统筹，避免重复检查、多头检查，充分利用大数据等信息技术提高监督检查效率，实行结果信息共享和互认。

（四）加强政策落实组织推动。省科技厅、省财政厅、省审计厅建立联动工作机制，加强统筹协调和监督管理，加大政策宣传培训力度，及时总结试点经验，推动工作稳步实施。项目承担单位在充分放权的基础上，要明确权责边界，加强监督管理，构建“规矩在先、责任自负、科学抽查、违规必究”的管理模式，推进信息公开，接受社会监督，防止科研经费被套取、挪用、浪费等行为出现，确保改革红利真正用于优化科研环境中。上述试点工作过程中存在问题，请及时与省财政厅、省科技厅、省审计厅沟通。本意见自印发之日起实施。我省现行相关规定与本意见不一致的，以本意见为准。

附件："包干制"试点经费使用"负面清单"

附件

"包干制"试点经费使用"负面清单"

序号	内容
1	不得虚构经济业务、编造虚假合同、使用虚假票据套取资金。
2	不得通过合作、协作经费方式套取资金。
3	不得以虚列、伪造名单等方式，虚报冒领劳务费，套取财政资金。
4	不得用于与本科研项目无关的支出。
5	不得用于应由个人及家庭负担的支出。
6	不得滥用、浪费科研经费，违规预支、预存费用私设"小金库"。
7	不得截留、挪用、侵占科研经费。
8	不得使用科研经费支付各种罚款、捐款、赞助、投资。
9	其他法律、法规以及政策文件明确不得开支的内容。

河南省财政厅 河南省科学技术厅关于印发《河南省重大科技创新项目资金管理办法》的通知

豫财科〔2021〕60号

省直有关部门：

为贯彻落实省委省政府建设国家创新高地、构建一流创新生态的决策部署，规范和加强重大科技创新项目资金管理，提高资金使用效益，我们制定了《河南省重大科技创新项目资金管理办法》，现印发给你们，请遵照执行。

附件：河南省重大科技创新项目资金管理办法

附件

河南省重大科技创新项目资金管理办法

第一章　总　则

第一条　为贯彻落实省委省政府建设国家创新高地、构建一流创新生态的决策部署，进一步规范和加强重大科技创新项目资金（以下简称科创资金）管理，提高资金使用效益，根据《河南省科创资金保障办法》精神，制定本办法。

第二条　本办法所称科创资金，是指科技、发改、教育、工信、农业、卫健、科协等部门及科研院所、高校等单位(以下简称职能部门)提出的，经河南省科技创新委员会(以下简称省科创委)研究确定的新增重大科技创新项目资金。现有各类科研项目仍按各部门原渠道和模式管理，不纳入科创资金管理范围。

第三条　科创资金的使用和管理遵循以下原则：

（一）顶层设计，统筹实施。加强党对科技工作的集中统一领导，围绕省委省政府研究确定的科技领域重大事项，建立“统一决策、统筹分配、强化管理”的模式，推动创新资源布局优化和体制运行效率提升。

（二）聚焦重点，精准发力。充分发挥集中财力办大事的体制机制优势，强化战略科技力量支撑，聚拢政策、聚集资金，重点支持推动河南高质量发展的一流创新平台、课题、主体、人才和生态建设。

（三）项目为王，及时高效。鲜明确立“项目为王”的导向，把项目建设作为科技创新工作主抓手，细化项目实施方案和经费预算，让资金跟着项目走，拨付按进度执行。创新经费快速拨付机制，督促科创项目尽快实施见效。

（四）注重绩效，强化监督。遵循科研活动规律，建立面向结果的绩效评价机制，加强督导检查，密切跟踪问效，落实责任追究，提高资金使用效益。

第二章　部门职责分工

第四条　省科技厅的主要职责：按省科创委办公室要求，发挥统筹协调作用，汇总审核职能部门项目需求，提出初步支持意见建议，建设管理项目库等。

第五条　省财政厅的主要职责：负责做好重大科创项目资金保障，组织预算评审并提出资金安排建议，及时拨付下达资金；组织开展资金绩效管理和监督管理。

第六条　职能部门的主要职责：围绕省委省政府重大决策部署，负责研究提出项目需求建议；省科创委确定项目实施后，完善项目实施方案、经费预算、支出计划和绩效目标等内容；做好项目绩效管理和监督检查。

第七条　项目承担单位的主要职责：项目承担单位是项目实施和资金管理使用的责任主体，负责按计划组织项目实施；按照本办法要求制定承担的重大科技创新项目资金管理细则，规范经费管理和使用；自觉接受有关方面的监督检查，做好绩效自评等工作。

第三章　支出范围

第八条　省级新增重大科技创新项目资金按照“先谋事再排钱”的原则进行统一管理。主要支持范围：

（一）重大科研基础设施、高层次创新平台。积极对接国家战略科技力量体系，重点支持大科学装置、重大科研基础设施，国家重点实验室等高层次创新平台，重大新型研发机构、中试基地等重大技术转化平台建设。

（二）重大创新项目。聚焦世界前沿技术、“卡脖子”技术、应用型关键共性技术研究，重点支持凝练出一批一流项目（课题）。

（三）重大创新政策。重点落实省委省政府研究出台的各类新增支持科技创新发展的政策措施。

（四）顶尖人才（团队）引育等省科创委研究确定的“一事一议”重点保障事项。

第九条　科创资金具体支出范围分类别管理。其中：重大科研基础设施、创新平台项目按照统筹基本建设资金管理办法、创新平台相关专项资金管理办法等执行，经费主要用于基建项目、仪器设备购置等建设相关支出。省属重大建设类科创项目经费按照“一事一议、省市共担”原则确定，运营经费以省级负担为主。

重大创新项目按照科技研发类专项资金管理办法执行，经费开支范围主要包括项目实施过程中发生的设备费、劳务费、业务费等直接费用和管理费、绩效支出等间接费用支出。重大创新政策等经费管理按照相应专项资金管理办法执行。对于省实验室建设等直接安排到项目承担单位的专项资金，由所在单位制定资金管理细则报省财政厅、省科创委办公室备案。

第四章　项目和预算管理

第十条　职能部门应按照省科创委办公室要求，定期报送提交省科创委研究审议议题和项目，汇总建立备选需求库。省科创委办公室组织有关方面对项目可行性、必要性论证后，分领域研究提出初步意见报省科创委。

第十一条　项目经省科创委会议研究同意后，省科创委办公室应在规定时间内转相应职能部门细化具体项目。职能部门结合省委省政府研究意见和要求完善实施方案，编制项目经费预算建议，明确支出计划和绩效目标等内容(具体送审资料清单见附件)。

第十二条　省科创委办公室组织有关方面对项目决策程序、必要性、资金规模等进行研究后，对符合条件的确认入项目库，提出经费初步支持意见。在研究项目支持建议时，应加强政策统筹，避免出现重复支持、支持标准不统一、政策频繁调整、投入产出效益低等现象。

对于省委省政府未决策同意及无具体实施方案、经费预算、绩效目标的不得入项目库。

第十三条　对于经省委省政府直接研究同意、属于重大科创项目范畴的，职能部门应及时报省科创委办公室入项目库管理。

第十四条　省科创委办公室将正式确认入项目库的项目及完整资料转财政部门后，省财政厅及时组织预算评审，原则上 2 周内提出资金安排和保障建议，按程序报批后下达资金。

第十五条　对省科创委审定的具体事项，根据实际需求可采用预拨部分资金的方式，支持项目单位开展前期工作。

第十六条　科创资金实行资金由财政国库到项目、到实施单位的“直通车”

拨付管理，提高资金政策落实效率。

第十七条　省科创委办公室牵头建立统一的科技综合管理平台，对入库项目分领域进行梳理，对项目预算、实施进展、支出进度、绩效评价等实行信息化、清单制管理。

第十八条　建立科创资金执行定期通报机制。资金拨付到职能部门(单位)后，职能部门(单位)应按月通过信息平台向省科创委办公室、财政厅报送项目实施和资金执行进度。

省科创委办公室、财政厅对相关信息定期通报，督促项目承担单位加快预算执行。

第十九条　科创资金严格按实施方案和预算执行，专款专用，不得挤占、挪用，不得擅自改变资金用途和扩大使用范围。支出属于政府采购及政府购买服务范围的，严格按照有关规定，规范有序开展相关活动。

第二十条　使用科创资金中的财政资金形成的固定资产属于国有资产，按照有关国有资产管理的规定执行；形成的知识产权等无形资产，按照有关规定执行；形成的大型仪器设备、科学数据等，在保障有关参与单位合法权益的基础上，按照有关规定开放共享。

第五章　绩效管理

第二十一条　职能部门是科创资金预算绩效管理的责任主体，负责做好事前绩效评估，拟定绩效目标，项目结束后开展绩效评价，形成绩效评价报告报省科创委办公室、省财政厅备案。针对项目绩效评价过程中存在问题组织开展整改。

第二十二条　省财政厅指导督促部门切实做好预算绩效管理工作，在部门绩效评价基础上适时开展绩效再评价，将绩效评价结果与改进预算管理和安排预算经费相衔接。

第二十三条　省财政厅、职能部门可委托第三方机构开展资金绩效评价工作。

第六章　监督管理

第二十四条　建立监督机制。省科创委办公室、省财政厅、职能部门、项目承担单位等按照职责分工，建立覆盖资金管理使用全过程的资金监督管理机制。监督管理应当加强统筹协调、信息共享，避免交叉重复。

第二十五条　加强督导检查。省委督查室定期可对省科创委研究通过的重大事项落实情况开展集中督查，并将督查情况上报省科创委。

第二十六条　落实责任追究。自觉接受人大、纪检监察、审计、社会等方面的监督，对审计和监督检查中发现的违法违规违纪问题，按照有关法律法规追究相应责任。

第七章　附　则

第二十七条　本办法自印发之日起施行。

第二十八条　本办法由省财政厅、省科技厅负责解释。

附件：重大科技创新项目送审资料清单

附件

重大科技创新项目送审资料清单

一、 科技研究与开发类

1. 项目申报书、项目实施方案(可研报告、初步设计);
2. 项目批准文件或证明材料;
3. 设备费、业务费、劳务费等预算支出明细;
4. 其他相关资料;
5. 符合“包干制”的项目按照“包干制”项目经费管理。

二、建筑物及基础设施建设类

1. 项目申报书;
2. 项目实施方案(可研报告、初步设计);
3. 有关部门的批复文件;
4. 工程设计图纸;
5. 按照现行计价规范或适用定额及相关规定编制的概(预)算(纸质和预算软件电子版各一套);
6. 其他相关资料。

三、大型修缮类

1. 项目申报书;
2. 项目实施方案(可研报告、初步设计);
3. 有关部门的批复文件;

4. 原建筑物竣工图和拟改造工程设计图纸或示意图（标注尺寸），专业性较强或涉及安全的项目须具备相应资质设计单位出具的图纸；

5. 按照现行适用定额及相关规定编制的概（预）算（纸质和预算软件电子版各一套）；

6. 涉及房屋整体加固和危房改造的项目，需提供有关单位出具的房屋鉴定报告；涉及消防、电气排险改造项目需提供有关部门出具的鉴定意见或整改通知书；

7. 其他相关资料。

四、专项购置类

1. 项目申报书；

2. 项目实施方案（可研报告、初步设计），预算书；

3. 如有相关部门批复文件，应提供；

4. 拟购置设备清单（品名、规格型号、产品描述、数量、单价、总额、选装件）；

5. 对于批量购置设备的项目，需提供房屋设备平面布局图；如放置设备的房屋为在建项目，需提供在建项目的立项批复文件、施工合同等资料；

6. 购置政府采购目录外设备，还应提供询价方式、参考品牌、询价厂家（要求提供 3 家厂商或经销商的报价单、联系电话）；

7. 项目单位固定资产明细账；

8. 涉及办公设备购置的项目，须提供省机构编制委员会对本单位人员编制数量等的批复文件；

9. 原有设施设备留用或处置情况；

10. 其他相关资料。

五、信息化建设类

1. 项目申报书；

2. 项目实施方案（可研报告、初步设计），概（预）算书；

3. 有关部门的批复文件；

4. 设备购置清单（品目、参数、数量、选装件、价格、特征描述等）。政府采购目录外的设备，应提供询价方式、参考品牌、询价厂家、联系方式等；

5. 项目单位现有设备的情况说明；

6. 商品软件购置清单（品名、版本、参数、单价、数量）；

7. 软件开发按软件的功能模块、功能点，以人工列出结构工时及工时计费计算明细；

8. 需要列支网络租赁费、托管费用的，应提供预算明细及依据；

9. 涉及机房改造、综合布线等工程建设内容，按现行适用定额及相关规定编制的预（概）算（纸质和预算软件电子版各一套），以及预（概）算相对应的工程图纸；

10. 其他相关资料。

六、财政政策类

1. 政策项目基本情况。说明项目政策背景、项目主要内容等。

2. 政策项目实施的相关性。说明项目政策的立项依据，包括项目与部门职能、相关政策及规划、现实需求等方面的相关性。

3. 政策项目绩效目标。说明项目政策的总体绩效目标以及绩效指标，绩效目标内容应具体明确、符合项目现实需求及部门长期规划和年度工作目标，绩效指标应具体细化、量化，并且要有可衡量的评价标准。

4. 政策项目实施方案的有效性。说明项目政策的具体实施方案，包括项目决策程序、实施程序，人、财、物等基础条件保障情况，相关管理制度建设情况，以及对不确定因素和风险的控制措施等。

5. 政策项目预期绩效的可持续性。说明与项目政策相关的政策、行业环境等方面的可持续性，预期产出及效果的可持续性，组织管理机构、运行机制的可持续性。

6. 政策项目预算。说明项目政策的预算构成、预算测算依据和标准、财政支持的范围和方式、市县财政经费保障渠道和方式等。

7. 其他内容。省级财政专项资金管理办法及中期规划编制通知中规定的其他需要说明的内容。

8. 拟新增出台的重大政策、500万元以上的新增专项资金均应开展事前绩效评估；500万元以下的新增专项资金及一般性项目支出，可适当简化评估方法和程序，按要求提供拟申请项目支出绩效目标和事前评估报告。

河南省人民政府办公厅
关于印发河南省支持科技创新发展
若干财政政策措施的通知

豫财科〔2022〕9号

各省辖市人民政府、济源示范区管委会，省人民政府各部门：

《河南省支持科技创新发展若干财政政策措施》已经省政府同意，现印发给你们，请结合实际，认真贯彻执行。

2022年1月13日

河南省支持科技创新发展若干财政政策措施

为贯彻落实省委、省政府“持续打造一流创新生态，全力建设国家创新高地”有关决策部署，积极发挥财政职能作用，统筹科技资源支持创新驱动发展战略实施，按照“聚焦重点、精准发力，统筹整合、加大投入，创新机制、注重绩效，市场主导、政府引导”的原则，结合我省实际，制定以下政策措施。

一、支持对接国家战略科技力量体系

1. 支持省实验室建设。对省级层面布局的嵩山、神农种业、黄河等省实验室，根据实际需要，给予开办费和建设期研发经费支持；对各地政府主导创建的省实验室，根据各地政府投入情况给予一定研发补助。(责任单位：省科技厅、财政厅)

2. 支持创建(重组入列)国家级创新平台。对新创建(重组入列)的国家级科技研发平台给予一次性500万元奖励，并根据其研发投入、实施一流项目等情况统筹给予1000万元持续支持。将建有国家级研发平台的企业研发费用补助最高限额由300万元提高至500万元。(责任单位：省科技厅、财政厅、发展改革委)

3. 支持改造提升现有省级创新平台。建立稳定支持机制，对高校、科研院所等科研单位建设的省级研发平台实施考核，考核结果为优秀、良好的，分别给予每年不超过50万元、30万元的稳定支持。(责任单位：省科技厅、财政厅、发展改革委)

4. 支持凝练一流课题。聚焦世界前沿技术、“卡脖子”技术、应用型关键共性技术，支持启动一批重大课题，实施一批省重大科技专项项目，单个项目支持额度一般不低于1000万元，财政引导企业研发投入系数不低于3倍。(责任单位：

省科技厅、财政厅)

二、支持产业创新发展

5. 发挥新兴产业、创业投资基金作用。高效运作总规模 1500 亿元的新兴产业投资引导基金和 150 亿元的创业投资引导基金，吸引更多社会资本支持创新创业。(责任单位:省财政厅、发展改革委、省政府国资委)

6. 鼓励企业进一步加大研发投入。采用“基础 + 增量”的补助方式，根据企业上年度研发费用情况给予不超过 500 万元的后补助支持，引导规模以上工业企业科研活动全覆盖。(责任单位:省财政厅、科技厅、发展改革委、税务局、统计局)

7. 支持企业向科技型企业转变。对首次和连续三次认定为高新技术企业的企业给予不超过 10 万元配套奖补;对整体迁入我省的高新技术企业，根据企业销售收入规模给予不超过 100 万元奖补。(责任单位:省科技厅、财政厅)

8. 加大支持首台(套)重大技术装备研发和应用力度。对经国家、省新认定的成套设备、单台设备，按照不超过销售发票金额的 5% 分别给予总额最高 500 万元、300 万元奖励。对经省认定的首台(套)重大技术装备投保产品，按规定给予保费补助。(责任单位:省工业和信息化厅、财政厅)

9. 支持制造业创新中心建设。对省级制造业创新中心，按照技术引进及购置科研仪器、设备和软件等实际投资额的 30% 给予不超过 500 万元补助;按照技术成果转化、委托研发和为行业提供技术服务获得实际收入的 5% 给予不超过 500 万元补助。(责任单位:省工业和信息化厅、财政厅、发展改革委)

10. 支持省产业研究院和中试基地建设。统筹资金支持省产业研究院和中试基地建设，打通科技创新与产业发展之间的转化通道。对批准建设的中试基地，根据其绩效考核情况，对考核结果较好的给予一定奖补。(责任单位:省科技厅、工业和信息化厅、财政厅)

三、支持科技开放合作

11. 支持开展关键重大技术需求揭榜攻关。鼓励省内企业借助省外、境外科技力量攻克我省产业发展技术难题，对“揭榜挂帅”形式产生的项目，按不超过

合同额的 30% 给予支持。(责任单位：省科技厅、财政厅)

12. 鼓励积极争取国家项目。对承担国家科技重大专项、重点研发计划、自然科学基金重大项目的单位，按项目上年度实际获得国拨经费的 3%~5% 奖励研发团队，每个单位年度奖励最高 500 万元。加强国家重大科技项目中央和地方协调联动，对国家明确要求地方配套实施的项目予以足额保障。(责任单位：省科技厅、财政厅)

13. 支持科研成果转移转化。对在豫企业购买省外先进技术成果并在豫转化、产业化的，按其上年度技术合同实际成交额给予最高 10% 的奖补，每家企业每年不超过 100 万元。鼓励省内高校、科研院所在豫实施技术转移转化，按其上年度技术合同成交额给予最高 10% 的后补助，每家单位每年不超过 100 万元。(责任单位：省科技厅、财政厅)

四、支持科技与金融融合

14. 支持开展科技信贷业务。安排科技信贷准备金，对合作金融机构面向高新技术企业、科技型中小企业开展的实物资产抵押不高于 30% 的科技信贷业务，根据企业营业收入规模给予 30%–60%、单笔最高 500 万元损失补偿。鼓励各地对科技信贷给予贴息支持，省财政根据市、县级贴息规模按照不超过 30% 的比例给予奖补。(责任单位：省科技厅、财政厅)

15. 鼓励金融产品创新。对企业知识产权质押融资产生的利息、评估等费用给予最高 60%、不超过 80 万元补助。科技企业参加研发责任保险、关键研发设备保险、科技成果转化费用损失保险、“揭榜险”等科技保险的，按实际保费支出的 30% 给予不超过 20 万元补助。实施外贸贷、政府采购合同信贷政策，以政府采购合同和外贸订单为质押，引导合作银行加大对科技型中小微企业的信贷投放力度。(责任单位：省科技厅、财政厅、商务厅、市场监管局)

16. 支持科技企业利用资本市场融资。省内科技企业申请在境内外上市融资的，按照辅导备案登记等时间节点给予不超过 200 万元补助。对省内科技企业通过境内外资本市场发行的债务融资工具、资产证券化两类产品，分别按照其实际支付中介费用的 50%，给予每户企业每类产品不超过 100 万元补助。(责任单位：省地方金融监管局、财政厅)

五、支持“双一流”创建

17. 重点支持“双一流”高校建设。“十四五”时期给予郑州大学、河南大学专项资金引导支持，全面提升原始创新和应用技术创新能力，推动两校在新一轮“双一流”建设中晋位升级。实施“双一流”创建工程，推动更多高校进入“双一流”建设行列。(责任单位：省教育厅、财政厅)

18. 多渠道筹措“双一流”建设资金。切实落实有关财税优惠政策，激发社会资本投资高等教育积极性。设立捐赠配比奖励资金，对学校争取的社会资金按照现行政策予以奖励。加大公办高校专项债券支持力度，优先支持“双一流”高校、“双一流”创建高校符合条件的项目。(责任单位：省税务局、教育厅、财政厅、发展改革委)

六、支持科研院所发展

19. 支持省科学院、农科院发展。安排专项经费，按照重振重建省科学院、做优做强省农科院标准，支持省科学院、农科院人才团队建设、学科能力提升、基础科研设施建设与运维、体制机制创新。(责任单位：省科学院、农科院、财政厅)

20. 建立“长周期、稳预期”保障机制。安排资金在省属科研院所全面启动实施基本科研业务费制度，建立稳定支持机制，重点支持省科学院、农科院 45 岁以下在岗科研人员自主选题开展科学研究。(责任单位：省财政厅、科技厅、科学院、农科院)

七、支持打造一流人才政策体系

21. 建立高层次人才支持体系。对我省全职引进和新当选的院士等顶尖人才，每人给予 500 万元个人奖励补贴；对每年评选的中原学者，每人给予不低于 200 万元特殊支持；对中原科技创新、中原科技创业、中原科技产业领军人才，每人给予不超过 100 万元特殊支持；对中原学者科学家工作室，给予连续六年每年 200 万元稳定支持；对获得国家科学技术奖的单位，给予不超过 1000 万元配套奖励。(责任单位：省委组织部、省科技厅、财政厅)

22. 加大高层次人才科研支持力度。对我省获评国家重点人才计划创新领军人才人选、国家杰出青年科学基金获得者、“长江学者”特聘教授等国家级领军人才和国家重点人才计划青年项目入选者、国家优秀青年科学基金获得者、“长江学者”青年学者等青年拔尖人才，按照国家资助标准给予 1∶1 配套奖励补贴和科研经费支持。(责任单位：省委组织部、省科技厅、财政厅)

23. 支持青年人才公寓建设。创新方式方法，通过新建、改建、购买等多种渠道筹集省直单位青年人才公寓，丰富省直单位青年人才公寓供给方式，为青年人才“引得进、留得下、干得好”创造环境。(责任单位：省事管局、财政厅)

24. 支持对接高端人才资源。对考核优秀的院士工作站、中原学者工作站，分别给予 30 万元、20 万元补助，对我省新设立的博士后科研流动站，给予 50 万元启动资金。对新招收的全职脱产博士后，资助招收经费增加到每人 20 万元。每年安排 1000 万元支持中国工程院河南研究院建设，发挥院士高端智库作用，围绕省委、省政府决策部署开展产业战略规划研究。(责任单位：省科技厅、人力资源社会保障厅、科协、财政厅)

八、支持加快布局科技领域新基建

25. 支持布局大科学装置、重大科技基础设施。在我省具备一定优势的基础研究领域，采取“一事一议”的方式布局建设大科学装置、重大科技基础设施。土地等费用由所在地投入，工程投资及设备购置等费用一般由省与市、县级分担；适合市场化运作的按照市场化模式建设运营，其中基础前沿研究经费以省级负担为主。支持各地建设大科学装置，省级给予适当补助。(责任单位：省发展改革委、科技厅、财政厅)

26. 支持培育新型研发机构。支持各地建设新型研发机构，对经省政府命名的省重大新型研发机构，按照近三年当地政府投入和其他发起设立单位投入给予不超过 10%、最高 500 万元认定奖补。对聚焦新兴产业关键领域、高端环节布局建设和引进共建的重大专业化新型研发机构，经省政府同意后可采取“一事一议”的方式给予支持。(责任单位：省科技厅、财政厅、发展改革委)

九、支持智慧岛建设

27. 支持智慧岛标准化推广。支持智慧岛构建市场化运营主体，提供从原始创新到产业化的全流程服务。运营公司发行企业债券融资的，给予最高 30% 贴息补助，省、市两级按照 1∶1 比例负担；对建设期满通过考核的智慧岛，给予不超过 5000 万元后补助。(责任单位：省发展改革委、财政厅)

28. 支持打造“双创”专业化平台。建立双创平台绩效考核后补助机制，将申建国家级平台、孵化科技企业数量等效益指标作为省级以上大学科技园、科技企业孵化器、众创空间(含专业化)、双创示范基地、星创天地等创新服务载体绩效考核重要指标，根据考核结果给予不超过 200 万元运行补助。(责任单位：省科技厅、财政厅、发展改革委)

十、支持构建一流创新生态

29. 落实税收优惠政策支持科技企业创新发展。认真贯彻落实国家支持科技企业创新发展的增值税、企业所得税、个人所得税等税收优惠政策，加强政策宣传，优化纳税服务，更好支持科技企业创新发展。(责任单位：省财政厅、税务局)

30. 支持设立科技研发计划联合基金。按照“一事一议”的方式，推动省级与各地、高校、科研院所、医院、企业等共同出资设立科技研发计划联合基金，引导和带动社会资源更多投入到创新领域，完善多方参与支持基础研究的新机制。(责任单位：省科技厅、财政厅)

31. 支持组建高能级创新联合体。支持按照创新龙头企业或产业链领航企业牵头、高校和科研院所支撑、各创新主体相互协同的模式，组建“体系化、任务型、开放式”的高能级创新联合体，对产学研用深度融合、产业链上下游联合攻关并取得重大突破、实现成果行业共享的创新联合体给予资金支持。(责任单位：省科技厅、发展改革委、财政厅)

32. 支持平台运行体制机制创新。充分利用自创区先行先试平台，对自创区内积极推进改革创新、取得明显成效并首次形成可复制推广方案的创新平台，方案经省科技厅发文推广后，一次性给予最高 100 万元奖补。(责任单位：省科技厅、财政厅)

33. 支持大型仪器设施购置共享。省属高校、科研院所使用财政资金购置的

50 万元以上大型仪器设备全部对企业共享。对省内高新技术企业、科技型中小企业、创新创业团队，每年发放 20 万元科研设备仪器使用券。对购买符合条件的进口先进设备和技术、关键零部件给予贴息支持。(责任单位 : 省科技厅、商务厅、财政厅)

34. 鼓励区域创新发展。引导各地优化创新生态，带动加大研发投入。省财政对全社会研发投入增速快和强度大的地方给予一定奖励。(责任单位:省科技厅、财政厅、统计局)

附录三　科研规范相关文件

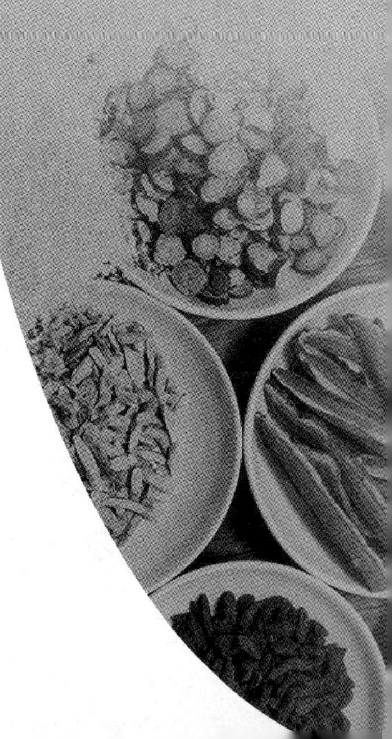

中共中央办公厅 国务院办公厅关于进一步弘扬科学家精神 加强作风和学风建设的意见

为激励和引导广大科技工作者追求真理、勇攀高峰，树立科技界广泛认可、共同遵循的价值理念，加快培育促进科技事业健康发展的强大精神动力，在全社会营造尊重科学、尊重人才的良好氛围，现提出如下意见。

一、总体要求

（一）指导思想。以习近平新时代中国特色社会主义思想为指导，全面贯彻党的十九大和十九届二中、三中全会精神，以塑形铸魂科学家精神为抓手，切实加强作风和学风建设，积极营造良好科研生态和舆论氛围，引导广大科技工作者紧密团结在以习近平同志为核心的党中央周围，增强“四个意识”，坚定“四个自信”，做到“两个维护”，在践行社会主义核心价值观中走在前列，争做重大科研成果的创造者、建设科技强国的奉献者、崇高思想品格的践行者、良好社会风尚的引领者，为实现“两个一百年”奋斗目标、实现中华民族伟大复兴的中国梦作出更大贡献。

（二）基本原则。坚持党的领导，提高政治站位，强化政治引领，把党的领导贯穿到科技工作全过程，筑牢科技界共同思想基础。坚持价值引领，把握主基调，唱响主旋律，弘扬家国情怀、担当作风、奉献精神，发挥示范带动作用。坚持改革创新，大胆突破不符合科技创新规律和人才成长规律的制度藩篱，营造良好学术生态，激发全社会创新创造活力。坚持久久为功，汇聚党政部门、群团组织、高校院所、企业和媒体等各方力量，推动作风和学风建设常态化、制度化，为科技工作者潜心科研、拼搏创新提供良好政策保障和舆论环境。

（三）主要目标。力争 1 年内转变作风改进学风的各项治理措施得到全面实施，3 年内取得作风学风实质性改观，科技创新生态不断优化，学术道德建设得到显著加强，新时代科学家精神得到大力弘扬，在全社会形成尊重知识、崇尚创新、尊重人才、热爱科学、献身科学的浓厚氛围，为建设世界科技强国汇聚磅礴力量。

二、自觉践行、大力弘扬新时代科学家精神

（四）大力弘扬胸怀祖国、服务人民的爱国精神。继承和发扬老一代科学家艰苦奋斗、科学报国的优秀品质，弘扬"两弹一星"精神，坚持国家利益和人民利益至上，以支撑服务社会主义现代化强国建设为己任，着力攻克事关国家安全、经济发展、生态保护、民生改善的基础前沿难题和核心关键技术。

（五）大力弘扬勇攀高峰、敢为人先的创新精神。坚定敢为天下先的自信和勇气，面向世界科技前沿，面向国民经济主战场，面向国家重大战略需求，抢占科技竞争和未来发展制高点。敢于提出新理论、开辟新领域、探寻新路径，不畏挫折、敢于试错，在独创独有上下功夫，在解决受制于人的重大瓶颈问题上强化担当作为。

（六）大力弘扬追求真理、严谨治学的求实精神。把热爱科学、探求真理作为毕生追求，始终保持对科学的好奇心。坚持解放思想、独立思辨、理性质疑，大胆假设、认真求证，不迷信学术权威。坚持立德为先、诚信为本，在践行社会主义核心价值观、引领社会良好风尚中率先垂范。

（七）大力弘扬淡泊名利、潜心研究的奉献精神。静心笃志、心无旁骛、力戒浮躁，甘坐"冷板凳"，肯下"数十年磨一剑"的苦功夫。反对盲目追逐热点，不随意变换研究方向，坚决摒弃拜金主义。从事基础研究，要瞄准世界一流，敢于在世界舞台上与同行对话；从事应用研究，要突出解决实际问题，力争实现关键核心技术自主可控。

（八）大力弘扬集智攻关、团结协作的协同精神。强化跨界融合思维，倡导团队精神，建立协同攻关、跨界协作机制。坚持全球视野，加强国际合作，秉持互利共赢理念，为推动科技进步、构建人类命运共同体贡献中国智慧。

（九）大力弘扬甘为人梯、奖掖后学的育人精神。坚决破除论资排辈的陈旧观念，打破各种利益纽带和裙带关系，善于发现培养青年科技人才，敢于放手、支持其在重大科研任务中“挑大梁”，甘做致力提携后学的“铺路石”和领路人。

三、加强作风和学风建设，营造风清气正的科研环境

（十）崇尚学术民主。鼓励不同学术观点交流碰撞，倡导严肃认真的学术讨论和评论，排除地位影响和利益干扰。开展学术批评要开诚布公，多提建设性意见，反对人身攻击。尊重他人学术话语权，反对门户偏见和“学阀”作风，不得利用行政职务或学术地位压制不同学术观点。鼓励年轻人大胆提出自己的学术观点，积极与学术权威交流对话。

（十一）坚守诚信底线。科研诚信是科技工作者的生命。高等学校、科研机构和企业等要把教育引导和制度约束结合起来，主动发现、严肃查处违背科研诚信要求的行为，并视情节追回责任人所获利益，按程序记入科研诚信严重失信行为数据库，实行“零容忍”，在晋升使用、表彰奖励、参与项目等方面“一票否决”。科研项目承担者要树立“红线”意识，严格履行科研合同义务，严禁违规将科研任务转包、分包他人，严禁随意降低目标任务和约定要求，严禁以项目实施周期外或不相关成果充抵交差。严守科研伦理规范，守住学术道德底线，按照对科研成果的创造性贡献大小据实署名和排序，反对无实质学术贡献者“挂名”，导师、科研项目负责人不得在成果署名、知识产权归属等方面侵占学生、团队成员的合法权益。对已发布的研究成果中确实存在错误和失误的，责任方要以适当方式予以公开和承认。不参加自己不熟悉领域的咨询评审活动，不在情况不掌握、内容不了解的意见建议上署名签字。压紧压实监督管理责任，有关主管部门和高等学校、科研机构、企业等单位要建立健全科研诚信审核、科研伦理审查等有关制度和信息公开、举报投诉、通报曝光等工作机制。对违反项目申报实施、经费使用、评审评价等规定，违背科研诚信、科研伦理要求的，要敢于揭短亮丑，不迁就、不包庇，严肃查处、公开曝光。

（十二）反对浮夸浮躁、投机取巧。深入科研一线，掌握一手资料，不人为夸大研究基础和学术价值，未经科学验证的现象和观点，不得向公众传播。论文等科研成果发表后 1 个月内，要将所涉及的实验记录、实验数据等原始数据资料交所在单位统一管理、留存备查。参与国家科技计划（专项、基金等）项目的科

研人员要保证有足够时间投入研究工作，承担国家关键领域核心技术攻关任务的团队负责人要全时全职投入攻关任务。科研人员同期主持和主要参与的国家科技计划（专项、基金等）项目（课题）数原则上不得超过2项，高等学校、科研机构领导人员和企业负责人作为项目（课题）负责人同期主持的不得超过1项。每名未退休院士受聘的院士工作站不超过1个、退休院士不超过3个，院士在每个工作站全职工作时间每年不少于3个月。国家人才计划入选者、重大科研项目负责人在聘期内或项目执行期内擅自变更工作单位，造成重大损失、恶劣影响的要按规定承担相应责任。兼职要与本人研究专业相关，杜绝无实质性工作内容的各种兼职和挂名。高等学校、科研机构和企业要加强对本单位科研人员的学术管理，对短期内发表多篇论文、取得多项专利等成果的，要开展实证核验，加强核实核查。科研人员公布突破性科技成果和重大科研进展应当经所在单位同意，推广转化科技成果不得故意夸大技术价值和经济社会效益，不得隐瞒技术风险，要经得起同行评、用户用、市场认。

（十三）反对科研领域"圈子"文化。要以"功成不必在我"的胸襟，打破相互封锁、彼此封闭的门户倾向，防止和反对科研领域的"圈子"文化，破除各种利益纽带和人身依附关系。抵制各种人情评审，在科技项目、奖励、人才计划和院士增选等各种评审活动中不得"打招呼""走关系"，不得投感情票、单位票、利益票，一经发现这类行为，立即取消参评、评审等资格。院士等高层次专家要带头打破壁垒，树立跨界融合思维，在科研实践中多做传帮带，善于发现、培养青年科研人员，在引领社会风气上发挥表率作用。要身体力行、言传身教，积极履行社会责任，主动走近大中小学生，传播爱国奉献的价值理念，开展科普活动，引领更多青少年投身科技事业。

四、加快转变政府职能，构建良好科研生态

（十四）深化科技管理体制机制改革。政府部门要抓战略、抓规划、抓政策、抓服务，树立宏观思维，倡导专业精神，减少对科研活动的微观管理和直接干预，切实把工作重点转到制定政策、创造环境、为科研人员和企业提供优质高效服务上。坚持刀刃向内，深化科研领域政府职能转变和"放管服"改革，建立信任为前提、诚信为底线的科研管理机制，赋予科技领军人才更大的技术路线决策权、经费支配权、资源调动权。优化项目形成和资源配置方式，根据不同科学

研究活动的特点建立稳定支持、竞争申报、定向委托等资源配置方式，合理控制项目数量和规模，避免“打包”、“拼盘”、任务发散等问题。建立健全重大科研项目科学决策、民主决策机制，确定重大创新方向要围绕国家战略和重大需求，广泛征求科技界、产业界等意见。对涉及国家安全、重大公共利益或社会公众切身利益的，应充分开展前期论证评估。建立完善分层分级责任担当机制，政府部门要敢于为科研人员的探索失败担当责任。

（十五）正确发挥评价引导作用。改革科技项目申请制度，优化科研项目评审管理机制，让最合适的单位和人员承担科研任务。实行科研机构中长期绩效评价制度，加大对优秀科技工作者和创新团队稳定支持力度，反对盲目追求机构和学科排名。大幅减少评比、评审、评奖，破除唯论文、唯职称、唯学历、唯奖项倾向，不得简单以头衔高低、项目多少、奖励层次等作为前置条件和评价依据，不得以单位名义包装申报项目、奖励、人才“帽子”等。优化整合人才计划，避免相同层次的人才计划对同一人员的重复支持，防止“帽子”满天飞。支持中西部地区稳定人才队伍，发达地区不得片面通过高薪酬高待遇竞价抢挖人才，特别是从中西部地区、东北地区挖人才。

（十六）大力减轻科研人员负担。加快国家科技管理信息系统建设，实现在线申报、信息共享。大力解决表格多、报销繁、牌子乱、“帽子”重复、检查频繁等突出问题。原则上 1 个年度内对 1 个项目的现场检查不超过 1 次。项目管理专业机构要强化合同管理，按照材料只报 1 次的要求，严格控制报送材料数量、种类、频次，对照合同从实从严开展项目成果考核验收。专业机构和项目专员严禁向评审专家施加倾向性影响，坚决抵制各种形式的“围猎”。高等学校、科研机构和企业等创新主体要切实履行法人主体责任，改进内部科研管理，减少繁文缛节，不层层加码。高等学校、科研机构领导人员和企业负责人在履行勤勉尽责义务、没有牟取非法利益前提下，免除追究其技术创新决策失误责任，对已履行勤勉尽责义务但因技术路线选择失误等导致难以完成预定目标的项目单位和科研人员予以减责或免责。

五、加强宣传，营造尊重人才、尊崇创新的舆论氛围

（十七）大力宣传科学家精神。高度重视“人民科学家”等功勋荣誉表彰奖励获得者的精神宣传，大力表彰科技界的民族英雄和国家脊梁。推动科学家精神

进校园、进课堂、进头脑。系统采集、妥善保存科学家学术成长资料，深入挖掘所蕴含的学术思想、人生积累和精神财富。建设科学家博物馆，探索在国家和地方博物馆中增加反映科技进步的相关展项，依托科技馆、国家重点实验室、重大科技工程纪念馆（遗迹）等设施建设一批科学家精神教育基地。

（十八）创新宣传方式。建立科技界与文艺界定期座谈交流、调研采风机制，引导支持文艺工作者运用影视剧、微视频、小说、诗歌、戏剧、漫画等多种艺术形式，讲好科技工作者科学报国故事。以“时代楷模”“最美科技工作者”“大国工匠”等宣传项目为抓手，积极选树、广泛宣传基层一线科技工作者和创新团队典型。支持有条件的高等学校和中学编排创作演出反映科学家精神的文艺作品，创新青少年思想政治教育手段。

（十九）加强宣传阵地建设。主流媒体要在黄金时段和版面设立专栏专题，打造科技精品栏目。加强科技宣传队伍建设，开展系统培训，切实提高相关从业人员的科学素养和业务能力。加强网络和新媒体宣传平台建设，创新宣传方式和手段，增强宣传效果、扩大传播范围。

六、保障措施

（二十）强化组织保障。各级党委和政府要切实加强对科技工作的领导，对科技工作者政治上关怀、工作上支持、生活上关心，把弘扬科学家精神、加强作风和学风建设作为践行社会主义核心价值观的重要工作摆上议事日程。各有关部门要转变职能，创新工作模式和方法，加强沟通、密切配合、齐抓共管，细化政策措施，推动落实落地，切实落实好党中央关于为基层减负的部署。科技类社会团体要制定完善本领域科研活动自律公约和职业道德准则，经常性开展职业道德和学风教育，发挥自律自净作用。各类新闻媒体要提高科学素养，宣传报道科研进展和科技成就要向相关机构和人员进行核实，听取专家意见，杜绝盲目夸大或者恶意贬低，反对“标题党”。对宣传报道不实、造成恶劣影响的，相关媒体、涉事单位及责任人员应及时澄清，有关部门应依规依法处理。中央宣传部、科技部、中国科协、教育部、中国科学院、中国工程院等要会同有关方面分解工作任务，对落实情况加强跟踪督办和总结评估，确保各项举措落到实处。军队可根据本意见，结合实际建立健全相应工作机制。

中共中央办公厅 国务院办公厅关于进一步加强科研诚信建设的若干意见

科研诚信是科技创新的基石。近年来，我国科研诚信建设在工作机制、制度规范、教育引导、监督惩戒等方面取得了显著成效，但整体上仍存在短板和薄弱环节，违背科研诚信要求的行为时有发生。为全面贯彻党的十九大精神，培育和践行社会主义核心价值观，弘扬科学精神，倡导创新文化，加快建设创新型国家，现就进一步加强科研诚信建设、营造诚实守信的良好科研环境提出以下意见。

一、总体要求

（一）指导思想。全面贯彻党的十九大和十九届二中、三中全会精神，以习近平新时代中国特色社会主义思想为指导，落实党中央、国务院关于社会信用体系建设的总体要求，以优化科技创新环境为目标，以推进科研诚信建设制度化为重点，以健全完善科研诚信工作机制为保障，坚持预防与惩治并举，坚持自律与监督并重，坚持无禁区、全覆盖、零容忍，严肃查处违背科研诚信要求的行为，着力打造共建共享共治的科研诚信建设新格局，营造诚实守信、追求真理、崇尚创新、鼓励探索、勇攀高峰的良好氛围，为建设世界科技强国奠定坚实的社会文化基础。

（二）基本原则。

——明确责任，协调有序。加强顶层设计、统筹协调，明确科研诚信建设各主体职责，加强部门沟通、协同、联动，形成全社会推进科研诚信建设合力。

——系统推进，重点突破。构建符合科研规律、适应建设世界科技强国要求的科研诚信体系。坚持问题导向，重点在实践养成、调查处理等方面实现突破，在提高诚信意识、优化科研环境等方面取得实效。

——激励创新，宽容失败。充分尊重科学研究灵感瞬间性、方式多样性、路径不确定性的特点，重视科研试错探索的价值，建立鼓励创新、宽容失败的容错纠错机制，形成敢为人先、勇于探索的科研氛围。

——坚守底线，终身追责。综合采取教育引导、合同约定、社会监督等多种方式，营造坚守底线、严格自律的制度环境和社会氛围，让守信者一路绿灯，失信者处处受限。坚持零容忍，强化责任追究，对严重违背科研诚信要求的行为依法依规终身追责。

（三）主要目标。在各方共同努力下，科学规范、激励有效、惩处有力的科研诚信制度规则健全完备，职责清晰、协调有序、监管到位的科研诚信工作机制有效运行，覆盖全面、共享联动、动态管理的科研诚信信息系统建立完善，广大科研人员的诚信意识显著增强，弘扬科学精神、恪守诚信规范成为科技界的共同理念和自觉行动，全社会的诚信基础和创新生态持续巩固发展，为建设创新型国家和世界科技强国奠定坚实基础，为把我国建成富强民主文明和谐美丽的社会主义现代化强国提供重要支撑。

二、完善科研诚信管理工作机制和责任体系

（四）建立健全职责明确、高效协同的科研诚信管理体系。科技部、中国社科院分别负责自然科学领域和哲学社会科学领域科研诚信工作的统筹协调和宏观指导。地方各级政府和相关行业主管部门要积极采取措施加强本地区本系统的科研诚信建设，充实工作力量，强化工作保障。科技计划管理部门要加强科技计划的科研诚信管理，建立健全以诚信为基础的科技计划监管机制，将科研诚信要求融入科技计划管理全过程。教育、卫生健康、新闻出版等部门要明确要求教育、医疗、学术期刊出版等单位完善内控制度，加强科研诚信建设。中国科学院、中国工程院、中国科协要强化对院士的科研诚信要求和监督管理，加强院士推荐

（提名）的诚信审核。

（五）从事科研活动及参与科技管理服务的各类机构要切实履行科研诚信建设的主体责任。从事科研活动的各类企业、事业单位、社会组织等是科研诚信建设第一责任主体，要对加强科研诚信建设作出具体安排，将科研诚信工作纳入常态化管理。通过单位章程、员工行为规范、岗位说明书等内部规章制度及聘用合同，对本单位员工遵守科研诚信要求及责任追究作出明确规定或约定。

科研机构、高等学校要通过单位章程或制定学术委员会章程，对学术委员会科研诚信工作任务、职责权限作出明确规定，并在工作经费、办事机构、专职人员等方面提供必要保障。学术委员会要认真履行科研诚信建设职责，切实发挥审议、评定、受理、调查、监督、咨询等作用，对违背科研诚信要求的行为，发现一起，查处一起。学术委员会要组织开展或委托基层学术组织、第三方机构对本单位科研人员的重要学术论文等科研成果进行全覆盖核查，核查工作应以3~5年为周期持续开展。

科技计划（专项、基金等）项目管理专业机构要严格按照科研诚信要求，加强立项评审、项目管理、验收评估等科技计划全过程和项目承担单位、评审专家等科技计划各类主体的科研诚信管理，对违背科研诚信要求的行为要严肃查处。

从事科技评估、科技咨询、科技成果转化、科技企业孵化和科研经费审计等的科技中介服务机构要严格遵守行业规范，强化诚信管理，自觉接受监督。

（六）学会、协会、研究会等社会团体要发挥自律自净功能。学会、协会、研究会等社会团体要主动发挥作用，在各自领域积极开展科研活动行为规范制定、诚信教育引导、诚信案件调查认定、科研诚信理论研究等工作，实现自我规范、自我管理、自我净化。

（七）从事科研活动和参与科技管理服务的各类人员要坚守底线、严格自律。科研人员要恪守科学道德准则，遵守科研活动规范，践行科研诚信要求，不得抄袭、剽窃他人科研成果或者伪造、篡改研究数据、研究结论；不得购买、代写、代投论文，虚构同行评议专家及评议意见；不得违反论文署名规范，擅自标注或虚假标注获得科技计划（专项、基金等）等资助；不得弄虚作假，骗取科技计划（专项、基金等）项目、科研经费以及奖励、荣誉等；不得有其他违背科研诚信要求的行为。

项目（课题）负责人、研究生导师等要充分发挥言传身教作用，加强对项目（课题）成员、学生的科研诚信管理，对重要论文等科研成果的署名、研究数据真实性、实验可重复性等进行诚信审核和学术把关。院士等杰出高级专家要在科研诚信建设中发挥示范带动作用，做遵守科研道德的模范和表率。

评审专家、咨询专家、评估人员、经费审计人员等要忠于职守，严格遵守科研诚信要求和职业道德，按照有关规定、程序和办法，实事求是，独立、客观、公正开展工作，为科技管理决策提供负责任、高质量的咨询评审意见。科技管理人员要正确履行管理、指导、监督职责，全面落实科研诚信要求。

三、加强科研活动全过程诚信管理

（八）加强科技计划全过程的科研诚信管理。科技计划管理部门要修改完善各级各类科技计划项目管理制度，将科研诚信建设要求落实到项目指南、立项评审、过程管理、结题验收和监督评估等科技计划管理全过程。要在各类科研合同（任务书、协议等）中约定科研诚信义务和违约责任追究条款，加强科研诚信合同管理。完善科技计划监督检查机制，加强对相关责任主体科研诚信履责情况的经常性检查。

（九）全面实施科研诚信承诺制。相关行业主管部门、项目管理专业机构等要在科技计划项目、创新基地、院士增选、科技奖励、重大人才工程等工作中实施科研诚信承诺制度，要求从事推荐（提名）、申报、评审、评估等工作的相关人员签署科研诚信承诺书，明确承诺事项和违背承诺的处理要求。

（十）强化科研诚信审核。科技计划管理部门、项目管理专业机构要对科技计划项目申请人开展科研诚信审核，将具备良好的科研诚信状况作为参与各类科技计划的必备条件。对严重违背科研诚信要求的责任者，实行“一票否决”。相关行业主管部门要将科研诚信审核作为院士增选、科技奖励、职称评定、学位授予等工作的必经程序。

（十一）建立健全学术论文等科研成果管理制度。科技计划管理部门、项目管理专业机构要加强对科技计划成果质量、效益、影响的评估。从事科学研究活动的企业、事业单位、社会组织等应加强科研成果管理，建立学术论文发表诚信承诺制度、科研过程可追溯制度、科研成果检查和报告制度等成果管理制度。学术论文等科研成果存在违背科研诚信要求情形的，应对相应责任人严肃处理并要求其采取撤回论文等措施，消除不良影响。

（十二）着力深化科研评价制度改革。推进项目评审、人才评价、机构评估改革，建立以科技创新质量、贡献、绩效为导向的分类评价制度，将科研诚信状况作为各类评价的重要指标，提倡严谨治学，反对急功近利。坚持分类评价，突出品德、能力、业绩导向，注重标志性成果质量、贡献、影响，推行代表作评价制度，不把论文、专利、荣誉性头衔、承担项目、获奖等情况作为限制性条件，防止简单量化、重数量轻质量、“一刀切”等倾向。尊重科学研究规律，合理设定评价周期，建立重大科学研究长周期考核机制。开展临床医学研究人员评价改革试点，建立设置合理、评价科学、管理规范、运转协调、服务全面的临床医学研究人员考核评价体系。

四、进一步推进科研诚信制度化建设

（十三）完善科研诚信管理制度。科技部、中国社科院要会同相关单位加强科研诚信制度建设，完善教育宣传、诚信案件调查处理、信息采集、分类评价等管理制度。从事科学研究的企业、事业单位、社会组织等应建立健全本单位教育预防、科研活动记录、科研档案保存等各项制度，明晰责任主体，完善内部监督约束机制。

（十四）完善违背科研诚信要求行为的调查处理规则。科技部、中国社科院要会同教育部、国家卫生健康委、中国科学院、中国科协等部门和单位依法依规研究制定统一的调查处理规则，对举报受理、调查程序、职责分工、处理尺度、申诉、实名举报人及被举报人保护等作出明确规定。从事科学研究的企业、事业单位、社会组织等应制定本单位的调查处理办法，明确调查程序、处理规则、处理措施等具体要求。

（十五）建立健全学术期刊管理和预警制度。新闻出版等部门要完善期刊管理制度，采取有效措施，加强高水平学术期刊建设，强化学术水平和社会效益优先要求，提升我国学术期刊影响力，提高学术期刊国际话语权。学术期刊应充分发挥在科研诚信建设中的作用，切实提高审稿质量，加强对学术论文的审核把关。

科技部要建立学术期刊预警机制，支持相关机构发布国内和国际学术期刊预警名单，并实行动态跟踪、及时调整。将罔顾学术质量、管理混乱、商业利益至上，造成恶劣影响的学术期刊，列入黑名单。论文作者所在单位应加强对本单位科研人员发表论文的管理，对在列入预警名单的学术期刊上发表论文的科研人员，要及时警示提醒；对在列入黑名单的学术期刊上发表的论文，在各类评审评价中不予认可，不得报销论文发表的相关费用。

五、切实加强科研诚信的教育和宣传

（十六）加强科研诚信教育。从事科学研究的企业、事业单位、社会组织应将科研诚信工作纳入日常管理，加强对科研人员、教师、青年学生等的科研诚信教育，在入学入职、职称晋升、参与科技计划项目等重要节点必须开展科研诚信教育。对在科研诚信方面存在倾向性、苗头性问题的人员，所在单位应当及时开展科研诚信诫勉谈话，加强教育。

科技计划管理部门、项目管理专业机构以及项目承担单位，应当结合科技计划组织实施的特点，对承担或参与科技计划项目的科研人员有效开展科研诚信教育。

（十七）充分发挥学会、协会、研究会等社会团体的教育培训作用。学会、协会、研究会等社会团体要主动加强科研诚信教育培训工作，帮助科研人员熟悉和掌握科研诚信具体要求，引导科研人员自觉抵制弄虚作假、欺诈剽窃等行为，开展负责任的科学研究。

（十八）加强科研诚信宣传。创新手段，拓宽渠道，充分利用广播电视、报刊杂志等传统媒体及微博、微信、手机客户端等新媒体，加强科研诚信宣传教育。大力宣传科研诚信典范榜样，发挥典型人物示范作用。及时曝光违背科研诚信要求的典型案例，开展警示教育。

六、严肃查处严重违背科研诚信要求的行为

（十九）切实履行调查处理责任。自然科学论文造假监管由科技部负责，哲学社会科学论文造假监管由中国社科院负责。科技部、中国社科院要明确相关机构负责科研诚信工作，做好受理举报、核查事实、日常监管等工作，建立跨部门联合调查机制，组织开展对科研诚信重大案件联合调查。违背科研诚信要求行为人所在单位是调查处理第一责任主体，应当明确本单位科研诚信机构和监察审计机构等调查处理职责分工，积极主动、公正公平开展调查处理。相关行业主管部

门应按照职责权限和隶属关系，加强指导和及时督促，坚持学术、行政两条线，注重发挥学会、协会、研究会等社会团体作用。对从事学术论文买卖、代写代投以及伪造、虚构、篡改研究数据等违法违规活动的中介服务机构，市场监督管理、公安等部门应主动开展调查，严肃惩处。保障相关责任主体申诉权等合法权利，事实认定和处理决定应履行对当事人的告知义务，依法依规及时公布处理结果。科研人员应当积极配合调查，及时提供完整有效的科学研究记录，对拒不配合调查、隐匿销毁研究记录的，要从重处理。对捏造事实、诬告陷害的，要依据有关规定严肃处理；对举报不实、给被举报单位和个人造成严重影响的，要及时澄清、消除影响。

（二十）严厉打击严重违背科研诚信要求的行为。坚持零容忍，保持对严重违背科研诚信要求行为严厉打击的高压态势，严肃责任追究。建立终身追究制度，依法依规对严重违背科研诚信要求行为实行终身追究，一经发现，随时调查处理。积极开展对严重违背科研诚信要求行为的刑事规制理论研究，推动立法、司法部门适时出台相应刑事制裁措施。

相关行业主管部门或严重违背科研诚信要求责任人所在单位要区分不同情况，对责任人给予科研诚信诫勉谈话；取消项目立项资格，撤销已获资助项目或终止项目合同，追回科研项目经费；撤销获得的奖励、荣誉称号，追回奖金；依法开除学籍，撤销学位、教师资格，收回医师执业证书等；一定期限直至终身取消晋升职务职称、申报科技计划项目、担任评审评估专家、被提名为院士候选人等资格；依法依规解除劳动合同、聘用合同；终身禁止在政府举办的学校、医院、科研机构等从事教学、科研工作等处罚，以及记入科研诚信严重失信行为数据库或列入观察名单等其他处理。严重违背科研诚信要求责任人属于公职人员的，依法依规给予处分；属于党员的，依纪依规给予党纪处分。涉嫌存在诈骗、贪污科研经费等违法犯罪行为的，依法移交监察、司法机关处理。

对包庇、纵容甚至骗取各类财政资助项目或奖励的单位，有关主管部门要给予约谈主要负责人、停拨或核减经费、记入科研诚信严重失信行为数据库、移送司法机关等处理。

（二十一）开展联合惩戒。加强科研诚信信息跨部门跨区域共享共用，依法依规对严重违背科研诚信要求责任人采取联合惩戒措施。推动各级各类科技计划统一处理规则，对相关处理结果互认。将科研诚信状况与学籍管理、学历学位授予、科研项目立项、专业技术职务评聘、岗位聘用、评选表彰、院士增选、人才基地评审等挂钩。推动在行政许可、公共采购、评先创优、金融支持、资质等级评定、纳税信用评价等工作中将科研诚信状况作为重要参考。

七、加快推进科研诚信信息化建设

（二十二）建立完善科研诚信信息系统。科技部会同中国社科院建立完善覆盖全国的自然科学和哲学社会科学科研诚信信息系统，对科研人员、相关机构、组织等的科研诚信状况进行记录。研究拟订科学合理、适用不同类型科研活动和对象特点的科研诚信评价指标、方法模型，明确评价方式、周期、程序等内容。重点对参与科技计划（项目）组织管理或实施、科技统计等科技活动的项目承担人员、咨询评审专家，以及项目管理专业机构、项目承担单位、中介服务机构等相关责任主体开展诚信评价。

（二十三）规范科研诚信信息管理。建立健全科研诚信信息采集、记录、评价、应用等管理制度，明确实施主体、程序、要求。根据不同责任主体的特点，制定面向不同类型科技活动的科研诚信信息目录，明确信息类别和管理流程，规范信息采集的范围、内容、方式和信息应用等。

（二十四）加强科研诚信信息共享应用。逐步推动科研诚信信息系统与全国信用信息共享平台、地方科研诚信信息系统互联互通，分阶段分权限实现信息共享，为实现跨部门跨地区联合惩戒提供支撑。

八、保障措施

（二十五）加强党对科研诚信建设工作的领导。各级党委（党组）要高度重视科研诚信建设，切实加强领导，明确任务，细化分工，扎实推进。有关部门、地方应整合现有科研保障措施，建立科研诚信建设目标责任制，明确任务分工，细化目标责任，明确完成时间。科技部要建立科研诚信建设情况督查和通报制度，对工作取得明显成效的地方、部门和机构进行表彰；对措施不得力、工作不落实的，予以通报批评，督促整改。

（二十六）发挥社会监督和舆论引导作用。充分发挥社会公众、新闻媒体等对科研诚信建设的监督作用。畅通举报渠道，鼓励对违背科研诚信要求的行为进行负责任实名举报。新闻媒体要加强对科研诚信正面引导。对社会舆论广泛关注的科研诚信事件，当事人所在单位和行业主管部门要及时采取措施调查处理，及时公布调查处理结果。

（二十七）加强监测评估。开展科研诚信建设情况动态监测和第三方评估，监测和评估结果作为改进完善相关工作的重要基础以及科研事业单位绩效评价、企业享受政府资助等的重要依据。对重大科研诚信事件及时开展跟踪监测和分析。定期发布中国科研诚信状况报告。

（二十八）积极开展国际交流合作。积极开展与相关国家、国际组织等的交流合作，加强对科技发展带来的科研诚信建设新情况新问题研究，共同完善国际科研规范，有效应对跨国跨地区科研诚信案件。

国家科技计划实施中科研不端行为处理办法（试行）

科学技术部令第 11 号

第一章　总　则

第一条　为了加强国家科技计划实施中的科研诚信建设，根据《中华人民共和国科学技术进步法》的有关规定，制定本办法。

第二条　对科学技术部归口管理的国家科技计划项目的申请者、推荐者、承担者在科技计划项目申请、评估评审、检查、项目执行、验收等过程中发生的科研不端行为（以下称科研不端行为）的查处，适用本办法。

第三条　本办法所称的科研不端行为，是指违反科学共同体公认的科研行为准则的行为，包括：

（一）在有关人员职称、简历以及研究基础等方面提供虚假信息；

（二）抄袭、剽窃他人科研成果；

（三）捏造或篡改科研数据；

（四）在涉及人体的研究中，违反知情同意、保护隐私等规定；

（五）违反实验动物保护规范；

（六）其他科研不端行为。

第四条　科学技术部、行业科技主管部门和省级科技行政部门（以下简称项目主持机关）、国家科技计划项目承担单位（以下称项目承担单位）是科研不端行为的调查机构，根据其职责和权限对科研不端行为进行查处。

第五条　调查和处理科研不端行为应遵循合法、客观、公正的原则。

在调查和处理科研不端行为中，要正确把握科研不端行为与正当学术争论的界限。

第二章　调查和处理机构

第六条　任何单位和个人都可以向科学技术部、项目主持机关、项目承担单位举报在国家科技计划项目实施过程中发生的科研不端行为。

鼓励举报人以实名举报。

第七条　科学技术部负责查处影响重大的科研不端行为。必要时，科学技术部会同其他部门联合进行查处。

科学技术部成立科研诚信建设办公室（以下称办公室），负责科研诚信建设的日常工作。其主要职责是：

（一）接受、转送对科研不端行为的举报；

（二）协调项目主持机关和项目承担单位的调查处理工作；

（三）向被处理人或实名举报人送达科学技术部的查处决定；

（四）推动项目主持机关、项目承担单位的科研诚信建设；

（五）研究提出加强科研诚信建设的建议；

（六）科技部交办的其他事项。

第八条　项目主持机关负责对其推荐、主持、受委托管理的科技计划项目实施中发生的科研不端行为进行调查和处理。

项目主持机关应当建立健全科研诚信建设工作体系。

第九条　项目承担单位负责对本单位承担的国家科技计划项目实施中发生的科研不端行为进行调查和处理。

承担国家科技计划项目的科研机构、高等学校应当建立科研诚信管理机构，建立健全调查处理科研不端行为的制度。科研机构、高等学校的科研诚信制度建设，作为国家科技计划项目立项的条件之一。

第十条　国家科技计划项目承担者在申请项目时应当签署科研诚信承诺书。

第三章　处罚措施

第十一条　项目承担单位应当根据其权限和科研不端行为的情节轻重，对科研不端行为人做出如下处罚：

（一）警告；

（二）通报批评；

（三）责令其接受项目承担单位的定期审查；

（四）禁止其一定期限内参与项目承担单位承担或组织的科研活动；

（五）记过；

（六）降职；

（七）解职；

（八）解聘、辞退或开除等。

第十二条　项目主持机关应当根据其权限和科研不端行为的情节轻重，对科研不端行为人做出如下处罚：

（一）警告；

（二）在一定范围内通报批评；

（三）记过；

（四）禁止其在一定期限内参加项目主持机关主持的国家科技计划项目；

（五）解聘、开除等。

第十三条　科学技术部应当根据其权限和科研不端行为的情节轻重，对科研不端行为人做出如下处罚：

（一）警告；

（二）在一定范围内通报批评；

（三）中止项目，并责令限期改正；

（四）终止项目，收缴剩余项目经费，追缴已拨付项目经费；

（五）在一定期限内，不接受其国家科技计划项目的申请。

第十四条　项目主持机关对举报的科研不端行为不开展调查、无故拖延调查的，科学技术部可以停止该机关在一定期限内主持、管理相关项目的资格。

第十五条　被调查人有下列情形之一的，从轻处罚：

（一）主动承认错误并积极配合调查的；

（二）经批评教育确有悔改表现的；

（三）主动消除或者减轻科研不端行为不良影响的；

（四）其他应从轻处罚的情形。

第十六条　被调查人有下列情形之一的，从重处罚：

（一）藏匿、伪造、销毁证据的；

（二）干扰、妨碍调查工作的；

（三）打击、报复举报人的；

（四）同时涉及多种科研不端行为的。

第十七条 举报人捏造事实、故意陷害他人的，一经查实，在一定期限内，不接受其国家科技计划项目的申请。

第十八条 科研不端行为涉嫌违纪、违法的，移交有关机关处理。

第四章 处理程序

第十九条 调查机构接到举报后，应进行登记。

被举报的行为属于本办法规定的科研不端行为，且事实基本清楚，并属于本机构职责范围的，应予以受理；不属于本机构职责范围的，转送有关机构处理。

不符合受理条件不予受理的，应当书面通知实名举报人。

第二十条 调查机构应当成立专家组进行调查。专家组包括相关领域的技术专家、法律专家、道德伦理专家。项目承担单位为调查机构的，可由其科研诚信管理机构进行调查。

专家组成员或调查人员与举报人、被举报人有利害关系的，应当回避。

第二十一条 在有关举报未被查实前，调查机构和参与调查的人员不得公开有关情况；确需公开的，应当严格限定公开范围。

第二十二条 被调查人、有关单位及个人有义务协助提供必要证据，说明事实真相。

第二十三条 调查工作应当按照下列程序进行：

（一）核实、审阅原始记录，多方面听取有关人员的意见；

（二）要求被调查人提供有关资料，说明事实情况；

（三）形成初步调查意见，并听取被调查人的陈述和申辩；

（四）形成调查报告。

第二十四条 科研不端行为影响重大或争议较大的，可以举行听证会。需经过科学试验予以验证的，应当进行科学试验。

听证会和科学试验由调查机构组织。

第二十五条 专家组完成调查工作后，向调查机构提交调查报告。

调查报告应当包括调查对象、调查内容、调查过程、主要事实与证据、处理意见。

第二十六条 调查机构根据专家组的调查报告，做出处理决定。

第二十七条 调查机构应在做出处理决定后 10 日内将处理决定送被处理人、实名举报人。

第二十八条 项目主持机关、项目承担单位为调查机构的，应当在做出处理决定后 10 日内将处理决定送科学技术部科研诚信建设办公室备案。

科学技术部将处理决定纳入国家科技计划信用信息管理体系，作为科技计划实施和管理的参考。

第五章 申诉和复查

第二十九条 被处理人或实名举报人对调查机构的处理决定不服的，可以在收到处理决定后 30 日内向调查机构或其上级主管部门提出申诉。

科学技术部和国务院其他部门为调查机构的，申诉应向调查机构提出。

第三十条 收到申诉的机构经审查，认为原处理决定认定事实不清，或适用法律、法规和有关规定不正确的，应当进行复查。

复查机构应另行组成专家组进行调查。复查程序按照本办法规定的调查程序进行。

收到申诉的机构决定不予复查的，应书面通知申诉人。

第三十一条 申诉人对复查决定仍然不服，以同一事实和理由提出申诉的，不予受理。

第三十二条 被处理人对有关行政机关的处罚决定不服的，可以依照《中华人民共和国行政复议法》的规定，申请复议。

属于人事和劳动争议的，依照有关规定处理。

第六章 附 则

第三十三条 在国家科技奖励推荐、评审过程中发生的科研不端行为，参照本规定执行。

第三十四条 本办法自 2007 年 1 月 1 日起施行。

中华人民共和国教育部令第40号
高等学校预防与处理学术不端行为办法

第一章　总　则

第一条　为有效预防和严肃查处高等学校发生的学术不端行为，维护学术诚信，促进学术创新和发展，根据《中华人民共和国高等教育法》《中华人民共和国科学技术进步法》《中华人民共和国学位条例》等法律法规，制定本办法。

第二条　本办法所称学术不端行为是指高等学校及其教学科研人员、管理人员和学生，在科学研究及相关活动中发生的违反公认的学术准则、违背学术诚信的行为。

第三条　高等学校预防与处理学术不端行为应坚持预防为主、教育与惩戒结合的原则。

第四条　教育部、国务院有关部门和省级教育部门负责制定高等学校学风建设的宏观政策，指导和监督高等学校学风建设工作，建立健全对所主管高等学校重大学术不端行为的处理机制，建立高校学术不端行为的通报与相关信息公开制度。

第五条　高等学校是学术不端行为预防与处理的主体。高等学校应当建设集教育、预防、监督、惩治于一体的学术诚信体系，建立由主要负责人领导的学风建设工作机制，明确职责分工；依据本办法完善本校学术不端行为预防与处理的规则与程序。

高等学校应当充分发挥学术委员会在学风建设方面的作用，支持和保障学术委员会依法履行职责，调查、认定学术不端行为。

第二章　教育与预防

第六条　高等学校应当完善学术治理体系，建立科学公正的学术评价和学术发展制度，营造鼓励创新、宽容失败、不骄不躁、风清气正的学术环境。

高等学校教学科研人员、管理人员、学生在科研活动中应当遵循实事求是的科学精神和严谨认真的治学态度，恪守学术诚信，遵循学术准则，尊重和保护他人知识产权等合法权益。

第七条　高等学校应当将学术规范和学术诚信教育，作为教师培训和学生教育的必要内容，以多种形式开展教育、培训。

教师对其指导的学生应当进行学术规范、学术诚信教育和指导，对学生公开发表论文、研究和撰写学位论文是否符合学术规范、学术诚信要求，进行必要的检查与审核。

第八条　高等学校应当利用信息技术等手段，建立对学术成果、学位论文所涉及内容的知识产权查询制度，健全学术规范监督机制。

第九条　高等学校应当建立健全科研管理制度，在合理期限内保存研究的原始数据和资料，保证科研档案和数据的真实性、完整性。

高等学校应当完善科研项目评审、学术成果鉴定程序，结合学科特点，对非涉密的科研项目申报材料、学术成果的基本信息以适当方式进行公开。

第十条　高等学校应当遵循学术研究规律，建立科学的学术水平考核评价标准、办法，引导教学科研人员和学生潜心研究，形成具有创新性、独创性的研究成果。

第十一条　高等学校应当建立教学科研人员学术诚信记录，在年度考核、职称评定、岗位聘用、课题立项、人才计划、评优奖励中强化学术诚信考核。

第三章　受理与调查

第十二条　高等学校应当明确具体部门，负责受理社会组织、个人对本校教学科研人员、管理人员及学生学术不端行为的举报；有条件的，可以设立专门岗位或者指定专人，负责学术诚信和不端行为举报相关事宜的咨询、受理、调查等工作。

第十三条　对学术不端行为的举报，一般应当以书面方式实名提出，并符合下列条件：

（一）有明确的举报对象；

（二）有实施学术不端行为的事实；

（三）有客观的证据材料或者查证线索。

以匿名方式举报，但事实清楚、证据充分或者线索明确的，高等学校应当视情况予以受理。

第十四条　高等学校对媒体公开报道、其他学术机构或者社会组织主动披露的涉及本校人员的学术不端行为，应当依据职权，主动进行调查处理。

第十五条　高等学校受理机构认为举报材料符合条件的，应当及时作出受理决定，并通知举报人。不予受理的，应当书面说明理由。

第十六条　学术不端行为举报受理后，应当交由学校学术委员会按照相关程序组织开展调查。

学术委员会可委托有关专家就举报内容的合理性、调查的可能性等进行初步审查，并作出是否进入正式调查的决定。

决定不进入正式调查的，应当告知举报人。举报人如有新的证据，可以提出异议。异议成立的，应当进入正式调查。

第十七条　高等学校学术委员会决定进入正式调查的，应当通知被举报人。

被调查行为涉及资助项目的，可以同时通知项目资助方。

第十八条　高等学校学术委员会应当组成调查组，负责对被举报行为进行调查；但对事实清楚、证据确凿、情节简单的被举报行为，也可以采用简易调查程序，具体办法由学术委员会确定。

调查组应当不少于 3 人，必要时应当包括学校纪检、监察机构指派的工作人员，可以邀请同行专家参与调查或者以咨询等方式提供学术判断。

被调查行为涉及资助项目的，可以邀请项目资助方委派相关专业人员参与调查组。

第十九条　调查组的组成人员与举报人或者被举报人有合作研究、亲属或者导师学生等直接利害关系的，应当回避。

第二十条　调查可通过查询资料、现场查看、实验检验、询问证人、询问举报人和被举报人等方式进行。调查组认为有必要的，可以委托无利害关系的专家或者第三方专业机构就有关事项进行独立调查或者验证。

第二十一条　调查组在调查过程中，应当认真听取被举报人的陈述、申辩，对有关事实、理由和证据进行核实；认为必要的，可以采取听证方式。

第二十二条　有关单位和个人应当为调查组开展工作提供必要的便利和协助。

举报人、被举报人、证人及其他有关人员应当如实回答询问，配合调查，提供相关证据材料，不得隐瞒或者提供虚假信息。

第二十三条　调查过程中，出现知识产权等争议引发的法律纠纷的，且该争议可能影响行为定性的，应当中止调查，待争议解决后重启调查。

第二十四条　调查组应当在查清事实的基础上形成调查报告。调查报告应当包括学术不端行为责任人的确认、调查过程、事实认定及理由、调查结论等。

学术不端行为由多人集体做出的，调查报告中应当区别各责任人在行为中所发挥的作用。

第二十五条　接触举报材料和参与调查处理的人员，不得向无关人员透露举报人、被举报人个人信息及调查情况。

第四章　认　定

第二十六条　高等学校学术委员会应当对调查组提交的调查报告进行审查；必要的，应当听取调查组的汇报。

学术委员会可以召开全体会议或者授权专门委员会对被调查行为是否构成学术不端行为以及行为的性质、情节等作出认定结论，并依职权作出处理或建议学校作出相应处理。

第二十七条　经调查，确认被举报人在科学研究及相关活动中有下列行为之一的，应当认定为构成学术不端行为：

（一）剽窃、抄袭、侵占他人学术成果；

（二）篡改他人研究成果；

（三）伪造科研数据、资料、文献、注释，或者捏造事实、编造虚假研究成果；

（四）未参加研究或创作而在研究成果、学术论文上署名，未经他人许可而不当使用他人署名，虚构合作者共同署名，或者多人共同完成研究而在成果中未注明他人工作、贡献；

（五）在申报课题、成果、奖励和职务评审评定、申请学位等过程中提供虚假学术信息；

（六）买卖论文、由他人代写或者为他人代写论文；

（七）其他根据高等学校或者有关学术组织、相关科研管理机构制定的规则，属于学术不端的行为。

第二十八条　有学术不端行为且有下列情形之一的，应当认定为情节严重：

（一）造成恶劣影响的；

（二）存在利益输送或者利益交换的；

（三）对举报人进行打击报复的；

（四）有组织实施学术不端行为的；

（五）多次实施学术不端行为的；

（六）其他造成严重后果或者恶劣影响的。

第五章　处　理

第二十九条　高等学校应当根据学术委员会的认定结论和处理建议，结合行为性质和情节轻重，依职权和规定程序对学术不端行为责任人作出如下处理：

（一）通报批评；

（二）终止或者撤销相关的科研项目，并在一定期限内取消申请资格；

（三）撤销学术奖励或者荣誉称号；

（四）辞退或解聘；

（五）法律、法规及规章规定的其他处理措施。

同时，可以依照有关规定，给予警告、记过、降低岗位等级或者撤职、开除等处分。

学术不端行为责任人获得有关部门、机构设立的科研项目、学术奖励或者荣誉称号等利益的，学校应当同时向有关主管部门提出处理建议。

学生有学术不端行为的，还应当按照学生管理的相关规定，给予相应的学籍处分。

学术不端行为与获得学位有直接关联的，由学位授予单位作暂缓授予学位、不授予学位或者依法撤销学位等处理。

第三十条　高等学校对学术不端行为作出处理决定，应当制作处理决定书，载明以下内容：

（一）责任人的基本情况；

（二）经查证的学术不端行为事实；

（三）处理意见和依据；

（四）救济途径和期限；

（五）其他必要内容。

第三十一条　经调查认定，不构成学术不端行为的，根据被举报人申请，高等学校应当通过一定方式为其消除影响、恢复名誉等。

调查处理过程中，发现举报人存在捏造事实、诬告陷害等行为的，应当认定为举报不实或者虚假举报，举报人应当承担相应责任。属于本单位人员的，高等学校应当按照有关规定给予处理；不属于本单位人员的，应通报其所在单位，并提出处理建议。

第三十二条　参与举报受理、调查和处理的人员违反保密等规定，造成不良影响的，按照有关规定给予处分或其他处理。

第六章　复　核

第三十三条　举报人或者学术不端行为责任人对处理决定不服的，可以在收到处理决定之日起 30 日内，以书面形式向高等学校提出异议或者复核申请。

异议和复核不影响处理决定的执行。

第三十四条　高等学校收到异议或者复核申请后，应当交由学术委员会组织讨论，并于 15 日内作出是否受理的决定。

决定受理的，学校或者学术委员会可以另行组织调查组或者委托第三方机构进行调查；决定不予受理的，应当书面通知当事人。

第三十五条　当事人对复核决定不服，仍以同一事实和理由提出异议或者申请复核的，不予受理；向有关主管部门提出申诉的，按照相关规定执行。

第七章　监　督

第三十六条　高等学校应当按年度发布学风建设工作报告，并向社会公开，接受社会监督。

第三十七条　高等学校处理学术不端行为推诿塞责、隐瞒包庇、查处不力的，主管部门可以直接组织或者委托相关机构查处。

第三十八条　高等学校对本校发生的学术不端行为，未能及时查处并做出公正结论，造成恶劣影响的，主管部门应当追究相关领导的责任，并进行通报。

高等学校为获得相关利益，有组织实施学术不端行为的，主管部门调查确认后，应当撤销高等学校由此获得的相关权利、项目以及其他利益，并追究学校主要负责人、直接负责人的责任。

第八章　附　则

第三十九条　高等学校应当根据本办法，结合学校实际和学科特点，制定本校学术不端行为查处规则及处理办法，明确各类学术不端行为的惩处标准。有关规则应当经学校学术委员会和教职工代表大会讨论通过。

第四十条　高等学校主管部门对直接受理的学术不端案件，可自行组织调查组或者指定、委托高等学校、有关机构组织调查、认定。对学术不端行为责任人的处理，根据本办法及国家有关规定执行。

教育系统所属科研机构及其他单位有关人员学术不端行为的调查与处理，可参照本办法执行。

第四十一条　本办法自 2016 年 9 月 1 日起施行。

教育部此前发布的有关规章、文件中的相关规定与本办法不一致的，以本办法为准。

中共河南省委办公厅　河南省人民政府办公厅关于进一步加强科研诚信建设的实施意见

为全面贯彻党的十九大精神，培育和践行社会主义核心价值观，构筑诚实守信的科技创新环境，根据《中共中央办公厅、国务院办公厅印发〈关于进一步加强科研诚信建设的若干意见〉的通知》精神，结合我省实际，制定本实施意见。

一、构建协调联动的科研诚信管理工作机制和责任体系

（一）省科技厅、省社科院分别牵头负责自然科学领域和哲学社会科学领域科研诚信管理工作的统筹协调。主要职责是：贯彻落实国家科研诚信政策法规，研究制定我省科研诚信管理相关政策；会同省教育厅、省人力资源社会保障厅、省卫生健康委、省科协、省科学院、省农科院等加强科研诚信制度建设，研究制定科研诚信案件调查处理规则；明确相关机构负责科研诚信工作，受理相关科研诚信案件举报，建立跨部门联合调查机制，会同有关单位对科研诚信重大案件进行联合调查。

（二）地方各级政府和相关行业主管部门负责开展本地本系统的科研诚信建设。主要职责是：贯彻落实国家、省科研诚信有关政策法规；在本地本系统建立健全科研诚信管理制度；负责受理本地本系统的科研诚信案件举报，会同有

关单位对科研失信行为进行核查、处理；教育、卫生健康等部门要督促指导教育机构、医疗机构等完善内控制度，加强科研诚信建设。新闻出版部门要完善期刊管理制度，强化学术水平和社会效益优先要求，对列入国家“黑名单”的省内学术期刊出版单位及时采取措施，依法予以查处。市场监督管理、公安等部门要主动对从事学术论文买卖、代写代投以及伪造、虚构、篡改研究数据等违法违规活动的中介服务机构开展调查，严肃惩处。

（三）从事科研活动的各类企业、事业单位、社会组织等是本单位科研诚信建设第一责任主体。主要职责是：贯彻落实国家、省及行业科研诚信有关政策法规和相关规定；建立健全科研活动记录、科研档案保存、科研诚信教育预防、科研失信行为责任追究等科研诚信内部管理规章制度；科研机构、高等学校要通过单位章程或制定学术委员会章程，明确学术委员会科研诚信工作任务、职责权限，并在工作经费、办事机构、专职人员等方面提供必要保障；明确本单位科研诚信机构和监察、审计机构等调查处理职责分工，积极主动、公正公平开展调查处理；依托本单位科研诚信机构受理本单位相关科研诚信案件举报，对发生的科研失信行为进行核查、处理，并将核查、处理结果报送科技主管部门和行业主管部门；科研机构、高等学校学术委员会要定期组织开展或委托基层学术组织、第三方机构对本单位科研人员的科研成果进行全覆盖核查，核查工作应以 3~5 年为周期持续开展。

（四）学会、协会、研究会等社会团体要主动发挥对科研诚信建设的支撑作用。主要职责是：在各自领域积极开展科研活动行为规范制定、诚信教育引导、诚信案件调查认定、科研诚信理论研究等，实现自我规范、自我管理、自我净化。

二、树立导向明确的科研诚信行为规范

科研人员要恪守科学道德准则，践行科研诚信要求，在科研活动中不得采取贿赂或变相贿赂、造假、故意重复申报等不正当手段获取科研项目（专项、基金）承担资格、科技奖励、荣誉等；不得违反科技项目管理规定，无正当理由不按项目任务书（合同、协议书等）约定执行；不得抄袭、剽窃他人科研成果，侵犯他人知识产权或者伪造、篡改研究数据、研究结论；不得购买、代写、代投论文，虚构同行评议专家及评议意见；不得违反论文署名规范，擅自标注或虚假标

注获得科技计划（专项、基金等）等资助；不得违反科研资金管理规定，套取、转移、挪用、贪污科研经费；不得出现其他违背科研诚信要求的行为。

评审专家、咨询专家、评估人员、经费审计人员等要严格遵守科研诚信要求和职业道德，按照有关规定、程序和办法，独立、客观、公正开展工作，不得与相关单位或人员恶意串通，影响评估评审结果公正；不得擅自泄露或使用评估评审对象的技术秘密、评审资料；不得故意泄露评估评审结果、专家意见和相关涉密信息；不得利用评审专家身份为本单位及个人谋取不正当利益；不得有其他违背科研诚信要求的行为。

科研项目（课题）负责人、研究生导师等要言传身教，加强对项目（课题）成员、学生的科研诚信管理，对重要论文等科研成果的署名、研究数据真实性、实验可重复性等进行诚信审核和学术把关。院士、国家“千人计划”“万人计划”入选者、“中原千人计划”“中原百人计划”入选者等杰出高级专家要在科研诚信建设中发挥示范带动作用，做遵守科研道德的模范和表率。

学术期刊主办单位要充分发挥在科研诚信建设中的作用，加强对学术论文的审核把关。

从事科技评估、科技咨询、科技成果转化、科技企业孵化和科研经费审计等的科技中介服务机构要严格遵守行业规范，强化诚信管理，自觉接受监督。

三、强化科研活动全过程诚信管理

（一）实施科研诚信承诺制。各级科技管理部门、行业主管部门、项目管理专业机构等要在科研活动中全面实施科研诚信承诺制度，要求从事推荐（提名）、申报、评审、评估等工作的相关申请单位、申请人员、评审专家等签署科研诚信承诺书，明确承诺事项和违背承诺的处理要求。

（二）强化科研诚信审核。各级科技管理部门、行业主管部门、项目管理专业机构要对科研活动申请人开展科研诚信审核，将具备良好的科研诚信状况作为参与科技工作的必备条件。对严重违背科研诚信要求的责任者，实行“一票否决”。相关行业主管部门要将科研诚信审核作为院士推荐（提名）、科技奖励、项目评审、职称评定、学位授予等工作的必经程序。

（三）加强科研诚信合同管理。要在各类科研合同（任务书、协议等）中明确约定科研诚信义务和违约责任追究条款，对违背科研诚信要求的行为按照合同约定和有关规定严肃查处。

（四）充分发挥学术期刊预警机制的作用。论文作者所在单位应加强对本单位科研人员发表论文的管理，对在列入预警名单的学术期刊上发表论文的科研人员，要及时警示提醒；对在列入黑名单的学术期刊上发表的论文，在各类评审评价中不予认可，不得报销论文发表的相关费用。

（五）建立健全科研成果管理制度。各级科技计划管理部门、项目管理专业机构要加强对科技计划成果质量、效益、影响的评估。从事科学研究活动的企业、事业单位、社会组织等应加强科研成果管理，建立学术论文发表诚信承诺制度、科研过程可追溯制度、科研成果检查和报告制度等成果管理制度。

四、加大科研严重失信行为惩戒力度

（一）保持对严重违背科研诚信要求行为严厉打击的高压态势。各级科技管理部门、相关行业主管部门或科研严重失信行为责任人所在单位应区分不同情况，对责任人给予科研诚信诫勉谈话；取消项目立项资格，撤销已获资助项目或终止项目合同，追回科研项目经费；撤销获得的奖励、荣誉称号，追回奖金；依法开除学籍，撤销学位、教师资格，收回医师执业证书等；一定期限直至终身取消晋升职务职称、申报科技计划项目、担任评审评估专家、被推荐为院士、“中原学者”“中原千人计划”“中原百人计划”候选人等资格；依法依规解除劳动合同、聘用合同；终身禁止在政府举办的学校、医院、科研机构等从事教学、科研工作；记入科研不良信用行为数据库；责任人属于公职人员的，依法依规给予处分；属于党员的，依纪依规给予党纪处分；涉嫌存在诈骗、贪污科研经费等违法犯罪行为的，依法移交监察、司法机关处理。对包庇、纵容甚至骗取各类财政资助项目或奖励的单位，有关主管部门应区分不同情况，给予约谈主要负责人、停拨或核减经费、记入科研不良信用行为数据库、移送司法机关等处理。

（二）建立终身追究制度。依法依规对科研严重失信行为实行终身追究，一经发现，随时调查处理。对拒不配合调查、隐匿销毁研究记录的，以及违反科研诚信要求两次（含）以上的，要从严从重处理。

（三）开展联合惩戒。加强科研诚信信息跨部门跨区域共享共用，依法依规对科研严重失信行为责任人采取联合惩戒措施。将科研诚信状况与学籍管理、学历学位授予、科研项目立项、专业技术职务评聘、岗位聘用、评选表彰、院士推荐（提名）、人才基地评审等挂钩。推动在行政许可、公共采购、评先创优、金融支持、资质等级评定、纳税信用评价等工作中将科研诚信状况作为重要参考。在科研管理工作中充分发挥社会信用记录的重要参考作用，在科技项目申报、创新平台建设、科技奖励、创新型企业评审、重大人才工程实施等过程中，对列入社会信用黑名单的单位或个人，按照有关规定限制其申报资格。

（四）保障相关责任主体申诉权等合法权利。事实认定和处理决定应履行对当事人的告知义务，依法依规及时公布处理结果。设立申诉渠道，对举报不实、给被举报单位和个人造成严重影响的，要及时澄清、消除影响。

（五）建立科研诚信修复制度。鼓励有关责任人通过主动纠正失信行为、消除不良影响等方式修复科研信用，有关主管部门应结合失信行为的严重程度，明确相关责任主体能否修复信用以及修复的方式和期限，并将信用修复情况作为退出不良信用名单的重要参考。

五、加快推进科研诚信信息化建设

（一）建立完善科研诚信信息系统。省科技厅会同省社科院建立完善覆盖全省的自然科学和哲学社会科学科研诚信信息系统，对科研人员、相关机构、组织等的科研诚信状况进行记录。

（二）规范科研诚信信息管理。建立健全科研诚信信息采集、记录、评价、应用等管理制度，明确实施主体、采集程序、管理流程、使用权限范围等，确保科研诚信信息采集使用合法合规。

（三）加强科研诚信信息共享应用。逐步推动科研诚信信息系统与全国科研诚信信息系统、河南省信用信息共享平台互联互通，分阶段分权限实现信息共享，为实现跨部门跨区域联合惩戒提供支撑。

六、加强宣传教育和监督引导

（一）加强科研诚信教育。从事科学研究的企业、事业单位、社会组织应加强对本单位科研人员等的科研诚信教育，在入学入职、职称晋升、参与科技项目等重要节点必须开展科研诚信教育。

（二）加强科研诚信宣传。创新手段，拓宽渠道，全方位强化科研诚信宣传，树立科研诚信典范榜样，曝光科研严重失信典型案件，引导广大科研工作者牢固树立实事求是、崇尚创新、追求真理的科研诚信观念。

（三）发挥社会监督作用。充分发挥社会公众的监督作用，畅通举报渠道，鼓励对违背科研诚信要求的行为进行实名举报。对社会舆论广泛关注的科研诚信事件，当事人所在单位和行业主管部门要及时采取措施调查处理，及时公布调查处理结果。

（四）探索开展科研诚信建设情况动态监测和第三方评估。把监测评估结果作为科研事业单位绩效评价、企业享受政府资助等的重要依据。对重大科研诚信事件及时开展跟踪监测和分析。定期发布科研诚信状况报告。

各地各有关部门要高度重视科研诚信建设，切实加强领导，明确任务，细化分工，落实责任，扎实推进。省科技厅要加强科研诚信建设情况通报，对工作取得明显成效的地方、部门和机构进行表彰；对措施不得力、工作不落实的，予以通报批评。省科技厅、省教育厅、省卫生健康委、省政府国资委和有关行业主管部门要加强对本系统科研诚信建设的指导，督促各省属科研机构、高等学校、卫生机构、国有科技企业于2019年年底前建立完善科研诚信内控制度。

河南省省级科技计划不良信用行为记录暂行规定

豫科〔2017〕161号

第一章　总　则

第一条　为加强科研信用体系建设，构筑诚实守信的科技创新环境氛围，规范省级财政科技计划（以下简称科技计划）相关管理工作，推进依法行政，根据《国家科技计划（专项、基金等）严重失信行为记录暂行规定》（国科发政〔2016〕97号）、《河南省人民政府关于深化省级财政科技计划和资金管理改革的意见》（豫政〔2015〕2号）、《河南省人民政府关于加快推进社会信用体系建设的指导意见》（豫政〔2014〕31号）、《关于建立完善守信联合激励和失信联合惩戒制度加快推进社会诚信建设实施方案》（豫政〔2016〕65号）和有关法律法规，制定本规定。

第二条　本办法适用于使用省财政资金投入的重大科技专项、重点研发与推广专项、技术创新引导专项、创新体系建设专项和基础前沿研究专项等各类科技计划项目的申报立项、组织实施、结项（验收）等全过程管理。其他各类科技创新平台、载体、企业等的评审、验收管理过程可参考本办法执行。

第三条　本规定的记录对象为在参与科技计划、项目组织管理或实施中存在不良信用行为的相关责任主体，主要包括有关项目承担人员、咨询评审专家等自然人，以及项目申报（承担）单位、第三方服务机构［包括第三方评估（评审）机构、会计师事务所等］等法人单位。

政府工作人员在科技计划和项目管理工作中存在不良信用行为的，依据公务员法及其相关规定进行处理。

第四条 本规定所指不良信用行为包括组织实施过失和严重失信行为。

组织实施过失指由于科技计划和项目的相关责任主体管理不力、监管不严、措施不当、不尽责等，而造成科技计划项目没有顺利实施，情节严重者导致科技计划项目被终止、验收未通过的行为。

严重失信行为是指经有关部门、机构查处认定的，科技计划和项目相关责任主体在项目申报、立项、实施、管理、验收、咨询评审评估等全过程中发生的科研不端、违规、违纪和违法，以及拒绝配合科技管理、项目主管部门正常履行项目管理职责，造成严重后果和恶劣影响的行为。

第五条 依托河南省科技业务综合管理系统建立不良信用行为数据库，不良信用行为记录应当覆盖科技计划、项目管理和实施的相关责任主体。

第二章 组织实施过失

第六条 项目承担人员、项目承担单位在参与科技计划、项目管理和实施过程中，存在下列行为之一的，属于组织实施过失：

（一）因项目承担人员组织管理不到位，或项目承担单位未能提供应有的管理服务保障，导致项目在年度检查、考核或中期评估中结论为“终止实施”，或项目结项（验收）结论为“不通过”的；

（二）项目承担人员在项目执行过程中研究内容、技术经济指标、工作进度、经费、协作单位及课题组成员等未按照相关规定和程序上报擅自变更调整的，或发现重大问题未及时上报影响项目执行的；

（三）项目承担人员或项目承担单位在项目计划实施期满，未按照相关管理办法按时向主管部门提出结项（验收）申请或延期申请的；

（四）项目承担人员和项目承担单位未与有关协作人员或单位约定知识产权管理事项，造成知识产权纠纷的；

（五）其他因失职行为，对项目实施造成不良后果的。

第七条 咨询评审专家在参与科技计划项目评价过程中，存在下列行为之一的，属于组织实施过失：

（一）接受评估评审邀请，但未参加评估评审且未提前通知相关组织单位的；

（二）评估评审过程中发现应当回避的情形但没有主动回避的；

（三）有封闭要求的评估评审过程中，未按照要求关闭或上缴通讯工具，且评估评审期间违规与外界发生联系的。

第八条　第三方评估（评审）机构或会计师事务所等第三方服务机构存在下列行为之一的，属于组织实施过失：

（一）第三方评估（评审）机构因组织管理不到位，导致项目评估评审过程中发生影响评估评审公正性事件，或导致保密信息泄露，未及时按照有关规定程序处理并上报省科技厅相关业务处的；

（二）会计师事务所未按照有关要求出具专项审计报告，在审计报告中不能完整反映相关指标，影响项目评估评审的。

第九条　对于具有本规定第六条、第七条、第八条行为的责任主体，经省科技厅相关业务处或第三方评估（评审）机构依据相关证明得出组织实施过失结论，并向责任主体通报无异议后，纳入组织实施过失记录。经通报后责任主体提出异议的，应提供支持异议的相关证据，由省科技厅相关业务处综合评判是否纳入组织实施过失记录。组织管理过失记录应在组织管理过失发生后 30 天内完成。记录信息包括责任主体名称、所涉及的计划类别、项目名称和编号、组织实施过失情形。

第三章　严重失信行为

第十条　项目承担人员、项目申报（承担）单位在参与科技计划、项目管理和实施过程中，存在下列行为的，属于严重失信行为：

（一）项目承担人员或项目申报单位采取贿赂或变相贿赂、故意重复申报等不正当手段获取科技计划项目承担资格的；

（二）项目承担人员在项目申报、实施、验收中抄袭他人科研成果，故意侵犯他人知识产权，捏造或篡改科研数据和图表，科技报告、项目成果等造假，违反科研伦理规范的；

（三）项目承担人员违反科研资金管理规定，套取、转移、挪用、贪污科研经费，谋取私利的；

（四）项目申报（承担）单位未履行法人管理和服务职责，不按照规定程序对拟推荐项目予以公示的；包庇、纵容项目承担人员严重失信行为的；截留、挤占、挪用、转移科研经费的；

（五）项目承担人员或项目承担单位不配合监督检查和评估工作，提供虚假材料，对相关处理意见拒不整改或虚假整改的；

（六）其他违法、违反财经纪律、违反项目任务书（合同、协议书等）约定和科研不端行为等情况。

第十一条　咨询评审专家在参与科技计划项目评价过程中，存在下列行为之一的，属于严重失信行为：

（一）与相关单位或人员恶意串通，影响评估评审结果公正性的；

（二）擅自泄露或使用评估评审对象的技术秘密、评审资料的；

（三）故意泄露评估评审结果、专家意见和相关的保密信息的；

（四）利用评审专家身份为本单位及个人谋取不正当利益的。

第十二条　第三方评估（评审）机构或会计师事务所等第三方服务机构存在下列行为之一的，属于严重失信行为：

（一）第三方评估（评审）机构采取贿赂或变相贿赂、造假等不正当手段获取科技计划管理资格的；

（二）第三方评估（评审）机构利用管理职能，设租寻租，为本单位、项目申报单位/项目承担单位或项目承担人员谋取不正当利益的；

（三）第三方评估（评审）机构违反委托合同约定，不按制度执行或违反制度规定的；管理的科技计划或相关工作人员存在重大问题的；

（四）会计师事务所采取造假、串通等不正当手段出具虚假审计报告的；

（五）第三方评估（评审）机构或会计师事务所擅自泄露或使用评估评审对象的技术秘密、评审资料的；

（六）其他违法、违反财经纪律、违反合同、协议书等约定等情况。

第十三条　对具有本规定第十条、第十一条、第十二条行为的责任主体，且受到以下处理的，由省科技厅相关业务处或第三方评估（评审）机构依据处理决定纳入严重失信行为记录。严重失信行为记录应在做出处理决定后30天内完成。记录信息包括：责任主体名称、统一社会信用代码、所涉及的计划类别、项目名称和编号、违规违纪情形、处理处罚结果及主要责任人、处理单位、处理依据和做出处理决定的时间。

（一）受到刑事处罚或行政处罚并正式公告。

（二）受审计、纪检监察等部门查处并正式通报。

（三）受相关部门和单位在科技计划、项目管理或监督检查中查处并以正式文件发布。

（四）因伪造、篡改、抄袭等严重科研不端行为，被国内外公开发行的学术出版刊物撤稿，或被国内外政府奖励评审主办方取消评审和获奖资格并正式通报。

（五）经核实并履行告知程序的其他严重违规违纪行为。

对纪检监察、监督检查等部门已掌握确凿违规违纪问题线索和证据，因客观原因尚未形成正式处理决定的相关责任主体，参照本条款执行。

第四章　记录管理

第十四条　科技计划项目相应管理主体负责相应不良信用行为记录：省科技厅相关业务处负责对委托的第三方评估（评审）机构不良信用行为，以及直接管理的科技计划项目相关评审专家、承担（申请）单位、承担（申请）人不良信用行为进行记录；第三方评估（评审）机构负责对委托管理的科技计划项目相关评审专家、承担（申请）单位、承担（申请）人不良信用行为进行记录。

第十五条　科技计划不良信用行为记录名单为省科技厅相关业务处和第三方评估（评审）机构掌握使用。

第十六条　不良信用行为记录名单及时向责任主体通报，对于责任主体为自然人的同时向其所在法人单位通报。

第十七条　实行记录名单动态调整机制。组织实施过失名单记录保留期限为三年，三年后相关责任主体如无其他不良信用行为记录，自动移出名单；严重失信行为记录名单保留期限为相关处理处罚规定期限，处理处罚届满时相关责任主体如无其他不良信用行为记录，移出严重失信行为记录名单，无明确处罚规定期限的，保留期限为 5 年。

第十八条　在后续科技计划和项目管理工作中，应当充分利用不良信用行为记录信息，对相关责任主体采取如下限制措施：

（一）在科技计划项目管理办法、科技评价专家管理办法、第三方机构管理办法等相关制度文件中有明确规定的，按照相关制度文件执行；无明确规定的，在计划项目立项、评审专家遴选、科技奖励评审第三方评估（评审）机构确定中，将不良信用行为记录作为重要参考依据。

（二）对纳入严重失信行为记录的相关法人单位、一年内有 3 个（含 3 个）以上相关责任主体被纳入不良信用行为记录的法人单位和一年内有 2 个（含 2 个）以上相关责任主体被纳入严重失信行为记录的法人单位作为项目实施监督的重要对象，加强监督和管理。

第五章　附　则

第十九条　本办法自发布之日起实施。

第二十条　本办法由省科技厅负责解释。

卫生健康委 科技部 中医药局 关于印发医学科研诚信和相关行为规范的通知

国卫科教发〔2021〕7 号

各省、自治区、直辖市及新疆生产建设兵团卫生健康委、科技厅（局）、中医药管理局，各医学科研机构：

为全面落实党中央、国务院对科研诚信管理的部署要求，进一步加强生物医学科研诚信体制建设，规范医学科研诚信行为，强化医学科研机构科研诚信监管责任，国家卫生健康委、科技部、国家中医药管理局结合相关法律法规修订了《医学科研诚信和相关行为规范》。现印发给你们，请遵照执行。

卫生健康委
科　技　部
中 医 药 局
2021 年 1 月 27 日

医学科研诚信和相关行为规范

第一章 总 则

第一条 为践行社会主义核心价值观，加强医学科研诚信建设，提高医学科研人员职业道德修养，预防科研不端行为，依据《中华人民共和国科学技术进步法》《中华人民共和国著作权法》《中华人民共和国人类遗传资源管理条例》《涉及人的生物医学研究伦理审查办法》《关于进一步加强科研诚信建设的若干意见》《关于进一步弘扬科学家精神加强作风和学风建设的意见》《科研诚信案件调查处理规则（试行）》等相关规定，制定本规范。

第二条 本规范所称的医学科研行为，是指开展医学科研工作的机构及其人员在基础医学、临床医学、预防医学与公共卫生学、药学、中医学与中药学等学科领域开展的涉及科研项目申请、预实验研究、研究实施、结果报告、项目检查、执行过程管理、成果总结发表、评估审议、验收等环节中的行为活动。

第三条 所有从事医学科研活动的人员（以下简称医学科研人员）应当自觉遵守本规范，大力弘扬科学家精神，追求真理、实事求是，遵循科研伦理准则和学术规范，尊重同行及其劳动，防止急功近利、浮躁浮夸，坚守诚信底线，自觉抵制科研不端行为。

第四条 所有开展医学科研工作的机构均应当遵守本规范，开展常态化科研诚信教育培训，加强制度建设，努力营造有利于培育科研诚信的机构环境。

第二章 医学科研人员诚信行为规范

第五条 医学科研人员在科研活动中要遵循科研伦理准则，主动申请伦理审查，接受伦理监督，切实保障受试者的合法权益。

第六条 医学科研人员在进行项目申请等科研与学术活动时，必须保证所提供的学历、工作经历、发表论文、出版专著、获奖证明、引用论文、专利证明等相关信息真实、准确。

第七条 医学科研人员在采集科研样本、数据和资料时要客观、全面、准确；要树立国家安全和保密意识，对涉及生物安全、国家秘密、工作秘密以及个人隐私的应当严格遵守相关法律法规规定。

第八条 医学科研人员在研究中，应当诚实记录研究过程和结果，如实、规范书写病历，包括不良反应和不良事件，依照相关规定及时报告严重的不良反应和不良事件信息。

第九条 医学科研人员在涉及传染病、新发传染病、不明原因疾病和已知病原改造等研究中，要树立公共卫生和实验室生物安全意识，在相应等级的生物安全实验室开展研究，病原采集、运输和处理等均应当自觉遵守相关法律法规要求，要按照法律法规规定报告传染病、新发或疑似新发的传染病例，留存相关凭证，接受相关部门的监督管理。

第十条 医学科研人员在研究结束后，对于人体或动物样本、毒害物质、数据或资料的储存、分享和销毁要遵循相应的生物安全和科研管理规定。

论文相关资料和数据应当确保齐全、完整、真实和准确，相关论文等科研成果发表后 1 个月内，要将所涉及的原始图片、实验记录、实验数据、生物信息、记录等原始数据资料交所在机构统一管理、留存备查。

第十一条 医学科研人员在动物实验中，应当自觉遵守《实验动物管理条例》，严格选用符合要求的合格动物进行实验，科学合理使用、保护和善待动物。

第十二条 医学科研人员在开展学术交流、审阅他人的学术论文或项目申报书时，应当尊重和保护他人知识产权，遵守科技保密规则。

第十三条 医学科研人员在引用他人已发表的研究观点、数据、图像、结果或其他研究资料时，要保证真实准确并诚实注明出处，引文注释和参考文献标注要符合学术规范。在使用他人尚未公开发表的设计思路、学术观点、实验数据、生物信息、图表、研究结果和结论时，应当获得其本人的书面知情同意，同时要公开致谢或说明。

第十四条 医学科研人员在发表论文或出版学术著作过程中，要遵守《发表学术论文“五不准”》和学术论文投稿、著作出版有关规定。论文、著作、专利等成果署名应当按照对科研成果的贡献大小据实署名和排序，无实质学术贡献者不得“挂名”。

第十五条　医学科研人员作为导师或科研项目负责人，要充分发挥言传身教作用，在指导学生或带领课题组成员开展科研活动时要高度负责，严格把关，加强对项目（课题）成员、学生的科研诚信管理。

导师、科研项目负责人须对使用自己邮箱投递的稿件、需要署名的科研成果进行审核，对科研成果署名、研究数据真实性、实验可重复性等负责，并不得侵占学生、团队成员的合法权益。

学生、团队成员在科研活动中发生不端行为的，同意参与署名的导师、科研项目负责人除承担相应的领导、指导责任外，还要与科研不端行为直接责任人承担同等责任。

第十六条　医学科研人员应当认真审核拟公开发表成果，避免出现错误和失误。对已发表研究成果中出现的错误和失误，应当以适当的方式公开承认并予以更正或撤回。

第十七条　医学科研人员在项目验收、成果登记及申报奖励时，须提供真实、完整的材料，包括发表论文、文献引用、第三方评价证明等。

第十八条　医学科研人员作为评审专家、咨询专家、评估人员、经费审计人员参加科技评审等活动时，要忠于职守，严格遵守科研诚信要求以及保密、回避规定和职业道德，按照有关规定、程序和办法，实事求是，独立、客观、公正开展工作，提供负责任、高质量的咨询评审意见，不得违规谋取私利，不参加自己不熟悉领域的咨询评审活动，不在情况不掌握、内容不了解的意见建议上署名签字。

第十九条　医学科研人员与他人进行科研合作时应当认真履行诚信义务和合同约定，发表论文、出版著作、申报专利和奖项等时应当根据合作各方的贡献合理署名。

第二十条　医学科研人员应当严格遵守科研经费管理规定，不得虚报、冒领、挪用科研资金。

第二十一条　医学科研人员在成果推广和科普宣传中应当秉持科学精神、坚守社会责任，避免不实表述和新闻炒作，不人为夸大研究基础和学术价值，不得向公众传播未经科学验证的现象和观点。

医学科研人员公布突破性科技成果和重大科研进展应当经所在机构同意，

推广转化科技成果不得故意夸大技术价值和经济社会效益，不得隐瞒技术风险，要经得起同行评、用户用、市场认可。

医学科研人员发布与疫情相关的研究结果时，应当牢固树立公共卫生、科研诚信和伦理意识，严格遵守相关法律法规和有关疫情防控管理要求。

第二十二条　医学科研人员学术兼职要与本人研究专业相关，杜绝无实质性工作内容的兼职和挂名。

第三章　医学科研机构诚信规范

第二十三条　医学科研机构应当根据《科研诚信案件调查处理规则（试行）》制定完善本机构的科研诚信案件调查处理办法，明确调查程序、处理规则、处理措施等具体要求，并认真组织相关调查处理。对有关部门调查本机构科研不端行为应当积极配合、协助。

第二十四条　医学科研机构要主动对本机构科研不端行为进行调查处理，同时应当严格保护举报人个人信息。

调查应当包括行政调查和学术评议，保障相关责任主体申诉权等合法权利，调查结果和处理意见应当与涉事人员当面确认后予以公布。

第二十五条　医学科研机构要通过机构章程或学术委员会章程，对科研诚信工作任务、职责权限作出明确规定。学术委员会要认真履行科研诚信建设职责，切实发挥审议、评定、受理、调查、监督、咨询等作用。学术委员会要定期组织或委托学术组织、第三方机构对本机构医学科研人员的重要学术论文等科研成果进行核查。

第二十六条　医学科研机构要加强科研成果管理，建立学术论文发表诚信承诺制度、科研过程可追溯制度、科研成果检查和报告制度等成果管理制度。对学术论文等科研成果存在科研不端情形的，应当依法依规对相应责任人严肃处理并要求其采取撤回论文等措施，消除不良影响。

第二十七条　医学科研机构应当加强对科研论文和成果发表的署名管理，依法依规严肃追究无实质性贡献挂名的责任；要建立健全科研活动记录、科研档案保存等各项制度，明晰责任主体，完善内部监督约束机制；要妥善管理本机构医学科研相关原始数据、生物信息、图片、记录等，以备核查。

第二十八条　医学科研机构应当加强对本机构内医学科研人员发表论文的

管理，不允许将论文发表数量、影响因子等与人员奖励奖金、临床工作考核等挂钩，对在学术期刊预警名单内期刊上发表论文的医学科研人员，要及时警示提醒；对学术期刊预警黑名单内期刊上发表的论文，在各类评审评价中不予认可，不得报销论文发表的相关费用。

第二十九条　医学科研机构应当将科研诚信教育纳入医学科研人员职业培训和教育体系，不断完善教育内容及手段，营造崇尚科研诚信的良好风气与文化。在入学入职、职称晋升、参与科技计划项目、国家重大项目、人才项目等重要节点开展科研诚信教育。对在科研诚信方面存在倾向性、苗头性问题的人员，所在机构应当及时开展科研诚信谈话提醒，加强教育。

第三十条　医学科研机构在组织申请科研项目和推荐申报科学技术成果奖励时，应当责成申报人奉守科研诚信，可以签署科研诚信承诺书并公示有关信息。

第三十一条　医学科研机构对查实的科研失信行为，应当将处理决定及时报送科研诚信主管部门，并作为其职务晋升、职称评定、成果奖励、评审表彰等方面的重要参考。

第三十二条　医学科研机构应当对涉及传染病、生物安全等领域的研究及论文、成果进行审查，评估其对社会及公共卫生安全的潜在影响，并承担相应责任。

第三十三条　医学科研机构负责人、学术带头人及科研管理人员等应当率先垂范，严格遵守有关科研诚信管理规定，不得利用职务之便侵占他人科研成果和谋取不当利益。

第四章　附　则

第三十四条　本规范自发布之日起施行。

河南省卫生健康委员会关于进一步加强我省医学科研诚信建设工作的通知

豫卫科教〔2021〕13号

各省辖市、济源示范区、各省直管县（市）卫生健康委、委直属单位、省直医疗卫生单位：

为加强我省医学科研诚信建设，弘扬科学家精神，营造诚实守信、追求真理、崇尚创新、勇攀高峰的良好氛围，贯彻国家卫生健康委等3部门印发的《医学科研诚信和相关行为规范》（国卫科教发〔2021〕7号）、河南省科技厅等14部门印发的《河南省科研诚信案件调查处理办法（试行）》（豫科〔2021〕77号）的相关规定，现就加强我省医学科研诚信建设提出如下要求，请遵照执行。

一、认真落实文件要求，加强科研诚信体系建设

各级卫生健康行政部门和医疗卫生单位要高度重视科研诚信建设工作，认真贯彻落实国家和我省相关政策文件，严格执行科研诚信管理的相关规定，设立或指定专门管理部门，制定完善本部门本单位医学科研诚信管理制度、科研诚信案件调查处理制度，建立健全科研信用管理体系，建立推动科研诚信信息系统互联互通机制，加大科研诚信的教育和宣传力度，营造诚实守信的科研创新环境。

二、加强日常监管，强化主体责任

医疗卫生单位是开展科学研究和科研诚信建设的第一责任主体，项目负责人、研究生导师对项目成员、学生的科研诚信管理承担主体责任。各单位要进一步提高认识，夯实责任，将科研诚信工作列入单位重要议事日程，纳入常态化管理。建立健全本单位科研活动记录、科研档案保存等原始资料保存制度，完善内部监督约束机制，充分发挥机构学术委员会职责，定期对重大科研项目、科研成果、重要学术论文等开展核查，对涉及传染病、生物安全等领域的研究、论文及成果进行审查，以创新质量和贡献为导向开展科研项目考核、评价和奖励，正确引导科研人员遵守相关法律法规，有效遏制科研不端行为。

三、加强科研诚信审核，实施承诺制度

各级卫生健康行政部门和医疗卫生单位要加强科研活动全流程诚信管理，将科研诚信审核及实施承诺制度落实到项目申报、学科和实验室建设、评估与验收、评价与奖励等科研活动管理和实施的全过程。医疗卫生单位对本单位项目管理和科研诚信审核承担责任，要严格对当年申报的各类项目进行科研诚信审核，对项目材料的真实性和准确性、申报人员的科研信用情况、管理与监督、制度建设等作出承诺，对涉及科研行为不端者，一律不得参与申报当年各类计划项目、人才项目、学科和实验室、科技奖励等科研活动；已按《科研诚信案件调查处理办法》规定，对科研失信人员作出处理决定的，需按照相应处理结果予以执行，对管理不到位，审核把关不严的责任单位，我委将取消该单位下年度项目申报资格或扣减项目申报名额和立项数量。

四、完善科研信用体系，加大惩戒力度

各级卫生健康行政部门和医疗卫生单位要充分发挥科研诚信管理职能，建立完善医学科研诚信信息系统，对有科研信用不良的责任人列入“黑名单”，计入科研失信行为信息数据库，并逐步实现科研信用信息共享共治，形成“一处失信、处处受限”的信用惩戒机制。医疗卫生单位是调查处理的第一责任主体，要切实履行调查处理责任，建立科研不端处理信息公开通报长效机制，严肃责任追

究，对查实的科研失信行为，应当将处理决定及时报送我委及相关科研诚信管理部门，对认定有科研失信行为的责任人，我委将视情节轻重给予警告、暂停项目、责令限期改正；情节较重的，3 年内取消承担财政资金支持项目资格；情节严重的，3 ~ 5 年内取消承担财政资金支持项目资格；情节特别严重的，5 年以上直至永久取消申报财政资金支持项目资格，并向社会公布，营造良好科研生态环境和氛围。

五、加强科研诚信教育，提高诚信意识

各级卫生健康行政部门和医疗卫生单位要切实加强科研诚信教育和宣传，将科研诚信教育纳入科研人员职业培训和教育体系，贯穿医学科研人员的职业生涯；在入学入职、职称晋升、参与科技计划项目、国家重大项目、人才项目等重要节点开展科研诚信教育，遵循科研伦理规范，坚守诚信底线。开展常态化科研诚信教育，牢固树立底线红线意识、生物安全意识和科技保密意识，弘扬科学家精神，引导科研人员遵守科研活动规范，自觉践行科研诚信要求。加大科研诚信教育和宣传的考核，把开展科研诚信教育作为评价部门和单位科教工作的重要内容，纳入评优评先体系，积极营造崇尚科研诚信的良好风气与文化。

附件：1. 关于印发医学科研诚信和相关行为规范的通知

2. 关于印发《河南省科研诚信案件调查处理办法（试行）》的通知

附件 1

国家卫生健康委员会 科技部 国家中医药管理局关于印发医学科研诚信和相关行为规范的通知

国卫科教发〔2021〕7 号

各省、自治区、直辖市及新疆生产建设兵团卫生健康委、科技厅(局)、中医药管理局,各医学科研机构:

为全面落实党中央、国务院对科研诚信管理的部署要求,进一步加强生物医学科研诚信体制建设,规范医学科研诚信行为,强化医学科研机构科研诚信监管责任,国家卫生健康委、科技部、国家中医药管理局结合相关法律法规修订了《医学科研诚信和相关行为规范》。现印发给你们,请遵照执行。

医学科研诚信和相关行为规范

国卫科教发〔2021〕7号

第一章　总　则

第一条　为践行社会主义核心价值观，加强医学科研诚信建设，提高医学科研人员职业道德修养，预防科研不端行为，依据《中华人民共和国科学技术进步法》、《中华人民共和国著作权法》、《中华人民共和国人类遗传资源管理条例》、《涉及人的生物医学研究伦理审查办法》、《关于进一步加强科研诚信建设的若干意见》、《关于进一步弘扬科学家精神加强作风和学风建设的意见》、《科研诚信案件调查处理规则（试行）》等相关规定，制定本规范。

第二条　本规范所称的医学科研行为，是指开展医学科研工作的机构及其人员在基础医学、临床医学、预防医学与公共卫生学、药学、中医学与中药学等学科领域开展的涉及科研项目申请、预实验研究、研究实施、结果报告、项目检查、执行过程管理、成果总结发表、评估审议、验收等环节中的行为活动。

第三条　所有从事医学科研活动的人员（以下简称医学科研人员）应当自觉遵守本规范，大力弘扬科学家精神，追求真理、实事求是，遵循科研伦理准则和学术规范，尊重同行及其劳动，防止急功近利、浮躁浮夸，坚守诚信底线，自觉抵制科研不端行为。

第四条　所有开展医学科研工作的机构均应当遵守本规范，开展常态化科研诚信教育培训，加强制度建设，努力营造有利于培育科研诚信的机构环境。

第二章　医学科研人员诚信行为规范

第五条　医学科研人员在科研活动中要遵循科研伦理准则，主动申请伦理审查，接受伦理监督，切实保障受试者的合法权益。

第六条　医学科研人员在进行项目申请等科研与学术活动时，必须保证所提供的学历、工作经历、发表论文、出版专著、获奖证明、引用论文、专利证明等相关信息真实、准确。

第七条　医学科研人员在采集科研样本、数据和资料时要客观、全面、准确，要树立国家安全和保密意识，对涉及生物安全、国家秘密、工作秘密以及个人隐私的应当严格遵守相关法律法规规定。

第八条　医学科研人员在研究中，应当诚实记录研究过程和结果，如实、规范书写病历，包括不良反应和不良事件，依照相关规定及时报告严重的不良反应和不良事件信息。

第九条　医学科研人员在涉及传染病、新发传染病、不明原因疾病和已知病原改造等研究中，要树立公共卫生和实验室生物安全意识，在相应等级的生物安全实验室开展研究，病原采集、运输和处理等均应当自觉遵守相关法律法规要求，要按照法律法规规定报告传染病、新发或疑似新发的传染病例，留存相关凭证，接受相关部门的监督管理。

第十条　医学科研人员在研究结束后，对于人体或动物样本、毒害物质、数据或资料的储存分享和销毁要遵循相应的生物安全和科研管理规定。

论文相关资料和数据应当确保齐全、完整、真实和准确，相关论文等科研成果发表后 1 个月内，要将所涉及的原始图片、实验记录、实验数据、生物信息、记录等原始数据资料交所在机构统一管理、留存备查。

第十一条　医学科研人员在动 物实验中，应当自觉遵守《实验动物管理条例》，严格选用符合要求的合格动物进行实验，科学合理使用、保护和善待动物。

第十二条　医学科研人员在开 展学术交流、审阅他人的学术论文或项目申报书时，应当尊重和保护他人知识产权，遵守科技保密规则。

第十三条　医学科研人员在引用他人已发表的研究观点、数据、图像、结果或其他研究资料时，要保证真实准确并诚实注明出处，引文注释和参考文献标注要符合学术规范。在使用他人尚未公开发表的设计思路、学术观点、实验数据、生物信息、图表、研究结果和结论时，应当获得其本人的书面知情同意，同时要公开致谢或说明。

第十四条　医学科研人员在发表论文或出版学术著作过程中，要遵守《发表学术论文“五不准”》和学术论文投稿、著作出版有关规定。论文、著作、专利等成果署名应当按照对科研成果的贡献大小据实署名和排序，无实质学术贡献者不得“挂名”。

第十五条　医学科研人员作为导师或科研项目负责人，要充分发挥言传身教作用，在指导学生或带领课题组成员开展科研活动时要高度负责，严格把关，加强对项目(课题)成员、学生的科研诚信管理。

导师、科研项目负责人须对使用自己邮箱投递的稿件、需要署名的科研成果进行审核，对科研成果署名、研究数据真实性、实验可重复性等负责，并不得侵占学生、团队成员的合法权益。

学生、团队成员在科研活动中发生不端行为的，同意参与署名的导师、科研项目负责人除承担相应的领导、指导责任外，还要与科研不端行为直接责任人承担同等责任。

第十六条　医学科研人员应当认真审核拟公开发表成果，避免出现错误和失误。对已发表研究成果中出现的错误和失误，应当以适当的方式公开承认并予以更正或撤回。

第十七条　医学科研人员在项目验收、成果登记及申报奖励时，须提供真实、完整的材料，包括发表论文、文献引用、第三方评价证明等。

第十八条　医学科研人员作为评审专家、咨询专家、评估人员、经费审计人员参加科技评审等活动时，要忠于职守，严格遵守科研诚信要求以及保密、回避规定和职业道德，按照有关规定、程序和办法，实事求是，独立、客观、公正开展工作，提供负责任、高质量的咨询评审意见，不得违规谋取私利，不参加自己不熟悉领域的咨询评审活动，不在情况不掌握、内容不了解的意见建议上署名签字。

第十九条　医学科研人员与他人进行科研合作时应当认真履行诚信义务和合同约定，发表论文、出版著作、申报专利和奖项等时应当根据合作各方的贡献合理署名。

第二十条　医学科研人员应当严格遵守科研经费管理规定，不得虚报、冒领、挪用科研资金。

第二十一条　医学科研人员在成果推广和科普宣传中应当秉持科学精神、坚守社会责任，避免不实表述和新闻炒作，不人为夸大研究基础和学术价值，不得向公众传播未经科学验证的现象和观点。医学科研人员公布突破性科技成果和重大科研进展应当经所在机构同意，推广转化科技成果不得故意夸大技术价值和经济社会效益，不得隐瞒技术风险，要经得起同行评、用户用、市场认可。

医学科研人员发布与疫情相关的研究结果时，应当牢固树立公共卫生、科研诚信和伦理意识，严格遵守相关法律法规和有关疫情防控管理要求。

第二十二条　医学科研人员学术兼职要与本人研究专业相关，杜绝无实质性工作内容的兼职和挂名。

第三章　医学科研机构诚信规范

第二十三条　医学科研机构应当根据《科研诚信案件调查处理规则（试行）》制定完善本机构的科研诚信案件调查处理办法，明确调查程序、处理规则、处理措施等具体要求，并认真组织相关调查处理。对有关部门调查本机构科研不端行为应当积极配合、协助。

第二十四条　医学科研机构要主动对本机构科研不端行为进行调查处理，同时应当严格保护举报人个人信息。

调查应当包括行政调查和学术评议，保障相关责任主体申诉权等合法权利，调查结果和处理意见应当与涉事人员当面确认后予以公布。

第二十五条　医学科研机构要通过机构章程或学术委员会章程，对科研诚信工作任务、职责权限作出明确规定。学术委员会要认真履行科研诚信建设职责，切实发挥审议、评定、受理、调查、监督、咨询等作用。学术委员会要定期组织或委托学术组织、第三方机构对本机构医学科研人员的重要学术论文等科研成果进行核查。

第二十六条　医学科研机构要加强科研成果管理，建立学术论文发表诚信承诺制度、科研过程可追溯制度、科研成果检查和报告制度等成果管理制度。对学术论文等科研成果存在科研不端情形的，应当依法依规对相应责任人严肃处理并要求其采取撤回论文等措施，消除不良影响。

第二十七条　医学科研机构应当加强对科研论文和成果发表的署名管理，依法依规严肃追究无实质性贡献挂名的责任；要建立健全科研活动记录、科研档案保存等各项制度，明晰责任主体，完善内部监督约束机制；要妥善管理本机构医学科研相关原始数据、生物信息、图片、记录等，以备核查。

第二十八条　医学科研机构应当加强对本机构内医学科研人员发表论文的管理，不允许将论文发表数量、影响因子等与人员奖励奖金、临床工作考核等挂钩，对在学术期刊预警名单内期刊上发表论文的医学科研人员，要及时警示提醒；对学术期刊预警黑名单内期刊上发表的论文，在各类评审评价中不予认可，不得报销论文发表的相关费用。

第二十九条　医学科研机构应当将科研诚信教育纳入医学科研人员职业培训和教育体系，不断完善教育内容及手段，营造崇尚科研诚信的良好风气与文化。

在入学入职、职称晋升、参与科技计划项目、国家重大项目、人才项目等重要节点开展科研诚信教育。对在科研诚信方面存在倾向性、苗头性问题的人员，所在机构应当及时开展科研诚信谈话提醒，加强教育。

第三十条　医学科研机构在组织申请科研项目和推荐申报科学技术成果奖励时，应当责成申报人奉守科研诚信，可以签署科研诚信承诺书并公示有关信息。

第三十一条　医学科研机构对查实的科研失信行为，应当将处理决定及时报送科研诚信主管部门，并作为其职务晋升、职称评定、成果奖励、评审表彰等方面的重要参考。

第三十二条　医学科研机构应当对涉及传染病、生物安全等领域的研究及论文、成果进行审查，评估其对社会及公共卫生安全的潜在影响，并承担相应责任。

第三十三条　医学科研机构负责人、学术带头人及科研管理人员等应当率先垂范，严格遵守有关科研诚信管理规定，不得利用职务之便侵占他人科研成果和谋取不当利益。

第四章　附　则

第三十四条　本规范自发布之日起施行。

附件 2

河南省科学技术厅
中共河南省委宣传部
河南省发展和改革委员会
河南省教育厅
河南省工业和信息化厅
河南省公安厅
河南省财政厅　　　　　　　　文件
河南省人力资源和社会保障厅
河南省农业农村厅
河南省卫生健康委员会
河南省市场监督管理局
河南省科学院
河南省社会科学院
河南省科学技术协会

国卫科教发〔2021〕7 号

关于印发医学科研诚信和相关行为规范的通知

各有关单位：

为全面落实党中央、国务院对科研诚信管理的部署要求，进一步加强生物医学科研诚信体制建设，规范医学科研诚信行为，强化医学科研机构科研诚信监管责任，国家卫生健康委、科技部、国家中医药管理局结合相关法律法规修订了

《医学科研诚信和相关行为规范》。现印发给你们，请遵照执行。

科研诚信要求的行为，根据科技部《科研诚信案件调查处理规则（试行）》（国科发监〔2019〕323 号），省科技厅会同省委宣传部等部门研究制定了《河南省科研诚信案件调查处理办法（试行）》（以下简称《办法》）。现将《办法》印发给你们，请遵照执行。

附件：《河南省科研诚信案件调查处理办法（试行）》

附件

河南省科研诚信案件调查处理办法（试行）

第一章　总　则

第一条　为健全完善我省科研诚信案件调查处理制度，严肃查处违背科研诚信要求的行为，根据《中共中央办公厅国务院办公厅关于进一步加强科研诚信建设的若干意见》［厅字〔2018〕23号］和《科研诚信案件调查处理规则（试行）》［国科发监〔2019〕323号］等规定，制定本办法。

第二条　本办法所称的科研诚信案件，是指根据投诉举报、媒体披露或科技监督、评估评审等其他途径或线索，对涉嫌违背科研诚信要求的行为开展调查并作出处理的案件。

前款所称违背科研诚信要求的行为(以下简称科研失信行为)，是指在科学研究及相关活动中发生的违反科学研究行为准则与规范的行为，包括：

(一)抄袭、剽窃、侵占他人研究成果或项目申请书；

(二)编造研究过程，伪造、篡改研究数据、资料、文件、注释、图表、结论、检测报告或用户使用报告，或者捏造事实，编造虚假研究成果；

(三)买卖、代写论文或项目申请书，虚构同行评议专家及评议意见；

(四)以故意提供虚假信息等弄虚作假的方式或采取贿赂、利益交换、故意重复申报等不正当手段获得科研活动审批，获取科技计划项目（专项、基金等）、科研经费、奖励、荣誉、职务职称、学位等；

(五)虚报、冒领、挪用、套取财政科研资金；

（六）在科技管理、咨询、评审或评估服务过程中，提供虚假材料、出具虚假或失实结论等；

（七）违反科技伦理规范；

（八）违反奖励、专利等研究成果署名及论文发表规范；

（九）其他科研失信行为。

第三条　科研诚信案件涉及的行为对象为从事或参与科研活动的项目承担人员、咨询评审专家、其他科研人员等各类自然人，以及项目承担单位、项目管理受托机构、科技中介服务机构等各类法人机构。

第二章　职责分工

第四条　省科技厅和省社科院分别负责统筹全省自然科学和哲学社会科学领域科研诚信案件的调查处理工作，应加强对科研诚信案件调查处理工作的指导和监督，对引起社会普遍关注，或涉及多个部门（单位）的重大科研诚信案件，可组织开展联合调查，或协调不同部门（单位）分别开展调查。

各级主管部门负责指导和监督本系统科研诚信案件调查处理工作，可对本系统重大科研诚信案件独立组织开展调查，并将重大科研诚信案件信息报送至同级科技主管部门，由科技主管部门将信息报送至省科技厅。

第五条　科研诚信案件被调查人是自然人的，由其被调查时所在单位负责调查。调查涉及被调查人在其他曾任职或求学单位实施的科研失信行为的，所涉单位应积极配合开展调查处理并将调查处理情况及时送被调查人所在单位。

被调查人担任单位主要负责人或被调查人是法人单位的，由其上级主管部门负责调查。没有上级主管部门的，由省科技厅或省哲学社会科学科研诚信建设责任单位负责组织调查。调查可采用自行调查和委托调查两种方式。

第六条　财政资金资助的科研项目、基金等的申请、评审、实施、结题等活动中的科研失信行为，由项目、基金管理部门（单位）负责组织调查处理。项目申报推荐单位、项目承担单位、项目参与单位等应按照项目、基金管理部门（单位）的要求，主动开展并积极配合调查，依据职责权限对违规责任人作出处理。

第七条　科技奖励、科技人才、科技平台、荣誉称号等申报中的科研失信行为，由科技奖励、科技人才、科技平台、荣誉称号等管理部门（单位）负责组织调查，并分别依据管理职责权限作出相应处理。推荐（提名）单位和申报单位应积极配合并主动开展调查处理。

第八条　论文发表中的科研失信行为，由第一通讯作者或第一作者的第一署名单位负责牵头调查处理，论文其他作者所在单位应积极配合做好对本单位作者的调查处理并及时将调查处理情况报送牵头单位。学位论文涉嫌科研失信行为的，学位授予单位负责调查处理。

发表论文的期刊编辑部或出版社有义务配合开展调查，应当主动对论文内容是否违背科研诚信要求开展调查，并应及时将相关线索和调查结论、处理决定等告知牵头单位。

第九条　负有科研诚信案件调查处理职责的相关单位，应明确本单位承担调查处理职责的机构，负责科研诚信案件的登记、受理、调查、处理、复查等。

第三章　调　查

第一节　举报和受理

第十条　科研诚信案件举报可通过下列途径进行：

(一) 向被举报人所在单位举报；

(二) 向被举报人单位的上级主管部门或相关管理部门举报；

(三) 向科研项目、科技奖励、科技人才计划等的管理部门 (单位)、监督主管部门举报；

(四) 向发表论文的期刊编辑部或出版机构举报；

(五) 其他方式。

第十一条　科研诚信案件的举报应同时满足下列条件：

(一) 有明确的举报对象；

(二) 有确切违背科研诚信的事实；

(三) 有客观、明确的证据材料或查证线索。

鼓励并保护实名举报，以匿名方式举报，且事实清楚、证据充分或者线索明确的，应当视情况予以受理。

第十二条　不得恶意举报、诬陷举报。对存在捏造事实、诬告陷害等行为的，应当认定为举报不实或者虚假举报，举报人应当承担相应责任。属于本单位人员的，调查单位应当按照有关规定给予处理；不属于本单位人员的，应通报其所在单位，举报人所在单位应依据相关规定对举报人严肃处理；

不属于本单位人员且举报人无单位的，有关单位应按照相关规定给予严肃处理。

第十三条　下列举报，不予受理：

(一)举报内容不属于科研失信行为的；

(二)没有明确的证据和可查线索的；

(三)对同一对象重复举报且无新的证据、线索的；

(四)已经做出生效处理决定且无新的证据、线索的。

第十四条　接到举报的单位应在15个工作日内进行初核。初核应由2名工作人员进行，必要时应会同专业人员进行。

初核符合受理条件的，应予以受理。其中，属于本单位职责范围的，由本单位调查；不属于本单位职责范围的，应转送相关责任单位或告知举报人向相关责任单位举报。

举报受理情况应在完成初核后5个工作日内通知实名举报人，不予受理的应说明情况。举报人可以对不予受理提出异议并说明理由，符合受理条件的，应当受理；异议不成立的，不予受理。

第十五条　下列科研诚信案件线索，符合受理条件的，有关单位应主动受理，主管部门应加强督查。

(一)上级机关或有关部门移送的线索；

(二)在日常科研管理、科技监督活动中或科技计划、科技奖励、科技人才管理等工作中发现的问题和线索；

(三)媒体、其他社会组织等披露的科研失信行为线索。

第二节　调查

第十六条　调查应成立调查组，成员应当不少于3人。

同时应制订调查方案，明确调查内容、人员、方式、进度安排、保障措施等，经单位相关负责人批准后实施。

第十七条　调查应包括行政调查和学术评议。行政调查由单位组织对案件的事实情况进行调查，包括对相关原始数据、协议、发票等证明材料和研究过程、获利情况等进行核对验证。学术评议由单位委托本单位学术(学位、职称)委员会或根据需要组成专家组，对案件涉及的学术问题进行评议。专家组应不少于5人，根据需要由案件涉及领域的同行科技专家、法律专家、管理专家、科研伦理专家等组成。

第十八条　调查需要与被调查人、证人等谈话的，参与谈话的调查人员不得少于 2 人，谈话内容应书面记录，并经谈话人和谈话对象签字确认，在履行告知程序后可录音、录像。

第十九条　调查人员可按规定和程序调阅、摘抄、复印、封存相关资料、设备。调阅、封存的相关资料、设备应书面记录，并由调查人员和资料、设备管理人签字确认。

第二十条　调查中应当听取被调查人的陈述和申辩，对有关事实、理由和证据进行核实。可根据需要要求举报人补充提供材料，必要时经举报人同意可组织举报人与被调查人当面质证。严禁以威胁、引诱、欺骗以及其他非法手段收集证据。

第二十一条　科研诚信案件影响重大或争议较大的，可以举行听证会。需经过科学试验予以验证的，应当进行科学试验。听证会和科学试验由调查组负责组织。

第二十二条　调查中发现被调查人的行为可能影响公众健康与安全、国家利益安全或导致其他严重后果的，调查人员应立即报告，或按程序移送有关部门处理。

第二十三条　调查中发现关键信息不充分，或暂不具备调查条件的，或被调查人在调查期间死亡的，可经单位负责人批准中止或终止调查。条件具备时，应及时启动已中止的调查，中止的时间不计入调查时限。对死亡的被调查人中止或终止调查不影响对案件涉及的其他被调查人的调查。

第二十四条　调查结束应形成调查报告。调查报告应包括调查内容的说明、调查过程、查实的基本情况、违规事实认定与依据、调查结论、有关人员的责任、被调查人的确认情况以及处理意见或建议等。调查报告须由调查组全体人员签字。

如需补充调查，应确定调查方向和主要问题，由原调查组进行，并根据补充调查情况重新形成调查报告。

第二十五条　科研诚信案件应自决定受理之日起 6 个月内完成调查。

特别重大复杂的案件，在前款规定期限内仍不能完成调查的，经单位主要负责人批准后可延长调查期限，延长时间最长不得超过一年。上级机关和有关部门移交的案件，调查延期情况应向移交机关或部门报备。

第二十六条　有关单位和个人应当为调查组开展工作提供必要的便利和协

助。任何单位和个人不得阻挠、干扰科研诚信案件的调查处理，不得推诿包庇。

第二十七条　科研诚信案件被调查人、证人及其他有关人员等应积极配合调查，如实说明问题，提供相关证据，不得隐匿、销毁证据材料。不得隐瞒或者提供虚假信息。

第四章　处　理

第二十八条　被调查人科研失信行为的事实、性质、情节等最终认定后，由调查单位按职责对被调查人作出处理决定，或向有关单位或部门提出处理建议，并制作处理决定书或处理建议书。

第二十九条　处理决定书或处理建议书应载明以下内容：

(一) 责任人的基本情况 (包括身份证件号码、社会信用代码等)；

(二) 违规事实情况；

(三) 处理决定和依据；

(四) 救济途径和期限；

(五) 其他应载明的内容。

第三十条　处理决定书应送达被处理单位或人员，抄送被处理人员所在单位或被处理单位的上级主管部门，并可视情通知被处理人员或单位所属相关行业协会。

处理决定书可采取直接送达、委托送达、邮寄送达等方式；被送达人下落不明的，可公告送达。涉及保密内容的，按照保密相关规定送达。

处理决定还应告知实名举报人，对于影响范围广、社会关注度高的违规行为的处理决定，除涉密内容外，应向社会公开，发挥警示教育作用。

第三十一条　作出处理决定前，应书面告知被处理人拟作出处理决定的事实、理由及依据，并告知其依法享有陈述与申辩的权利。被调查人没有进行陈述或申辩的，视为放弃陈述与申辩的权利。被调查人作出陈述或申辩的，应充分听取其意见。

第三十二条　处理包括以下措施：

(一) 科研诚信诫勉谈话；

(二) 一定范围内或公开通报；

(三) 暂停财政资助科研项目和科研活动，限期整改；

（四）终止或撤销财政资助的相关科研项目，按原渠道收回已拨付的资助经费、结余经费，撤销利用科研失信行为获得的相关学术奖励、荣誉称号、职务职称等，并收回奖金；

（五）一定期限直至永久取消申请或申报科技计划项目（专项、基金等）、科技奖励、科技人才称号和专业技术职务晋升等资格；

（六）取消已获得的中原学者等高层次专家称号，取消学会、协会、研究会等学术团体以及学术、学位委员会等学术工作机构的委员或成员资格；

（七）一定期限直至永久取消作为提名或推荐人、被提名或推荐人、评审专家等资格；

（八）一定期限减招、暂停招收研究生直至取消研究生导师资格；

（九）暂缓授予学位、不授予学位或撤销学位；

（十）一定期限直至永久取消申请财政性资金支持的科学技术管理或科技中介服务等资格；

（十一）记入省科研诚信严重失信行为数据库；

（十二）依照有关规定，给予降低岗位等级或撤职、开除等其他处理。

上述处理措施可合并使用。科研失信行为责任人是党员或公职人员的，还应根据《公务员法》《中华人民共和国公职人员政务处分法》《中国共产党纪律处分条例》等规定，给予责任人党纪和政务处分。责任人是事业单位工作人员的，应按照干部人事管理权限，根据《事业单位工作人员处分暂行规定》给予处分。涉嫌违法犯罪的，应移送有关国家机关依法处理。

第三十三条　有关机构或单位有组织实施科研失信行为的，或在调查处理中推诿塞责、隐瞒包庇、打击报复举报人的，或负有调查职责而不开展调查、无故拖延调查的，主管部门应撤销该机构或单位因此获得的相关利益、荣誉，给予单位约谈、重点监管、通报批评、暂停拨付或追回资助经费、核减间接费用、取消一定期限内申请和承担项目资格、取消一定期限内主持和管理相关项目的资格、记入省科研诚信严重失信行为数据库等处理，并按照有关规定追究其主要负责人、直接负责人的责任。

第三十四条　被调查人有下列情形之一的，认定为情节较轻，可从轻或减轻处理：

（一）有证据显示属于过失行为且未造成重大影响的；

（二）过错程度较轻且能积极配合调查和整改的；

（三）在调查处理前主动纠正错误，主动退回因科研失信行为所获各种利益，挽回损失或有效阻止危害结果发生的；

（四）主动反映问题线索并经查属实的；

（五）在调查中主动承认错误，并公开承诺严格遵守科研诚信要求、不再实施科研失信行为的；

（六）其他可以给予从轻处理情形。

第三十五条　被调查人有下列情形之一的，认定为情节较重或严重，应从重或加重处理：

（一）伪造、篡改、销毁、藏匿证据的；

（二）阻止他人提供证据，或干扰、妨碍调查核实的；

（三）打击、报复举报人的；

（四）存在利益输送或利益交换的；

（五）有组织地实施科研失信行为的；

（六）多次实施科研失信行为或同时存在多种科研失信行为的；

（七）态度恶劣，证据确凿、事实清楚而拒不承认错误的；

（八）其他情形。

有前款情形且造成严重后果或恶劣影响的属情节特别严重，应加重处理。

第三十六条　对科研失信行为情节轻重的判定应考虑以下因素：

（一）行为偏离科学界公认行为准则的程度；

（二）是否有故意造假、欺骗或销毁、藏匿证据行为，或者存在阻止他人提供证据，干扰、妨碍调查，或打击、报复举报人的行为；

（三）行为造成社会不良影响的程度；

（四）行为是首次发生还是屡次发生；

（五）行为人对调查处理的态度；

（六）其他需要考虑的因素。

第三十七条　经调查认定存在科研失信行为的，应视情节轻重给予以下处理：

（一）情节较轻的，警告、科研诚信诫勉谈话或暂停财政资助科研项目和科研活动，责令限期整改，暂缓授予学位；

（二）情节较重的，取消 3 年以内承担财政资金支持项目资格及本办法规定的其他资格，减招、暂停招收研究生，不授予学位或撤销学位；

（三）情节严重的，所在单位依法依规给予降低岗位等级或者撤职处理，取消 3~5 年承担财政资金支持项目资格及本办法规定的其他资格；

（四）情节特别严重的，所在单位依法依规给予取消 5 年以上直至永久取消其晋升职务职称、申报财政资金支持项目等资格及本办法规定的其他资格，并向社会公布。

存在本办法第二条（一）（二）（三）（四）（五）（六）情形之一的，处理不应低于前款（二）规定的尺度。

第三十八条　被给予本办法第三十七条（二）（三）（四）规定处理的责任人正在申报财政资金资助项目或被推荐为相关候选人、被提名人、被推荐人等的，终止其申报资格或被提名、推荐资格。

利用科研失信行为获得的资助项目、科研经费以及科技人才称号、科技奖励、荣誉、职务职称、学历学位等的，撤销获得的资助项目和人才、奖励、荣誉等称号及职务职称、学历学位，追回项目经费、奖金。

第三十九条　根据本办法给予被调查人一定期限取消相关资格处理和取消已获得的相关称号、资格处理的，均应对责任人在单位内部或系统通报批评，并记入省科研诚信严重失信行为数据库，纳入省信用信息共享平台，并提请相关部门和地方依法依规对有关责任主体实施失信联合惩戒。

根据前款规定记入省科研诚信严重失信行为数据库的，应在处理决定书中载明。涉及取消相关资格等有时限规定的，也应一并载明。

第四十条　根据本办法给予被调查人一定期限取消相关资格处理和取消已获得的相关称号、资格处理的，决定作出单位应在决定生效后 1 个月内将处理决定书和调查报告报送省科技厅或省社科院和上级主管部门。省科技厅应在收到后 10 个工作日内通过科研诚信信息系统提交至科技部。

第四十一条　被调查人科研失信行为涉及科技计划（专项、基金等）、科技奖励、科技人才等的，调查处理单位应将调查处理决定或处理建议书同时报送科技计划(专项、基金等)、科技奖励和科技人才管理部门(单位)。科技计划(专项、基金等)、科技奖励、科技人才管理部门（单位）在接到调查报告和处理决定书或处理建议书后，应依据经查实的科研失信行为，在职责范围内对被调查人同步做出处理，并制作处理决定书，送达被处理人及其所在单位。

第四十二条　科研失信行为涉及多个主体的，应甄别不同主体的责任，并视其失信行为在负面影响或财政资金损失发生过程和结果中所起作用等因素分别给予相应处理。

第四十三条　对经调查未发现存在科研失信行为的，调查单位应及时以公开等适当方式澄清。

第五章　申诉复查

第四十四条　当事人对处理决定不服的，可在收到处理决定书之日起 15 日内，按照处理决定书载明的救济途径向做出调查处理决定的单位或部门书面提出复查申请，写明理由并提供相关证据或线索。

调查处理单位(部门)应在收到复查申请之日起 15 个工作日内作出是否受理决定。决定受理的，另行组织调查组或委托第三方机构，按照本办法的调查程序开展调查，作出复查报告，向被举报人反馈复查决定。决定不予受理的，应书面通知当事人。

第四十五条　当事人对复查结果不服的，可向调查处理单位的上级主管部门或科研诚信管理部门提出书面申诉，申诉必须明确理由并提供充分证据。

相关单位或部门应在收到申诉之日起 15 个工作日内作出是否受理决定。仅以对调查处理结果和复查结果不服为由，不能说明其他理由并提供充分证据，或以同一事实和理由提出申诉的，不予受理。决定受理的，应再次组织复查，复查结果为最终结果。

第四十六条　复查应制作复查决定书，复查决定书应针对当事人提出的理由一一给予明确回复。复查原则上应自受理之日起 90 个工作日内完成。复查期间，不停止原处理决定的执行。

第四十七条　采取本办法第三十二条(三)(五)(七)(八)(九)(十)项处理措施的，处理期限自处理决定下达之日起计算，处理决定作出前已执行本规定取消、暂缓等措施的，取消、暂缓期限可折抵处理期限。

第六章　保障与监督

第四十八条　参与调查处理工作的人员应遵守工作纪律，签署保密协议，不得私自留存、隐匿、摘抄、复制或泄露问题线索和涉案资料，未经允许不得透露或公开调查处理工作情况。

委托第三方机构开展调查、测试、评估或评价时，应履行保密程序。

第四十九条 调查处理应严格执行回避制度。参与科研诚信案件调查处理工作的专家和调查人员应签署回避声明。被调查人或举报人近亲属、本案证人、利害关系人、有研究合作或师生关系或其他可能影响公正调查处理情形的，不得参与调查处理工作，应当主动申请回避。

被调查人、举报人以及其他有关人员有权要求其回避。

第五十条 调查处理应保护举报人、被举报人、证人等的合法权益，不得泄露相关信息，不得将举报材料转给被举报人或被举报单位等利益涉及方。对于调查处理过程中索贿受贿、违反保密和回避原则、泄露信息的，依法依规严肃处理。

第五十一条 高等学校、科研机构、医疗卫生机构、企业、社会组织等单位应建立健全调查处理工作相关的配套制度，细化受理举报、科研失信行为认定标准、调查处理程序和操作规程等，明确单位科研诚信负责人和内部机构职责分工，加强工作经费保障和对相关人员的培训指导,抓早抓小，并发挥聘用合同(劳动合同)、科研诚信承诺书和研究数据管理政策等在保障调查程序正当性方面的作用。

第五十二条 主管部门应加强对本系统科研诚信案件调查处理的指导和监督。

第五十三条 省科技厅和省社科院对自然科学和哲学社会科学领域重大科研诚信案件应加强信息通报与公开。各有关单位应加强科研诚信案件调查处理的协调配合、结果互认和信息共享等工作。

第七章 附 则

第五十四条 从轻处理，是指在本办法规定的科研失信行为应受到的处理幅度以内，给予较轻的处理。

从重处理，是指在本办法规定的科研失信行为应受到的处理幅度以内，给予较重的处理。

减轻处理，是指在本办法规定的科研失信行为应受到的处理幅度以外，减轻一档给予处理。

加重处理，是指在本办法规定的科研失信行为应受到的处理幅度以外，加重一档给予处理。

第五十五条　各有关部门和单位应依据本办法结合实际情况制定具体细则。

第五十六条　各级科技主管部门已在职责和权限范围内制定科研失信行为处理规定且处理尺度不低于本办法规定的，可按照已有规定进行处理。

第五十七条　科研失信行为处理属其他部门、机构职责和权限的，由有权处理的部门、机构依据法律、行政法规及其他有关规定处理，处理尺度应不低于本办法。

第五十八条　法律、行政法规对科研失信行为及相应处理另有规定的，从其规定。

第五十九条　本办法自发布之日起实施，由省科技厅和省社科院负责解释。

河南省卫生健康委员会办公室

2021 年 8 月 23 日印发

附录四　成果转化相关文件

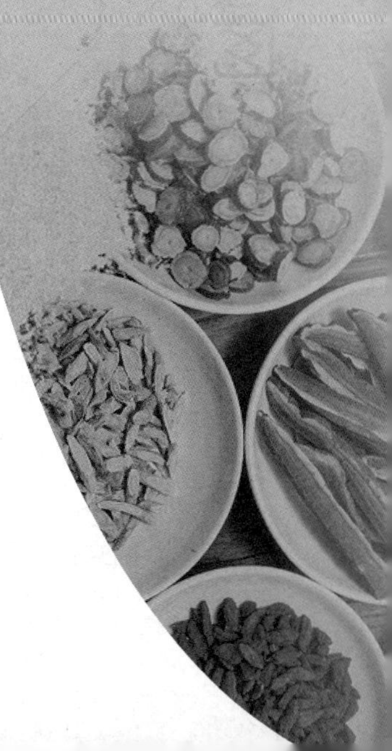

实施《中华人民共和国促进科技成果转化法》若干规定

国发〔2016〕16号

为加快实施创新驱动发展战略，落实《中华人民共和国促进科技成果转化法》，打通科技与经济结合的通道，促进大众创业、万众创新，鼓励研究开发机构、高等院校、企业等创新主体及科技人员转移转化科技成果，推进经济提质增效升级，作出如下规定。

一、促进研究开发机构、高等院校技术转移

（一）国家鼓励研究开发机构、高等院校通过转让、许可或者作价投资等方式，向企业或者其他组织转移科技成果。国家设立的研究开发机构和高等院校应当采取措施，优先向中小微企业转移科技成果，为大众创业、万众创新提供技术供给。

国家设立的研究开发机构、高等院校对其持有的科技成果，可以自主决定转让、许可或者作价投资，除涉及国家秘密、国家安全外，不需审批或者备案。

国家设立的研究开发机构、高等院校有权依法以持有的科技成果作价入股确认股权和出资比例，并通过发起人协议、投资协议或者公司章程等形式对科技成果的权属、作价、折股数量或者出资比例等事项明确约定，明晰产权。

（二）国家设立的研究开发机构、高等院校应当建立健全技术转移工作体系和机制，完善科技成果转移转化的管理制度，明确科技成果转化各项工作的责任主体，建立健全科技成果转化重大事项领导班子集体决策制度，加强专业化科技

成果转化队伍建设，优化科技成果转化流程，通过本单位负责技术转移工作的机构或者委托独立的科技成果转化服务机构开展技术转移。鼓励研究开发机构、高等院校在不增加编制的前提下建设专业化技术转移机构。

国家设立的研究开发机构、高等院校转化科技成果所获得的收入全部留归单位，纳入单位预算，不上缴国库，扣除对完成和转化职务科技成果作出重要贡献人员的奖励和报酬后，应当主要用于科学技术研发与成果转化等相关工作，并对技术转移机构的运行和发展给予保障。

（三）国家设立的研究开发机构、高等院校对其持有的科技成果，应当通过协议定价、在技术交易市场挂牌交易、拍卖等市场化方式确定价格。协议定价的，科技成果持有单位应当在本单位公示科技成果名称和拟交易价格，公示时间不少于 15 日。单位应当明确并公开异议处理程序和办法。

（四）国家鼓励以科技成果作价入股方式投资的中小企业充分利用资本市场做大做强，国务院财政、科技行政主管部门要研究制定国家设立的研究开发机构、高等院校以技术入股形成的国有股在企业上市时豁免向全国社会保障基金转持的有关政策。

（五）国家设立的研究开发机构、高等院校应当按照规定格式，于每年 3 月 30 日前向其主管部门报送本单位上一年度科技成果转化情况的年度报告，主管部门审核后于每年 4 月 30 日前将各单位科技成果转化年度报告报送至科技、财政行政主管部门指定的信息管理系统。年度报告内容主要包括：

1. 科技成果转化取得的总体成效和面临的问题；

2. 依法取得科技成果的数量及有关情况；

3. 科技成果转让、许可和作价投资情况；

4. 推进产学研合作情况，包括自建、共建研究开发机构、技术转移机构、科技成果转化服务平台情况，签订技术开发合同、技术咨询合同、技术服务合同情况，人才培养和人员流动情况等；

5. 科技成果转化绩效和奖惩情况，包括科技成果转化取得收入及分配情况，对科技成果转化人员的奖励和报酬等。

二、激励科技人员创新创业

（六）国家设立的研究开发机构、高等院校制定转化科技成果收益分配制度时，要按照规定充分听取本单位科技人员的意见，并在本单位公开相关制度。依法对职务科技成果完成人和为成果转化作出重要贡献的其他人员给予奖励时，按照以下规定执行：

1. 以技术转让或者许可方式转化职务科技成果的，应当从技术转让或者许可所取得的净收入中提取不低于 50% 的比例用于奖励。

2. 以科技成果作价投资实施转化的，应当从作价投资取得的股份或者出资比例中提取不低于 50% 的比例用于奖励。

3. 在研究开发和科技成果转化中作出主要贡献的人员，获得奖励的份额不低于奖励总额的 50%。

4. 对科技人员在科技成果转化工作中开展技术开发、技术咨询、技术服务等活动给予的奖励，可按照促进科技成果转化法和本规定执行。

（七）国家设立的研究开发机构、高等院校科技人员在履行岗位职责、完成本职工作的前提下，经征得单位同意，可以兼职到企业等从事科技成果转化活动，或者离岗创业，在原则上不超过 3 年时间内保留人事关系，从事科技成果转化活动。研究开发机构、高等院校应当建立制度规定或者与科技人员约定兼职、离岗从事科技成果转化活动期间和期满后的权利和义务。离岗创业期间，科技人员所承担的国家科技计划和基金项目原则上不得中止，确需中止的应当按照有关管理办法办理手续。

积极推动逐步取消国家设立的研究开发机构、高等院校及其内设院系所等业务管理岗位的行政级别，建立符合科技创新规律的人事管理制度，促进科技成果转移转化。

（八）对于担任领导职务的科技人员获得科技成果转化奖励，按照分类管理的原则执行：

1. 国务院部门、单位和各地方所属研究开发机构、高等院校等事业单位（不含内设机构）正职领导，以及上述事业单位所属具有独立法人资格单位的正职领导，是科技成果的主要完成人或者对科技成果转化作出重要贡献的，可以按照促进科技成果转化法的规定获得现金奖励，原则上不得获取股权激励。其他担任领导职务的科技人员，是科技成果的主要完成人或者对科技成果转化作出重要贡献的，可以按照促进科技成果转化法的规定获得现金、股份或者出资比例等奖励和报酬。

2. 对担任领导职务的科技人员的科技成果转化收益分配实行公开公示制度，

不得利用职权侵占他人科技成果转化收益。

（九）国家鼓励企业建立健全科技成果转化的激励分配机制，充分利用股权出售、股权奖励、股票期权、项目收益分红、岗位分红等方式激励科技人员开展科技成果转化。国务院财政、科技等行政主管部门要研究制定国有科技型企业股权和分红激励政策，结合深化国有企业改革，对科技人员实施激励。

（十）科技成果转化过程中，通过技术交易市场挂牌交易、拍卖等方式确定价格的，或者通过协议定价并在本单位及技术交易市场公示拟交易价格的，单位领导在履行勤勉尽责义务、没有牟取非法利益的前提下，免除其在科技成果定价中因科技成果转化后续价值变化产生的决策责任。

三、营造科技成果转移转化良好环境

（十一）研究开发机构、高等院校的主管部门以及财政、科技等相关部门，在对单位进行绩效考评时应当将科技成果转化的情况作为评价指标之一。

（十二）加大对科技成果转化绩效突出的研究开发机构、高等院校及人员的支持力度。研究开发机构、高等院校的主管部门以及财政、科技等相关部门根据单位科技成果转化年度报告情况等，对单位科技成果转化绩效予以评价，并将评价结果作为对单位予以支持的参考依据之一。

国家设立的研究开发机构、高等院校应当制定激励制度，对业绩突出的专业化技术转移机构给予奖励。

（十三）做好国家自主创新示范区税收试点政策向全国推广工作，落实好现有促进科技成果转化的税收政策。积极研究探索支持单位和个人科技成果转化的税收政策。

（十四）国务院相关部门要按照法律规定和事业单位分类改革的相关规定，研究制定符合所管理行业、领域特点的科技成果转化政策。涉及国家安全、国家秘密的科技成果转化，行业主管部门要完善管理制度，激励与规范相关科技成果转化活动。对涉密科技成果，相关单位应当根据情况及时做好解密、降密工作。

（十五）各地方、各部门要切实加强对科技成果转化工作的组织领导，及时研究新情况、新问题，加强政策协同配合，优化政策环境，开展监测评估，及时总结推广经验做法，加大宣传力度，提升科技成果转化的质量和效率，推动我国经济转型升级、提质增效。

（十六）《国务院办公厅转发科技部等部门关于促进科技成果转化若干规定的通知》（国办发〔1999〕29 号）同时废止。此前有关规定与本规定不一致的，按本规定执行。

河南省人民政府办公厅转发省科委等部门关于贯彻落实《关于促进科技成果转化若干规定》的实施意见的通知

豫政办〔2000〕62 号

为了贯彻落实《中共中央国务院关于加强技术创新发展高科技实现产业化的决定》（中发〔1999〕14 号）和《国务院办公厅转发科技部等部门关于促进科技成果转化若干规定的通知》（国办发〔1999〕29 号），推动科技成果转化，加快我省科技经济一体化进程，特提出如下实施意见。

一、各级人民政府应当加强对科技成果转化工作的领导，将科技成果转化纳入国民经济和社会发展计划。政府利用部标择优机制，以财政经费支持科技成果转化。

二、省第一年向社会发布“科技成果转化项目指南”，编制“科技成果重点转化计划”，由企业和科研机构、高等院校组织实施。

三、省行业主管部门要结合我省产业结构调整和产品结构调整促进科技成果转化，并根据国家有关规定公布限制使用或淘汰的落后技术、工艺和装备，努力实现技术、工艺、装备的现代化。

四、鼓励符合条件的法人、社会投资机构按照国家有关规定设立高新技术成果转化风险投资基金，用以扶持高投入、高效益、高风险的高技术成果转化。（风险投资基金的使用办法另行规定）

五、企业要加大技术开发和科技成果转化的投入力度。每年用于技术开发的经费，大中型企业要占其年销售总额的 1.5% 以上，建有技术中心的企业要达到

3% 以上，高新技术企业要达到 5% 以上。其中，信息技术和生物技术、医药类企业要分别达到 8% 和 10% 以上。

六、金融机构应积极支持科技成果转化工作，对符合条件，能提供合法担保的科技项目，要优先发放科技贷款。对于有市场发展前景、技术含量高、经济效益好、能替代进口的高新技术成果转化项目，要加贷款支持力度。

省对高新技术产业化重点项目及高新技术出口产品的信贷给予一定的贴息支持。

七、从事科技成果转化的中间试验基地、工业性试验基地、农业试验示范基地以及其他技术创新和技术服务机构要为科技成果转化提供配套服务。

八、鼓励和支持具备条件的科研机构及科技人员创办技术中介机构，从事科技成果转化的中介服务等活动。中介机构须依法领取营业执照。从事经纪业务的人员须按规定取得资格证书。尚未取得资格证书的，要经过培训，2 年内取得资格证书。

九、科研机构、高等院校及其科技人员可以通过创办、领办科技企业、科技成果入股等方式转化科技成果。以科技成果向公司出资入股的，其作价金额一般不超过公司（企业）注册资本 20%；以高新技术成果作价出资入股的，作价金额可达公司（企业）注册资本的 35%（另有约定的除外）。

十、科技成果转化执行国家和省对科技产业化的税收优惠政策。对技术转让、技术开发和与之相关的技术咨询、技术服务的收入，免征营业税。

十一、科研机构和高等院校服务于各业的技术成果转让、技术培训、技术咨询、技术服务、技术承包所取得的技术性服务收入暂免征收所得税；新开办并独立核算的从事科技咨询业、信息业和技术服务业的企业或经营单位，自开办之日起 2 年内免征所得税。

十二、对开发生产软件产品的企业，其软件产品可按 6% 的征收计算缴纳增值税，软件开发生产企业的工资支出可按实际发生额在企业所得税税前扣除。

十三、企业研究开发新产品、新技术、新工艺所发生的各项费用，按照国家规定计入成本；为开发新技术、研制新产品所购置的试制用关键设备、测试仪器单台价值在 10 万以下的，可以一次或者分次摊入管理费用，其中达到固定资产标准的，应当单独管理，不再提取折旧。

企业技术开发费年增幅在 10% 以上的，按照国家规定再以实际发生额的 50% 抵扣应税所得额。

十四、企业转化科技成果而形成的试验产品，按照国家有关试销产品的规定，经有关部门批准后，可在核定的试销期内试销。

十五、企业的研究开发机构直接用于科研、科学试验的进口仪器、设备、化学试齐和技术资料，按照国家有关规定免征增值税，并享受减免关税的优惠政策。

十六、企业为实现科技成果转化而进行中试，报经主管财税机关批准后，中试设备的折旧年限可以在国家规定的基础上缩短 30%~50%。

十七、高新技术成果转化项目用地，前 3 年暂按划拨方式供应。减半收取购置生产经营用房交易手续费和产权登记费，根据国家规定免收组建公司时国家行政机关事业性收费。

十八、科研机构、高等院校高新技术成果转化项目，可优先享受我省高新技术产业化重点项目的贷款贴息。

十九、农业科研、技术推广和农业教学单位可以独立或者与其他组织、个人合作，为农业生产提供产前、产中、产后综合配套技术服务，实施农业科技成果转化。可以通过公平竞争承担政府组织实施的农业科技成果转化项目。用于农业科技成果转化的经费可以列入生产成本。

农业科研机构可以依法享有独立研究开发或与其他单位合作研究开发并经过审定的包括种子等产品的自营销售权。

二十、依法对研究开发科技成果的职务科技成果完成人和为成果转化做出贡献的其他人员给予奖励：

以技术转让方式将职务科技成果提供给他人实施的，应当从技术转让所得的净收入中提取不低于 25% 的比例用于一次性奖励，并在转让资金到位后 1 个月内付清。

自行实施转化或与他人合作实施转化的，科研机构或高等院校应当在项目成功投产后连续 5 年内，从实施该科技成果的年净收入中提取不低于 8% 的比例用以奖励，或者参照此比例，给予一次性奖励。

采用股份形式的企业实施转化的，也可以用不低于科技成果入股时作价金额 25% 的股份给予奖励，该持股人依据所持股份分享收益。在研究开发和成果转化中贡献突出的人员所得奖励份额应不低于奖励总额的 50%。

以上奖励总额超过技术转让净收入或科技成果作价金额 50%，以及超过实施转化年净收入 20% 的，由该单位职工代表大会讨论决定。

对获得以服从或出资比例等股权形式奖励的，获奖人在按股份、出资比例分红或转让股权所得时，应依法缴纳个人所得税。但获得奖励的股份或出资比例的收益再投资用于高新技术成果转化的，免征个人所得税。

二十一、转制为企业、进入企业（企业集团）、实行企业化管理的科研机构，转化自己研制的科技成果时，5 年内可享受国家给予科研事业单位的各项政策。

二十二、科技人员在完成本职工作、不影响本单位利益的前提下，可以在其他单位兼职从事研究开发和科技成果转化活动。

国有科研单位、高等院校的科技人员可以与本单位签订协议，在 2 年内离岗创办科技企业或到其他科技企业转化科技成果。

科技人员兼职或离岗期间的工资、医疗、意外伤害等待遇和各种保险由单位按国家和我省的有关规定支付。

二十三、切实解决从事科技成果转化人员的待遇。在评审专业技术职务任职资格时，应将其从事科技成果转化工作的业绩作为必要条件之一。业绩突出的，予以破格评聘相应的专业技术职务。

对在科技成果转化工作中取得显著成绩的科技人员，可优先向人事部推荐授予国家有突出贡献的中青年专家称号和享受政府津贴。政府在表彰奖励科技人员时，应将从事科技成果转化的科技人员列为重点。

在制定单位内部收入分配办法时，可将其从事科技成果转化工作方面的业绩作为一项因素，参与内部分配。

二十四、科研机构、高等院校所取得的高新技术成果，本单位在 1 年内未实施转化的，科技成果完成人和参加人在不变更职务科技成果权属的前提下，可以根据与本单位签订的协议进行该项科技成果的转化，并享有协议约定的权益。科技成果完成人自行创办企业实施转化的，本单位可依法在该企业中享有股权或出资比例，也可以依法以技术转让的方式取得技术收入。

科技成果完成人不得阻碍职务科技成果的转化，不得将职务科技成果及其技术资料和数据占为己有，侵犯单位的合法权益。单位也不得以任何理由限制科技成果的转化，而应当积极组织力量支持和帮助成果完成人实施科技成果转化。

二十五、科技成果转化活动中，需要对科技成果的价值、性能、适用性进行评估、检测的，应当按照规定进行评估、检测。对科技成果进行检测或价值评估，必须遵循公正、客观的原则，不得提供虚假的检测结果或评估证明。

二十六、凡属于应用性研究开发成果而未进入实际应用阶段的科技成果，不予受理鉴定、评估和验收，未实施成果转化或虽然转化但效益不好的项目，不予受理申请科技奖励。

河南省促进科技成果转化条例

第一章 总 则

第一条 为了促进科技成果向现实生产力转化，规范科技成果转化活动，加速科学技术进步，实施创新驱动发展和科技兴豫战略，推动经济建设和社会发展，根据《中华人民共和国促进科技成果转化法》和有关法律、行政法规，结合本省实际，制定本条例。

第二条 在本省行政区域内的科技成果转化及其相关活动，适用本条例。

第三条 本条例所称科技成果，是指通过科学研究与技术开发产生的具有实用价值的成果。

本条例所称职务科技成果，是指执行研究开发机构、高等院校和企业等单位的工作任务，或者主要是利用上述单位的物质技术条件所完成的科技成果。

本条例所称科技成果转化，是指为提高生产力水平而对科技成果进行的后续试验、开发、应用、推广直至形成新技术、新工艺、新材料、新产品、新服务、新标准、新模式，发展新产业等活动。

第四条 科技成果转化活动应当有利于促进科技与经济的结合，提高经济效益、社会效益和保护环境、合理利用资源；应当遵循科技创新规律和市场规律，发挥企业主体作用与政府引导作用，体现智力劳动价值分配导向；应当遵循自愿、互利、公平、诚实信用的原则，加强知识产权保护，保障参与科技成果转化各方主体的利益，维护国家和社会公共利益。

第五条 企业是科技成果转化的主体。鼓励和支持企业建立研究开发机构，增加研究开发投入，加速科技成果转化。

鼓励研究开发机构、高等院校等组织和个人以多种形式与企业结合实施科技成果转化。

鼓励省外科技成果持有者及其他组织和个人来本省实施科技成果转化。

第六条　各级人民政府应当加强对科技成果转化工作的领导，将科技成果的转化纳入国民经济和社会发展计划，及时协调解决科技成果转化工作中的重大问题。

县级以上人民政府应当合理安排科技成果转化财政资金投入，拓宽科技成果转化资金市场供给渠道，引导信贷资金、创业投资资金以及各类社会资金加大投入，促进科技成果转化资金投入主体和投入途径多元化。

第七条　县级以上人民政府科学技术行政部门负责管理和指导本行政区域内的科技成果转化工作，其他有关部门在各自职责范围内，管理、指导、协调和服务科技成果转化工作。

高新技术产业开发区、经济技术开发区、农业科技园区等功能区的管理机构，应当采取更加有利于促进科技成果转化的措施，推动科技成果转化。

第二章　组织实施

第八条　县级以上人民政府科学技术行政部门和其他有关部门在制定科技规划、计划和编制项目指南时，对利用财政资金设立的应用类科技项目和其他相关科技项目，应当听取相关行业、企业，以及研究开发机构和高等院校的意见；在组织实施应用类科技项目时，应当在项目合同中明确项目承担者的科技成果转化义务。

第九条　县级以上人民政府科学技术行政部门应当会同有关部门，制定科技成果转化计划，定期发布科技成果目录、科技成果转化项目指南和重点科技成果转化项目供求信息，引导科技成果转化活动。

第十条　县级以上人民政府科学技术行政部门应当会同有关部门建立科技报告制度和科技成果信息系统，规范科技成果信息采集、加工与信息公开服务等活动，向社会公布科技项目实施情况以及科技成果和相关知识产权信息，提供科技成果信息查询、筛选等公益服务，实现全省信息共享。公布有关信息不得泄露国家秘密和商业秘密。

利用财政资金设立的科技项目的承担者应当按照规定及时提交相关科技报

告，并将科技成果和相关知识产权信息主动汇交到科技成果信息系统。

鼓励利用非财政资金设立的科技项目的承担者提交相关科技报告，将科技成果和相关知识产权信息汇交到科技成果信息系统，县级以上人民政府科学技术行政部门应当为其提供便利。

第十一条　对下列科技成果转化项目应当通过政府采购、研究开发资助、发布产业技术指导目录、示范推广等方式予以支持：

（一）能够显著提高产业技术水平、经济效益或者能够形成促进社会经济健康发展的新产业的；

（二）能够显著提高国家安全能力和公共安全水平的；

（三）能够改善民生和提高公共健康水平的；

（四）能够合理开发和利用资源、节约能源、降低消耗以及防治环境污染、保护生态、提高应对气候变化和防灾减灾能力的；

（五）能够促进现代农业或者农村经济发展的；

（六）能够加快民族地区、边远地区、贫困地区社会经济发展的。

第十二条　县级以上人民政府及其市场监督管理、科学技术等部门应当鼓励和支持企业对新技术、新工艺、新材料、新产品制定企业标准，鼓励和支持社会团体开展团体标准的制定，鼓励和支持企业、研究开发机构、高等院校参与国家标准、行业标准、地方标准以及国际标准的制定。

第十三条　省军民融合管理部门应当完善军民科技创新项目和成果的转化对接机制，加强军民科技成果相互转化的政策引导，完善军民科技规划计划的衔接与协调，促进军民科技成果融合创新发展。

县级以上人民政府及有关部门应当为军民科技成果融合转化创造条件。省人民政府和军工企业较多的省辖市人民政府应当制定发布军民科技资源共享目录，组织开展对接活动，促进军民科技成果双向转化。

第十四条　县级以上人民政府应当根据经济建设、社会发展的需要，规划、支持公共研究开发平台的建设，扶持发展技术创新和技术服务机构，促进高新技术成果转化。

第十五条　县级以上人民政府应当支持建立、完善区域性、行业性技术市场，与资本市场、人才市场衔接融合，打造连接国内外技术、资本、人才等创新资源的技术转移体系，促进技术交易和科技成果转化。

鼓励建设符合技术交易规律的科技成果交易网络平台，提供信息发布、融资并购、公开挂牌、竞价拍卖、咨询辅导等线上与线下相结合的专业化服务。

第十六条 县级以上人民政府应当在发展规划、用地、财政等方面支持科技企业孵化器、大学科技园、众创空间、创新创业基地等科技企业孵化机构发展，为科技成果转化和初创期科技型中小企业提供孵化场地、创业辅导、投融资对接、技术对接、研究开发与管理咨询等服务。

省人民政府科学技术行政部门应当建立科技企业孵化机构运营评价机制，运营评价结果作为对科技企业孵化机构奖励支持的重要依据。

第十七条 鼓励研究开发机构、高等院校、各类组织和个人依法设立各类科技中介服务机构。

科技中介服务机构可以提供下列服务：

（一）科技成果信息的搜集、筛选、分析、加工；

（二）科技成果的交易代理；

（三）科技成果的价值与成熟度评估；

（四）科技成果转化人才培训；

（五）科技创业孵化服务；

（六）科技成果转化的其他服务。科技中介服务机构从事科技成果转化服务，应当自觉接受有关部门的监督管理，加强行业自律，遵循公正、客观的原则，不得提供虚假的信息和证明，不得泄露其在服务过程中知悉的国家秘密和当事人的商业秘密。

各级人民政府应当对促成省内外技术成果在本省转移转化成效显著的科技中介服务机构给予补助或者奖励。

第十八条 科技成果持有者可以采用下列方式进行科技成果转化：

（一）自行投资实施转化；

（二）向他人转让科技成果；

（三）许可他人使用科技成果；

（四）以科技成果作为合作条件，与他人共同实施转化；

（五）以科技成果作价投资，折算股份或者出资比例；

（六）其他协商确定的方式。

第十九条 各级人民政府组织实施的重点科技成果转化项目，可以由有关部门组织采用公开招标的方式实施转化。有关部门应当对中标单位提供招标时确定的资助或者其他条件。

列入各级人民政府科技发展计划中由财政资金支持的应用性研究项目，具备公开转化价值和条件的，其成果自评价验收通过之日起一年内未实施转化，有关部门应当责令其向社会公开转让。

第二十条　国家设立的研究开发机构、高等院校对其持有的科技成果，可以自主决定转让、许可或者作价投资，但应当通过协议定价、在技术市场挂牌交易、拍卖等方式确定价格。

通过协议方式确定科技成果价格的，应当在本单位公示科技成果名称、内容摘要、转化方式、拟交易价格等信息，明确并公开异议处理程序和办法。受让方是职务科技成果完成人或者其利害关系人的，应当予以注明。

通过在技术市场挂牌交易、拍卖方式进行科技成果转化的，可以采取自行或者委托第三方征询市场价格、进行价值评估等方式确定基准价格。

第二十一条　国家设立的研究开发机构、高等院校取得的职务科技成果，完成人和参加人在不变更职务科技成果权属的前提下，可以根据与本单位签订的协议进行该项科技成果的转化，并享有协议约定的权益。科技成果完成人自行创办企业实施该项成果转化的，单位可以依法约定在该企业中享有股权或者出资比例，也可以依法以技术转让的方式取得技术转让收入。

职务科技成果完成人或者课题负责人不得阻碍科技成果的转化，不得将职务科技成果及其技术资料和数据占为已有。

第二十二条　科技成果转化过程中，通过技术市场挂牌交易、拍卖等方式确定价格的，或者通过协议定价并在本单位及技术市场公示拟交易价格的，单位领导在履行勤勉尽责义务、没有牟取非法利益的前提下，免除其在科技成果定价中因科技成果转化后续价值变化产生的决策责任。

第二十三条　国家设立的研究开发机构、高等院校应当向其主管部门提交上一年度科技成果转化情况报告，说明本单位依法取得的科技成果数量、实施转化情况以及相关收入分配情况，主管部门应当在收到科技成果转化情况年度报告后一个月内报送同级财政、科学技术部门。

第二十四条　鼓励企业与研究开发机构、高等院校以及其他组织采取联合建设研究开发平台、技术转移机构，或者技术创新联盟、新型研发机构，以及其他产学研合作方式，联合实施科技成果转化，共同开展研究开发、成果应用与推广、标准研究与制定等活动，引导科技成果对接特色产业需求转移转化。

鼓励研究开发机构、高等院校积极承接省内企业研发项目，可以根据项目实际到位资金给予一定比例奖励。

鼓励企业转移转化先进技术成果，对省内企业购买先进技术成果并在省内实施转化的，可以按照其上年度技术合同成交额给予一定奖励或者补助。

第二十五条　各级人民政府应当建立健全农业科技成果转化推广应用机制，加大农业科技成果转化投入，加强农业先进适用技术的示范、推广、培训和普及，促进农业科技成果转化。

鼓励企业、研究开发机构、高等院校与农业技术推广机构、农业专业技术协会、农民专业合作社、农户建立互利合作的利益分配机制，开展科技成果交流、人才培训、科技咨询和信息服务。

第三章　保障措施

第二十六条　省、省辖市人民政府应当建立科技成果转化的稳定投入机制。财政安排的科技成果转化资金，主要用于各级人民政府科技成果转化项目的引导资金、补助资金、贷款贴息、风险投资，以及其他促进科技成果转化的资金用途。

政府科技成果转化资金的筹措、管理、使用办法等由同级人民政府制定。

第二十七条　由县级以上人民政府设立的重大科学技术基础设施、研究开发机构、试验检测基地等基本建设投资，纳入同级财政基本建设支出预算。

第二十八条　建立科技创业投资机制。省和省辖市人民政府可以投入一定的资金，通过设立创业投资引导基金等方式，引导创业投资机构或者创业投资基金的创立和运行。

鼓励符合条件的自然人、法人、非法人组织按照国家有关规定兴办创业投资机构，或者设立、参与各类创业投资基金。

鼓励创业投资机构投资科技成果转化项目。创业投资机构向种子期、初创期科技型中小企业投资或者从事国家需要重点扶持和鼓励的创业投资的，按照有关规定享受税收优惠政策。

第二十九条　县级以上人民政府可以通过风险补偿、贷款贴息等方式，鼓励和支持银行等各类金融机构开展科技成果知识产权质押贷款、股权质押贷款等金融业务，为科技成果转化提供金融支持。对符合条件、能提供合法担保的科技成果转化项目，金融机构应当优先发放贷款支持。

鼓励和支持保险机构开发符合科技成果转化特点的保险品种，为科技成果转化提供保险服务。

支持企业利用多层次资本市场，通过股权交易、依法发行股票和债券等直接融资方式，为科技成果转化项目进行融资。

建立科技企业后备资源库，实行分层次的科技企业遴选制度，加大对优良科技企业的支持培育，积极促进符合条件的科技企业到科创板或者主板上市。

第三十条　县级以上人民政府科学技术行政部门可以采取向科技型中小企业发放科技创新券等补助方式，支持科技创新和科技成果转化。

第三十一条　企业研究开发新产品、新技术、新工艺等所发生的各项费用，按照国家规定计入成本；企业为开发新技术、研制新产品所购置的试制用关键设备、测试仪器，可以按照有关规定摊入管理费用。

企业为实现科技成果转化进行中间试验所使用的试验设备，可以按照规定加速折旧。

第三十二条　研究开发机构、高等院校服务各行业的技术成果转让、技术培训、技术咨询、技术承包所得的技术性服务收入可以按照国家规定享受税收优惠政策。

科技人员从职务科技成果转化中取得的收入，按照国家和本省有关规定享受税收优惠政策。

新开办的独立核算的科技、咨询、信息、技术服务业的企业或者经营单位可以按照国家规定享受税收优惠政策。

第三十三条　县级以上人民政府及其有关部门应当制定措施，培养、引进技术转移管理人员、技术经纪人、技术经理人等科技成果转化人才。对于引进的科技成果转化人才，落实户籍、住房、医疗、子女就学等方面的优惠政策。

县级以上人民政府及其有关部门应当根据社会公益领域需求，推动科技人员及高层次专家面向基层开展科技成果转化活动。

第三十四条　各类科技成果转化中介服务机构可以依托行业协会、科协组织，加强技术转移管理人员、技术经纪人、技术经理人等科技成果转化人才队伍建设，建立完善科技成果转化人才评价体系，畅通职业发展和职称晋升通道，开展技术转化专业培训，提高从业人员的专业素质和能力水平。

第三十五条　研究开发机构、高等院校可以设置专职岗位从事科技成果转化。专职从事科技成果转化工作的科技人员，在专业技术职务评聘、业绩考核、工作条件、生活待遇等方面与科学研究和教学人员同等对待。

第三十六条　鼓励研究开发机构、高等院校与企业及其他组织开展科技人员交流，根据专业特点、行业领域技术发展需要，聘请企业及其他组织的科技人员兼职从事教学和科研工作，支持本单位的科技人员到企业和其他组织兼职从事科技成果转化，或者按照国家和本省有关规定与本单位签订协议明确权利义务后离岗从事科技成果转化、创办科技企业。离岗后在本省内从事科技成果转化的，可以按照有关规定保留人事关系。

支持企业与研究开发机构、高等院校、职业院校及培训机构联合建立学生实习实训和研究生科研实践等教学科研基地，共同培养科技成果转化人才。

第三十七条　研究开发机构、高等院校的主管部门以及财政、科学技术等相关行政部门应当建立有利于促进科技成果转化的绩效考核评价体系，将科技成果转化情况作为对相关单位及人员评价、科研资金支持的重要内容和依据之一，并对科技成果转化绩效突出的相关单位和个人加大科研资金支持。

国有资产管理部门应当将国有独资企业及国有控股企业研究开发投入、科技成果转化等情况列入企业负责人经营业绩考核范围。

第三十八条　县级以上人民政府应当按照规定程序对在科技成果转化中做出突出贡献的单位和个人给予奖励。

省人力资源和社会保障部门应当会同有关部门建立健全科学技术人员分类评价制度，完善有利于促进科技成果转化的评价标准，将科技成果转化情况作为专业技术职称评定、职务聘任和考核评价的重要条件之一。

第四章　技术权益

第三十九条　科技成果完成单位与其他单位合作进行科技成果转化的，应当依法由合同约定该科技成果有关权益的归属。合同未作约定的，按照下列规定办理：

（一）在合作转化中无新的发明创造的，该科技成果的权益归该科技成果完成单位；

（二）在合作转化中产生新的发明创造的，该新发明创造的权益归合作各方共有；

（三）对合作转化中产生的科技成果，各方都有实施该项科技成果的权利，转让该科技成果应当经合作各方同意。

第四十条　职务科技成果完成单位应当对完成、转化该项科技成果做出重要贡献的人员给予奖励和报酬。科技成果完成单位未规定、也未与科技人员约定奖励和报酬的方式和数额的，按照下列标准对完成、转化职务科技成果做出重要贡献的人员给予奖励和报酬：

（一）将该项职务科技成果转让、许可给他人实施的，从该项科技成果转让净收入或者许可净收入中提取不低于百分之七十的比例；

（二）利用该项职务科技成果作价投资的，从该项科技成果形成的股份或者出资比例中提取不低于百分之七十的比例；

（三）将该项职务科技成果自行实施或者与他人合作实施的，应当在实施转化成功投产后连续 3~5 年，每年从实施该项科技成果的营业利润中提取不低于百分之十的比例。

国家设立的研究开发机构、高等院校规定或者与科技人员约定奖励和报酬的方式和数额应当符合前款第一项至第三项规定的标准。

第四十一条　对完成、转化职务科技成果做出重要贡献人员的奖励支付期限，应当在科技成果完成单位的有关奖励制度中规定或者与相关人员签订的合同中约定。

科技成果完成单位未在奖励制度中规定奖励支付期限，也未与相关人员签订协议约定的，应当在取得科技成果转化收入之日起六个月内完成奖励；以作价投资方式转化科技成果的，应当在股权登记或者变更时完成股权奖励。法律、法规另有规定的，从其规定。

第四十二条　国家设立的研究开发机构、高等院校转化科技成果所获得的收入全部留归本单位，纳入单位预算；在对完成、转化职务科技成果做出重要贡献的人员给予奖励和报酬后，主要用于科学技术研究开发与成果转化等相关工作。

第四十三条　国有企业和事业单位依照国家和本省有关规定对完成、转化职务科技成果做出重要贡献的人员给予奖励和报酬的支出计入工资总额，但不受当年本单位工资总额限制、不纳入本单位工资总额基数。

第四十四条　国家设立的研究开发机构、高等院校等事业单位的正职领导，是科技成果的主要完成人或者为成果转移转化做出重要贡献的，经集体研究通过并公示后，可以获得现金奖励，原则上不得给予股权激励。其他担任领导职务的科研人员可以获得现金、股份或者出资比例等奖励和报酬。

第四十五条 参与科技成果转化的合作各方应当就保守技术秘密达成协议，当事人不得违反协议或者违反权利人有关保守技术秘密的要求，披露、允许他人使用该技术。

企业、事业单位可以与参加科技成果转化的有关人员签订在职期间或者退（离）休、离职后一定期限内保守本单位技术秘密的协议；有关人员不得违反协议约定，泄露本单位的技术秘密和从事与原单位相同的科技成果转化活动。

职工不得将职务科技成果擅自转让或者变相转让。

在科技成果转化活动中，涉及国家秘密事项的，必须遵守国家有关保密规定。

第五章 法律责任

第四十六条 违反本条例规定的行为，法律法规已有处罚规定的，从其规定。

第四十七条 违反本条例规定，科技人员所属单位未依法定或者未依约定对完成和转化职务科技成果做出重要贡献的科技人员给予奖励和报酬的，由该单位主管部门责令限期改正；逾期未改正的，对负有直接责任的主管人员和其他直接责任人给予处分。

第四十八条 国家机关工作人员在科技成果转化工作中有下列情形之一的，由其所在单位或者上级主管部门依法给予处分；构成犯罪的，依法追究刑事责任：

（一）不履行法定职责，阻碍科技成果转化活动，造成严重后果的；

（二）泄露科技成果转化涉及的国家秘密或者他人的商业秘密的；

（三）截留、挪用、贪污科技成果转化财政性资金的；

（四）包庇他人骗取科技成果转化奖励资金的；

（五）其他滥用职权、玩忽职守、徇私舞弊行为的。

第六章 附 则

第四十九条 本条例自 2020 年 1 月 1 日起施行。2001 年 5 月 24 日河南省第九届人民代表大会常务委员会第二十二次会议通过的《河南省促进科技成果转化条例》同时废止。

教育部 国家知识产权局 科技部关于提升高等学校专利质量促进转化运用的若干意见

教科技〔2020〕1号

各省、自治区、直辖市教育厅（教委）、知识产权局（知识产权管理部门）、科技厅（委、局），新疆生产建设兵团教育局、知识产权局、科技局，有关部门（单位）教育司（局）、知识产权工作管理机构、科技司，部属各高等学校、部省合建各高等学校：

《国家知识产权战略纲要》颁布实施以来，高校知识产权创造、运用和管理水平不断提高，专利申请量、授权量大幅提升。但是与国外高水平大学相比，我国高校专利还存在"重数量轻质量""重申请轻实施"等问题。为全面提升高校专利质量，强化高价值专利的创造、运用和管理，更好地发挥高校服务经济社会发展的重要作用，现提出如下意见。

一、总体要求

（一）指导思想。以习近平新时代中国特色社会主义思想为指导，全面贯彻党的十九大和十九届二中、三中、四中全会精神，落实全国教育大会部署，坚持新发展理念，紧扣高质量发展这一主线，深入实施创新驱动发展战略和知识产权强国战略，全面提升高校专利创造质量、运用效益、管理水平和服务能力，推动科技创新和学科建设取得新进展，支撑教育强国、科技强国和知识产权强国建设。

（二）基本原则。坚持质量优先。牢牢把握知识产权高质量发展的要求，坚持质量优先，找准突破口，增强针对性，始终把高质量贯穿高校知识产权创造、管理和运用的全过程。

突出转化导向。树立高校专利等科技成果只有转化才能实现创新价值、不转化是最大损失的理念，突出转化应用导向，倒逼高校知识产权管理工作的优化提升。

强化政策引导。发挥资助奖励、考核评价等政策在推进改革、指导工作中的重要作用，建立并不断完善有利于提升专利质量、强化转化运用的各类政策和措施。

（三）主要目标。到 2022 年，涵盖专利导航与布局、专利申请与维护、专利转化运用等内容的高校知识产权全流程管理体系更加完善，并与高校科技创新体系、科技成果转移转化体系有机融合。到 2025 年，高校专利质量明显提升，专利运营能力显著增强，部分高校专利授权率和实施率达到世界一流高校水平。

二、重点任务

（一）完善知识产权管理体系。

1. 健全知识产权统筹协调机制。高校要成立知识产权管理与运营领导小组或科技成果转移转化领导小组，统筹科研、知识产权、国资、人事、成果转移转化和图书馆等有关机构，积极贯彻《高校知识产权管理规范》（GB/T 33251–2016），形成科技创新和知识产权管理、科技成果转移转化相融合的统筹协调机制。已成立科技成果转移转化领导小组的高校，要将知识产权管理纳入领导小组职责范围。

2. 建立健全重大项目知识产权管理流程。高校应将知识产权管理体现在项目的选题、立项、实施、结题、成果转移转化等各个环节。围绕科技创新 2030 重大项目、重点研发计划等国家重大科研项目，探索建立健全专利导航工作机制。在项目立项前，进行专利信息、文献情报分析，开展知识产权风险评估，确定研究技术路线，提高研发起点；项目实施过程中，跟踪项目研究领域工作动态，适时调整研究方向和技术路线，及时评估研究成果并形成知识产权；项目验收前，要以转化应用为导向，做好专利布局、技术秘密保护等工作，形成项目成果知识产权清单；项目结题后，加强专利运用实施，促进成果转移转化。鼓励高校围绕优势特色学科，强化战略性新兴产业和国家重大经济领域有关产业的知识产权布局，加强国际专利的申请。

3. 逐步建立职务科技成果披露制度。高校应从源头上加强对科技创新成果的管理与服务，逐步建立完善职务科技成果披露制度。科研人员应主动、及时向所在高校进行职务科技成果披露。高校要提高科研人员从事创新创业的法律风险意识，引导科研人员依法开展科技成果转移转化活动，切实保障高校合法权益。未经单位允许，任何人不得利用职务科技成果从事创办企业等行为。涉密职务科技成果的披露要严格遵守保密有关规定。

（二）开展专利申请前评估。

4. 建立专利申请前评估制度。有条件的高校要加快建立专利申请前评估制度，明确评估机构与流程、费用分担与奖励等事项，对拟申请专利的技术进行评估，以决定是否申请专利，切实提升专利申请质量。评估工作可由本校知识产权管理部门（技术转移部门）或委托市场化机构开展。对于评估机构经评估认为不适宜申请专利的职务科技成果，因放弃申请专利而给高校带来损失的，相关责任人已履行勤勉尽责义务、未牟取非法利益的，可依法依规免除其放弃申请专利的决策责任。对于接受企业、其他社会组织委托项目形成的职务科技成果，允许合同相关方自主约定是否申请专利。

5. 明确产权归属与费用分担。允许高校开展职务发明所有权改革探索，并按照权利义务对等的原则，充分发挥产权奖励、费用分担等方式的作用，促进专利质量提升。发明人不得利用财政资金支付专利费用。

专利申请评估后，对于高校决定申请专利的职务科技成果，鼓励发明人承担专利费用。高校与发明人进行所有权分割的，发明人应按照产权比例承担专利费用。不进行所有权分割的，要明确专利费用分担和收益分配；高校承担全部专利费用的，专利转化取得的收益，扣除专利费用等成本后，按照既定比例进行分配；发明人承担部分或全部专利费用的，专利转化取得的收益，先扣除专利费用等成本，其中发明人承担的专利费用要加倍扣除并返还给发明人，然后再按照既定比例进行分配。

专利申请评估后，对于高校决定不申请专利的职务科技成果，高校要与发明人订立书面合同，依照法定程序转让专利申请权或者专利权，允许发明人自行申请专利，获得授权后专利权归发明人所有，专利费用由发明人承担，专利转化取得的收益，扣除专利申请、运维费用等成本后，发明人根据约定比例向高校交纳收益。

（三）加强专业化机构和人才队伍建设。

6. 加强技术转移与知识产权运营机构建设。支持有条件的高校建立健全集技术转移与知识产权管理运营为一体的专门机构，在人员、场地、经费等方面予以保障，通过“国家知识产权试点示范高校”“高校科技成果转化和技术转移基地”“高校国家知识产权信息服务中心”等平台和试点示范建设，促进技术转移与知识产权管理运营体系建设，不断提升高校科技成果转移转化能力。鼓励各高校探索市场化运营机制，充分调动专业机构和人才的积极性。

支持市场化知识产权运营机构建设，为高校提供知识产权、法律咨询、成果评价、项目融资等专业服务。鼓励高校与第三方知识产权运营服务平台或机构合作，并从科技成果转移转化收益中给予第三方专业机构中介服务费。鼓励高校与地方结合，围绕各地产业规划布局和高校学科优势，设立行业性的知识产权运营中心。

7. 加快专业化人才队伍建设。支持高校设立技术转移及知识产权运营相关课程，加强知识产权相关专业、学科建设，引育结合打造知识产权管理与技术转移的专业人才队伍，推动专业化人才队伍建设。鼓励高校组建科技成果转移转化工作专家委员会，引入技术经理人全程参与高校发明披露、价值评估、专利申请与维护、技术推广、对接谈判等科技成果转移转化的全过程，促进专利转化运用。

8. 设立知识产权管理与运营基金。支持高校通过学校拨款、地方奖励、科技成果转移转化收益等途径筹资设立知识产权管理与运营基金，用于委托第三方专业机构开展专利导航、专利布局、专利运营等知识产权管理运营工作以及技术转移专业机构建设、人才队伍建设等，形成转化收益促进转化的良好循环。

（四）优化政策制度体系。

9. 完善人才评聘体系。高校要以质量和转化绩效为导向，更加重视专利质量和转化运用等指标，在职称晋升、绩效考核、岗位聘任、项目结题、人才评价和奖学金评定等政策中，坚决杜绝简单以专利申请量、授权量为考核内容，加大专利转化运用绩效的权重。支持高校根据岗位设置管理有关规定自主设置技术转移转化系列技术类和管理类岗位，激励科研人员和管理人员从事科技成果转移转化工作。

10. 优化专利资助奖励政策。高校要以优化专利质量和促进科技成果转移转化为导向，停止对专利申请的资助奖励，大幅减少并逐步取消对专利授权的奖励，可通过提高转化收益比例等“后补助”方式对发明人或团队予以奖励。

三、组织实施

（一）完善工作机制。教育部、国家知识产权局、科技部建立定期沟通机制，及时研究高校专利申请、授权、转化有关情况。各高校要深刻认识进一步做好专利质量提升工作的重要性，坚持质量第一，积极推动把专利质量提升工作纳入重要议事日程，进一步提高知识产权工作水平，促进知识产权的创造和运用。其他类型知识产权管理工作可参照本意见执行。

（二）加强政策引导。将专利转化等科技成果转移转化绩效作为一流大学和一流学科建设动态监测和成效评价以及学科评估的重要指标，不单纯考核专利数量，更加突出转化应用。遴选若干高校开展专业化知识产权运营或技术转移人才队伍培养，不断提升高校知识产权运营和技术转移能力。国家知识产权局加强对专利申请的审查力度，严把专利质量关。反对发布并坚决抵制高校专利申请量和授权量排行榜。

（三）实行备案监测。每年 3 月底前高校通过国家知识产权局系统对以许可、转让、作价入股或与企业共有所有权等形式进行转化实施的专利进行备案。教育部、国家知识产权局根据备案情况，每年公布高校专利转化实施情况，对专利交易情况进行监测。按照《关于规范专利申请行为的若干规定》（国家知识产权局令〔2017〕75 号），每季度监测高校非正常专利申请情况。对非正常专利申请每季度超过 5 件或本年度非正常专利申请占专利申请总量的比例超过 5% 的高校，国家知识产权局取消其下一年度申报中国专利奖的资格。

（四）创新许可模式。鼓励高校以普通许可方式进行专利实施转化，提升转化效率。支持高校创新许可模式，被授予专利权满三年无正当理由未实施的专利，可确定相关许可条件，通过国家知识产权运营相关平台发布，在一定时期内向社会开放许可。

教育部 国家知识产权局 科技部

2020 年 2 月 3 日

附录五　国家中医药管理局《古代经典名方目录（第一批）》

编号	方名	原文			剂型
		出处	处方	制法及用法	
1	桃核承气汤	《伤寒论》（汉·张仲景）“太阳病不解，热结膀胱，其人如狂，血自下，下者愈。其外不解者，尚未可攻，当先解其外；外解已，但少腹急结者，乃可攻之，宜桃核承气汤。”	桃仁五十个（去皮尖），大黄四两，桂枝二两（去皮），甘草二两（炙），芒硝二两。	上五味，以水七升，煮取二升半，去滓，内芒硝，更上火，微沸下火，先食温服五合，日三服。	汤剂
2	旋覆代赭汤	《伤寒论》（汉·张仲景）“伤寒发汗，若吐若下，解后，心下痞鞕，噫气不除者，属旋覆代赭石汤。”	旋覆花三两，人参二两，生姜五两，代赭一两，甘草三两（炙），半夏半升（洗），大枣十二枚（擘）。	上七味，以水一斗，煮取六升，去滓，再煎取三升，温服一升，日三服。	汤剂
3	竹叶石膏汤	《伤寒论》（汉·张仲景）“伤寒解后，虚羸少气，气逆欲吐，竹叶石膏汤主之。”	竹叶二把，石膏一斤，半夏半升（洗），麦门冬一升（去心），人参二两，甘草二两（炙），粳米半斤。	上七味，以水一斗，煮取六升，去滓，内粳米，煮米熟，汤成去米，温服一升，日三服。	汤剂
4	麻黄汤	《伤寒论》（汉·张仲景）“①太阳病，头痛发热，身疼腰痛，骨节疼痛，恶风无汗而喘者，麻黄汤主之。②太阳病，脉浮紧，无汗，发热，身疼痛，八九日不解，表证仍在，此当复发汗。服汤已，微除，其人发烦目瞑，剧者必衄，衄乃解。所以然者，阳气重故也，宜麻黄汤。③脉浮而紧，浮则为风，紧则为寒，风则伤卫，寒则伤荣，荣卫俱病，骨节烦疼，可发其汗，宜麻黄汤。”	麻黄三两（去节），桂枝二两（去皮），甘草一两（炙），杏仁七十个（去皮尖）。	上四味，以水九升，先煮麻黄，减二升，去上沫，内诸药，煮取二升半，去滓，温服八合，覆取微似汗，不须啜粥，余如桂枝法将息。	汤剂

续表

编号	方名	原文			剂型
		出处	处方	制法及用法	
5	吴茱萸汤	《伤寒论》（汉·张仲景）“①食谷欲呕，属阳明也，吴茱萸汤主之。②干呕，吐涎沫，头痛者，吴茱萸汤主之。”	吴茱萸一升（洗），人参三两，生姜六两（切），大枣十二枚（擘）。	上四味，以水七升，煮取二升，去滓，温服七合，日三服。	汤剂
6	芍药甘草汤	《伤寒论》（汉·张仲景）“伤寒脉浮，自汗出，小便数，心烦，微恶寒，脚挛急。……若厥愈足温者，更作芍药甘草汤与之，其脚即伸。”	白芍药、甘草各四两（炙）。	上二味，以水三升，煮取一升五合，去滓，分温再服。	汤剂
7	半夏泻心汤	《伤寒论》（汉·张仲景）“若心下满而鞕痛者，此为结胸也，大陷胸汤主之。但满而不痛者，此为痞，柴胡不中与之，宜半夏泻心汤。”	半夏半升（洗），黄芩、干姜、人参、甘草（炙）各三两，黄连一两，大枣十二枚（擘）。	上七味，以水一斗，煮取六升，去滓，再煎取三升，温服一升，日三服。	汤剂
8	真武汤	《伤寒论》（汉·张仲景）“①太阳病发汗，汗出不解，其人仍发热，心下悸，头眩，身瞤动，振振欲擗地者，真武汤主之。②少阴病，二三日不已，至四五日，腹痛，小便不利，四肢沉重疼痛，自下利者，此为有水气，其人或咳，或小便利，或下利，或呕者，真武汤主之。”	茯苓、芍药、生姜（切）各三两，白术二两，附子一枚（炮，去皮，破八片）。	上五味，以水八升，煮取三升，去滓，温服七合，日三服。	汤剂
9	猪苓汤	《伤寒论》（汉·张仲景）“①若脉浮发热，渴欲饮水，小便不利者，猪苓汤主之。②少阴病，下利六七日，咳而呕渴，心烦不得眠者，猪苓汤主之。”	猪苓（去皮）、茯苓、泽泻、阿胶、滑石（碎）各一两。	上五味，以水四升，先煮四味，取二升，去滓，内阿胶烊消，温服七合，日三服。	汤剂

续表

编号	方名	原文			剂型
		出处	处方	制法及用法	
10	小承气汤	《伤寒论》(汉·张仲景)“①阳明病脉迟，虽汗出不恶寒者，其身必重，短气，腹满而喘，有潮热者，此外欲解，可攻里也。手足濈然而汗出者，此大便已鞕也，大承气汤主之。若汗多，微发热恶寒者，外未解也，其热不潮，未可与承气汤。若腹大满不通者，可与小承气汤，微和胃气，勿令至大泄下。②下利谵语者，有燥屎也，宜小承气汤。③若不大便六七日，恐有燥屎，欲知之法，少与小承气汤，汤入腹中，转矢气者，此有燥屎也，乃可攻之。若不转矢气者，此但初头鞕，后必溏，不可攻之，攻之必胀满，不能食也，欲饮水者，与水则哕。其后发热者，大便必复鞕而少也，以小承气汤和之。不转矢气者，慎不可攻也。”	大黄四两(酒洗)，厚朴二两(炙，去皮)，枳实三枚(大者，炙)。	上三味，以水四升，煮取一升二合，去滓，分温二服。初服汤当更衣，不尔者，尽饮之，若更衣者，勿服之。	汤剂
11	甘草泻心汤	《伤寒论》(汉·张仲景)“伤寒中风，医反下之，其人下利日数十行，谷不化，腹中雷鸣，心下痞鞕而满，干呕心烦不得安，医见心下痞，谓病不尽，复下之，其痞益甚，此非结热，但以胃中虚，客气上逆，故使鞕也，属甘草泻心汤。”	甘草四两(炙)，黄芩三两，干姜三两，大枣十二枚(擘)，半夏半升(洗)，黄连一两。	上六味，以水一斗，煮取六升，去滓，再煎取三升，温服一升，日三服。	汤剂
12	黄连汤	《伤寒论》(汉·张仲景)“伤寒胸中有热，胃中有邪气，腹中痛，欲呕吐者，黄连汤主之。”	黄连三两，甘草三两(炙)，干姜三两，桂枝三两(去皮)，人参二两，半夏半升(洗)，大枣十二枚(擘)。	上七味，以水一斗，煮取六升，去滓，温服，昼三服夜二服。	汤剂

续表

编号	方名	原文			剂型
		出处	处方	制法及用法	
13	当归四逆汤	《伤寒论》（汉·张仲景）"①手足厥寒，脉细欲绝者，当归四逆汤主之。②下利脉大者，虚也，以强下之故也。设脉浮革，因尔肠鸣者，属当归四逆汤。"	当归三两，桂枝三两（去皮），芍药三两，细辛三两，甘草二两（炙），通草二两，大枣二十五枚（擘）。	上七味，以水八升，煮取三升，去滓，温服一升，日三服。	汤剂
14	附子汤	《伤寒论》（汉·张仲景）"少阴病，得之一二日，口中和，其背恶寒者，当灸之，附子汤主之。"	附子二枚（炮，去皮，破八片），茯苓三两，人参二两，白术四两，芍药三两。	上五味，以水八升，煮取三升，去滓，温服一升，日三服。	汤剂
15	桂枝芍药知母汤	《金匮要略》（汉·张仲景）"诸肢节疼痛，身体魁羸，脚肿如脱，头眩短气，温温欲吐，桂枝芍药知母汤主之。"	桂枝四两，芍药三两，甘草二两，麻黄二两，生姜五两，白术五两，知母四两，防风四两，附子二两（炮）。	上九味，以水七升，煮取二升，温服七合，日三服。	汤剂
16	黄芪桂枝五物汤	《金匮要略》（汉·张仲景）"血痹，阴阳俱微，寸口关上微，尺中小紧，外证身体不仁，如风痹状，黄芪桂枝五物汤主之。"	黄芪三两，芍药三两，桂枝三两，生姜六两，大枣十二枚。	上五味，以水六升，煮取二升，温服七合，日三服。	汤剂
17	半夏厚朴汤	《金匮要略》（汉·张仲景）"妇人咽中如有炙脔，半夏厚朴汤主之。"	半夏一升，厚朴三两，茯苓四两，生姜五两，干苏叶二两。	上五味，以水七升，煮取四升，分温四服，日三夜一服。	汤剂
18	瓜蒌薤白半夏汤	《金匮要略》（汉·张仲景）"胸痹不得卧，心痛彻背者，瓜蒌薤白半夏汤主之。"	瓜蒌实一枚，薤白三两，半夏半斤，白酒一斗。	上四味，同煮，取四升，温服一升，日三服。	汤剂
19	苓桂术甘汤	《金匮要略》（汉·张仲景）"①心下有痰饮，胸胁支满，目眩，苓桂术甘汤主之。②夫短气有微饮，当从小便去之，苓桂术甘汤主之。"	茯苓四两，桂枝、白术各三两，甘草二两。	上四味，以水六升，煮取三升，分温三服。	汤剂
20	泽泻汤	《金匮要略》（汉·张仲景）"心下有支饮，其人苦冒眩，泽泻汤主之。"	泽泻五两，白术二两。	上二味，以水二升，煮取一升，分温再服。	汤剂

续表

编号	方名	原文			剂型
		出处	处方	制法及用法	
21	百合地黄汤	《金匮要略》(汉·张仲景)"百合病，不经吐、下、发汗，病形如初者，百合地黄汤主之。"	百合七枚(擘)，生地黄汁一升。	上以水洗百合，渍一宿，当白沫出，去其水，更以泉水二升，煎取一升，去滓，内地黄汁，煎取一升五合，分温再服。中病，勿更服，大便当如漆。	汤剂
22	枳实薤白桂枝汤	《金匮要略》(汉·张仲景)"胸痹心中痞，留气结在胸，胸满，胁下逆抢心，枳实薤白桂枝汤主之。"	枳实四枚，厚朴四两，薤白半斤，桂枝一两，瓜蒌实一枚(捣)。	上五味，以水五升，先煮枳实、厚朴，取二升，去滓，内诸药，煮数沸，分温三服。	汤剂
23	大建中汤	《金匮要略》(汉·张仲景)"心胸中大寒痛，呕不能饮食，腹中寒，上冲皮起，出见有头足，上下痛而不可触近，大建中汤主之。"	蜀椒二合(去汗)，干姜四两，人参二两。	上三味，以水四升，煮取二升，去滓，内胶饴一升，微火煮取一升半，分温再服；如一炊顷，可饮粥二升，后更服。当一日食糜，温覆之。	汤剂
24	橘皮竹茹汤	《金匮要略》(汉·张仲景)"哕逆者，橘皮竹茹汤主之。"	橘皮二升，竹茹二升，大枣三十枚，生姜半斤，甘草五两，人参一两。	上六味，以水一斗，煮取三升，温服一升，日三服。	汤剂
25	麦门冬汤	《金匮要略》(汉·张仲景)"大逆上气，咽喉不利，止逆下气者，麦门冬汤主之。"	麦门冬七升，半夏一升，人参二两，甘草二两，粳米三合，大枣十二枚。	上六味，以水一斗二升，煮取六升，温服一升，日三夜一服。	汤剂

续表

编号	方名	原文			剂型
		出处	处方	制法及用法	
26	甘姜苓术汤	《金匮要略》（汉·张仲景）“肾著之病，其人身体重，腰中冷，如坐水中，形如水状，反不渴，小便自利，饮食如故，病属下焦。身劳汗出，衣里冷湿，久久得之，腰以下冷痛，腹重如带五千钱，甘姜苓术汤主之。”	甘草、白术各二两，干姜、茯苓各四两。	上四味，以水五升，煮取三升，分温三服。	汤剂
27	厚朴七物汤	《金匮要略》（汉·张仲景）“病腹满，发热十日，脉浮而数，饮食如故，厚朴七物汤主之。”	厚朴半斤，甘草、大黄各三两，大枣十枚，枳实五枚，桂枝二两，生姜五两。	上七味，以水一斗，煮取四升，温服八合，日三服。	汤剂
28	厚朴麻黄汤	《金匮要略》（汉·张仲景）“咳而脉浮者，厚朴麻黄汤主之。”	厚朴五两，麻黄四两，石膏如鸡子大，杏仁半升，半夏半升，干姜二两，细辛二两，小麦一升，五味子半升。	上九味，以水一斗二升，先煮小麦熟，去滓，内诸药，煮取三升，温服一升，日三服。	汤剂
29	当归建中汤	《千金翼方》（唐·孙思邈）“治产后虚羸不足，腹中疾痛不止，吸吸少气，或若小腹拘急挛痛引腰背，不能饮食，产后一月，日得服四五剂为善，令人强壮内补方。”	当归四两，桂心三两，甘草二两（炙），芍药六两，生姜三两，大枣十二枚（擘）。	右六味，㕮咀，以水一斗，煮取三升，分为三服，一日令尽。	汤剂
30	温脾汤	《备急千金要方》（唐·孙思邈）“治下久赤白连年不止，及霍乱，脾胃冷，实不消。”	大黄四两，人参、甘草、干姜各二两，附子一枚（大者）。	右五味，㕮咀，以水八升煮取二升半，分三服。临熟下大黄。	汤剂
31	温胆汤	《备急千金要方》（唐·孙思邈）“治大病后，虚烦不得眠，此胆寒故也，宜服温胆汤。”	半夏、竹茹、枳实各二两，橘皮三两，生姜四两，甘草一两。	右六味，㕮咀，以水八升煮取二升，分三服。	汤剂

续表

编号	方名	原文			剂型
		出处	处方	制法及用法	
32	小续命汤	《备急千金要方》（唐·孙思邈）“治卒中风欲死，身体缓急，口目不正，舌强不能语，奄奄忽忽，神情闷乱，诸风服之皆验，不令人虚方。”	麻黄、防己、人参、黄芩、桂心、甘草、芍药、川芎、杏仁各一两，附子一枚，防风一两半，生姜五两。	右十二味，㕮咀，以水一斗二升，先煮麻黄三沸，去沫，内诸药，煮取三升。分三服，甚良。不瘥，更合三、四剂，必佳。	汤剂
33	开心散	《备急千金要方》（唐·孙思邈）“开心散，主好忘方。”	远志、人参各四分，茯苓二两，菖蒲一两。	右四味治下筛，饮服方寸匕，日三服。	散剂
34	槐花散	《普济本事方》（宋·许叔微）“治肠风脏毒，槐花散。”	槐花（炒），柏叶（烂杵焙），荆芥穗，枳壳（去穰细切，麸炒黄）。	右修事了，方秤等分，细末，用清米饮调下二钱，空心食前服。	散剂
35	竹茹汤	《普济本事方》（宋·许叔微）“治胃热呕吐，竹茹汤。”	干葛三两，甘草三分（炙），半夏三分（姜汁半盏，浆水一升煮耗半）。	右粗末，每服五钱，水二盏，生姜三片，竹茹一弹大，枣一个，同煎至一盏，去滓温服。	煮散
36	辛夷散	《严氏济生方》（宋·严用和）“治肺虚，风寒湿热之气加之，鼻内壅塞，涕出不已，或气息不通，或不闻香臭。”	辛夷仁、细辛（洗去土、叶）、藁本（去芦）、升麻、川芎、木通（去节）、防风（去芦）、羌活（去芦）、甘草（炙）、白芷各等分。	右为细末，每服二钱。食后茶清调服。	散剂
37	当归饮子	《严氏济生方》（宋·严用和）“治心血凝滞，内蕴风热，发见皮肤，遍身疮疥，或肿或痒，或脓水浸淫，或发赤疹瘖瘰。”	当归（去芦）、白芍药、川芎、生地黄（洗）、白蒺藜（炒，去尖）、防风（去芦）、荆芥穗各一两，何首乌、黄芪（去芦），甘草（炙）各半两。	右㕮咀，每服四钱，水一盏半，姜五片，煎至八分，去滓温服。不拘时候。	煮散

续表

编号	方名	原文			剂型
		出处	处方	制法及用法	
38	实脾散	《严氏济生方》（宋·严用和）“治阴水，先实脾土。”	厚朴（去皮，姜制，炒）、白术、木瓜（去瓤）、木香（不见火）、草果仁、大腹子、附子（炮、去皮脐）、白茯苓（去皮）、干姜（炮）各一两，甘草（炙）半两。	右㕮咀，每服四钱，水一盏半，生姜五片，枣子一枚，煎至七分，去滓温服，不拘时候。	煮散
39	温经汤	《妇人大全良方》（宋·陈自明）“若经道不通，绕脐寒疝痛彻，其脉沉紧。此由寒气客于血室，血凝不行，结积血为气所冲，新血与故血相搏，所以发痛。譬如天寒地冻，水凝成冰。宜温经汤及桂枝桃仁汤、万病丸。”	当归、川芎、芍药、桂心、牡丹皮、莪术各半两，人参、甘草、牛膝各一两。	右㕮咀，每服五钱。水一盏半，煎至八分，去滓温服。	煮散
40	泻白散	《小儿药证直诀》（宋·钱乙）“治小儿肺盛，气急喘嗽。”	地骨皮（洗去土，焙）、桑白皮（细锉炒黄）各一两，甘草（炙）一钱。	上锉散，入粳米一撮，水二小盏，煎七分，食前服。	煮散
41	清心莲子饮	《太平惠民和剂局方》（宋·太平惠民和剂局）“治心中蓄积，时常烦躁，因而思虑劳力，忧愁抑郁，是致小便白浊，或有沙膜，夜梦走泄，遗沥涩痛，便赤如血；或因酒色过度，上盛下虚，心火炎上，肺金受克，口舌干燥，渐成消渴，睡卧不安，四肢倦怠，男子五淋，妇人带下赤白；及病后气不收敛，阳浮于外，五心烦热。药性温平，不冷不热，常服清心养神，秘精补虚，滋润肠胃，调顺血气。”	黄芩、麦门冬（去心）、地骨皮、车前子、甘草（炙）各半两，石莲肉（去心）、白茯苓、黄芪（蜜炙）、人参各七钱半。	右剉散。每三钱，麦门冬十粒，水一盏半，煎取八分，去滓，水中沉冷，空心，食前服。	煮散

续表

编号	方名	原文			剂型
		出处	处方	制法及用法	
42	甘露饮	《太平惠民和剂局方》（宋·太平惠民和剂局）“治丈夫、妇人、小儿胃中客热，牙宣口气，齿龈肿烂，时出脓血，目睑垂重，常欲合闭；或频饥烦，不欲饮食，及赤目肿痛，不任凉药，口舌生疮，咽喉肿痛，疮疹已发、未发，皆可服之。又疗脾胃受湿，瘀热在里，或醉饱房劳，湿热相搏，致生疸病，身面皆黄，肢体微肿，胸满气短，大便不调，小便黄涩，或时身热，并皆治之。”	枇杷叶（刷去毛）、干熟地黄（去土）、天门冬（去心，焙）、枳壳（去瓤，麸炒）、山茵陈（去梗）、生干地黄、麦门冬（去心，焙）、石斛（去芦）、甘草（炙）、黄芩。	右等分，为末。每服二钱，水一盏，煎至七分，去滓温服，食后，临卧。小儿一服分两服，仍量岁数加减与之。	煮散
43	华盖散	《太平惠民和剂局方》（宋·太平惠民和剂局）“治肺感寒邪，咳嗽上气，胸膈烦满，项背拘急，声重鼻塞，头昏目眩，痰气不利，呀呷有声。”	紫苏子（炒）、赤茯苓（去皮）、桑白皮（炙）、陈皮（去白）、杏仁（去皮、尖，炒）、麻黄（去根、节）各一两，甘草（炙）半两。	右七味为末。每服二钱，水一盏，煎至七分，去滓，食后温服。	煮散
44	三痹汤	《妇人大全良方》（宋·陈自明）“治血气凝滞，手足拘挛，风痹，气痹等疾皆疗。”	川续断、杜仲（去皮，切，姜汁炒）、防风、桂心、细辛、人参、茯苓、当归、白芍药、甘草各一两，秦艽、生地黄、川芎、川独活各半两，黄芪、川牛膝各一两。	右㕮咀为末，每服五钱。水二盏，姜三片，枣一枚，煎至一盏，去滓热服，无时候，但腹稍空服。	煮散

续表

编号	方名	原文			剂型
		出处	处方	制法及用法	
45	升阳益胃汤	《脾胃论》（金·李东垣）“脾胃之虚，怠惰嗜卧，四肢不收，时值秋燥令行，湿热少退，体重节痛，口苦舌干，食无味，大便不调，小便频数，不嗜食，食不消。兼见肺病，洒淅恶寒，惨惨不乐，面色恶而不和，乃阳气不伸故也。当升阳益胃，名之曰升阳益胃汤。”	黄芪二两，半夏（汤洗）、人参（去芦）、甘草（炙）各一两，防风、白芍药、羌活、独活各五钱，橘皮（连穰）四钱，茯苓、泽泻、柴胡、白术各三钱，黄连二钱。	上㕮咀，每服三钱，生姜五片，枣二枚，去核，水三盏，同煎至一盏，去渣，温服，早饭、午饭之间服之，禁忌如前。其药渐加至五钱止。	煮散
46	清胃散	《兰室秘藏》（金·李东垣）“治因服补胃热药，致使上下牙疼痛不可忍，牵引头脑、满面发热，大痛。足阳明之别络入脑，喜寒恶热，乃是手足阳明经中热盛而作也。其齿喜冷恶热。”	当归身、择细黄连、生地黄（酒制）各三分，牡丹皮五分，升麻一钱。	上为细末，都作一服，水一盏半，煎至一盏，去滓，带冷服之。	煮散
47	当归六黄汤	《兰室秘藏》（金·李东垣）“治盗汗之圣药也。”	当归、生地黄、熟地黄、黄柏、黄芩、黄连各等分，黄芪加一倍。	上为粗末，每服五钱，水二盏，煎至一盏，食前服。小儿减半服之。	煮散
48	圣愈汤	《兰室秘藏》（金·李东垣）“治诸恶疮，血出多而心烦不安，不得睡眠，亡血故也，以此药主之。”	生地黄、熟地黄、川芎、人参各三分，当归身、黄芪各五分。	上㕮咀，如麻豆大，都作一服。水二大盏，煎至一盏，去滓，稍热无时服。	煮散
49	乌药汤	《兰室秘藏》（金·李东垣）“治妇人血海疼痛。”	当归、甘草、木香各五钱，乌药一两，香附子二两（炒）。	上㕮咀，每服五钱，水二大盏，去滓，温服，食前。	煮散
50	羌活胜湿汤	《内外伤辨惑论》（金·李东垣）“肩背痛不可回顾者，此手太阳气郁而不行，以风药散之。脊痛项强，腰似折，项似拨，此足太阳经不通行，以羌活胜湿汤主之。”	羌活、独活各一钱，藁本、防风、甘草（炙）、川芎各五分，蔓荆子三分。	上㕮咀，都作一服，水二盏，煎至一盏，去渣，大温服，空心食前。	煮散
51	当归补血汤	《内外伤辨惑论》（金·李东垣）“治肌热，燥热，困渴引饮，目赤面红，昼夜不息。其脉洪大而虚，重按全无。”	黄芪一两，当归二钱（酒洗）。	上件㕮咀，都作一服。水二盏，煎至一盏，去渣，温服，空心食前。	煮散

续表

编号	方名	原文			剂型
		出处	处方	制法及用法	
52	厚朴温中汤	《内外伤辨惑论》（金·李东垣）“治脾胃虚寒，心腹胀满，及秋冬客寒犯胃，时作疼痛。”	厚朴（姜制）、橘皮（去白）各一两，甘草（炙）、草豆蔻仁、茯苓（去皮）、木香各五钱，干姜七分。	上为粗散，每服五钱匕。水二盏，生姜三片，煎至一盏，去渣，温服，食前。忌一切冷物。	煮散
53	地黄饮子	《黄帝素问宣明论方》（金·刘完素）“喑痱证，主肾虚。内夺而厥，舌喑不能言，二足废不为用。肾脉虚弱，其气厥不至，舌不仁。经云：喑痱，足不履用，音声不出者。地黄饮子主之，治喑痱，肾虚弱厥逆，语声不出，足废不用。”	熟干地黄、巴戟（去心）、山茱萸、石斛、肉苁蓉（酒浸，焙）、附子（炮）、五味子、官桂、白茯苓、麦门冬（去心）、菖蒲、远志（去心）各等分。	右为末，每服三钱，水一盏半，生姜五片，枣一枚，薄荷，同煎至八分，不计时候。	煮散
54	大秦艽汤	《素问病机气宜保命集》（金·刘完素）“中风，外无六经之形证，内无便溺之阻格，知血弱不能养筋，故手足不能运动，舌强不能言语，宜养血而筋自荣，大秦艽汤主之。”	秦艽三两，甘草二两，川芎二两，当归二两，白芍药二两，细辛半两，川羌活、防风、黄芩各一两，石膏二两，吴白芷一两，白术一两，生地黄一两，熟地黄一两，白茯苓一两，川独活二两。	右十六味，剉，每服一两，水煎，去渣，温服，无时。	煮散
55	三化汤	《素问病机气宜保命集》（金·刘完素）“中风外有六经之形证，先以加减续命汤，随证治之，内有便溺之阻格，复以三化汤主之。”	厚朴、大黄、枳实、羌活各等分。	右剉如麻豆大，每服三两，水三升，煎至一升半，终日服之。以微利为度，无时。	汤剂
56	清金化痰汤	《医学统旨》（明·叶文龄）“清金化痰汤，因火者，咽喉干痛，面赤，鼻出热气，其痰嗽而难出，色黄且浓，或带血丝，或出腥臭。”	黄芩、山栀各一钱半，桔梗二钱，麦门冬（去心）、桑皮、贝母、知母、瓜蒌仁（炒）、橘红、茯苓各一钱，甘草四分。	水二盅，煎八分，食后服。	汤剂

续表

编号	方名	原文			剂型
		出处	处方	制法及用法	
57	桑白皮汤	《景岳全书》（明・张景岳）“治肺气有余，火炎痰盛作喘。”	桑白皮、半夏、苏子、杏仁、贝母、山栀、黄芩、黄连各八分。	水二盅，姜三片，煎八分，温服。	汤剂
58	金水六君煎	《景岳全书》（明・张景岳）“治肺肾虚寒，水泛为痰，或年迈阴虚，血气不足，外受风寒，咳嗽呕恶，多痰喘急等证。”	当归二钱，熟地三、五钱，陈皮一钱半，半夏二钱，茯苓二钱，炙甘草一钱。	水二盅，生姜三、五、七片，煎七、八分，食远温服。	汤剂
59	暖肝煎	《景岳全书》（明・张景岳）“治肝肾阴寒，小腹疼痛，疝气等证。”	当归二、三钱，枸杞三钱，茯苓二钱，小茴香二钱，肉桂一、二钱，乌药二钱，沉香一钱或木香亦可。	水一盅半，加生姜三、五片，煎七分，食远温服。	汤剂
60	玉女煎	《景岳全书》（明・张景岳）“治水亏火盛，六脉浮洪滑大，少阴不足，阳明有余，烦热干渴，头痛牙疼，失血等证。若大便溏泄者，乃非所宜。”	生石膏三、五钱，熟地三、五钱或一两，麦门冬二钱，知母、牛膝各一钱半。	水一盅半，煎七分，温服或冷服。	汤剂
61	保阴煎	《景岳全书》（明・张景岳）“治男妇带浊遗淋，色赤带血，脉滑多热，便血不止，及血崩血淋，或经期太早，凡一切阴虚内热动血等证。”	生地、熟地、芍药各二钱，山药、川续断、黄芩、黄柏各一钱半，生甘草一钱。	水二盅，煎七分。食远温服。	汤剂
62	化肝煎	《景岳全书》（明・张景岳）“治怒气伤肝，因而气逆动火，致为烦热胁痛，胀满动血等证。”	青皮、陈皮各二钱，芍药二钱，丹皮、栀子（炒）、泽泻各一钱半，土贝母二、三钱。	水一盅半，煎七、八分。食远温服。	汤剂
63	济川煎	《景岳全书》（明・张景岳）“凡病涉虚损，而大便闭结不通，则硝、黄攻击等剂必不可用，若势有不得不通者，宜此主之。”	当归三、五钱，牛膝二钱，肉苁蓉（酒洗去咸）二、三钱，泽泻一钱半，升麻五分、七分或一钱，枳壳一钱。	水一盅半，煎七、八分，食前服。	汤剂

续表

编号	方名	原文			剂型
		出处	处方	制法及用法	
64	固阴煎	《景岳全书》(明·张景岳)"治阴虚滑泄，带浊淋遗，及经水因虚不固等证。此方专主肝肾。"	人参随宜，熟地三、五钱，山药二钱(炒)，山茱萸一钱半，远志七分(炒)，炙甘草一、二钱，五味子十四粒，菟丝子二、三钱(炒香)。	水二盅，煎七分，食远温服。	汤剂
65	托里消毒散	《外科正宗》(明·陈实功)"治痈疽已成不得内消者，宜服此药以托之，未成者可消，已成者即溃，腐肉易去，新肉易生，此时不可用内消泄气、寒凉等药致伤脾胃为要。"	人参、川芎、白芍、黄芪、当归、白术、茯苓、金银花各一钱，白芷、甘草、皂角针、桔梗各五分。	水二盅，煎八分，食远服。	汤剂
66	清上蠲痛汤	《寿世保元》(明·龚廷贤)"论一切头痛主方，不论左右偏正新久，皆效。"	当归一钱(酒洗)，小川芎一钱，白芷一钱，细辛三分，羌活一钱，独活一钱，防风一钱，菊花五分，蔓荆子五分，苍术一钱(米泔浸)，片芩一钱五分(酒炒)，麦门冬一钱，甘草三分(生)。	上锉一剂，生姜煎服。	煮散
67	清肺汤	《万病回春》(明·龚廷贤)"治一切咳嗽，上焦痰盛。"	黄芩(去朽心)一钱半，桔梗(去芦)、茯苓(去皮)、陈皮(去白)、贝母(去心)、桑白皮各一钱，当归、天门冬(去心)、山栀、杏仁(去皮尖)、麦门冬(去心)各七分，五味子七粒，甘草三分。	上锉，生姜、枣子煎，食后服。	煮散

续表

编号	方名	原文			剂型
		出处	处方	制法及用法	
68	养胃汤	《证治准绳》（明・王肯堂）“治外感风寒，内伤生冷，憎寒壮热，头目昏疼，不问风寒二证，夹食停痰，俱能治之，但感风邪，以微汗为好。”	半夏（汤洗七次）、厚朴（去粗皮、姜汁炒）、苍术（米泔浸一宿，洗切，炒）各一两，橘红七钱半，藿香叶（洗去土）、草果（去皮膜）、茯苓（去黑皮）、人参（去芦）各半两，炙甘草二钱半。	右㕮咀，每服四钱，水一盏半，姜七片，乌梅一个，煎六分，热服。	煮散
69	清骨散	《证治准绳》（明・王肯堂）“专退骨蒸劳热。”	银柴胡一钱五分，胡黄连、秦艽、鳖甲（醋炙）、地骨皮、青蒿、知母各一钱，甘草五分。	水二盅，煎八分，食远服。	汤剂
70	石决明散	《普济方》（明・朱橚）“石决明散，治风毒气攻入头系眼昏暗，及头目不利。”	石决明、羌活（去芦头）、草决明、菊花各一两，甘草（炙，剉）半两。	右为散，每服二钱，以水一盏。煎六分，和滓，食后、临卧温服。	煮散
71	保元汤	《简明医彀》（明・孙志宏）“治元气虚弱，精神倦怠，肌肉柔慢，饮食少进，面青㿠白，睡卧宁静，……及有杂证，皆属虚弱，宜服。”	人参一钱，黄芪二钱，甘草五分，肉桂二分。	右加生姜一片，水煎服。	汤剂
72	达原饮	《瘟疫论》（明・吴又可）“瘟疫初起先憎寒而后发热，日后但热而无憎寒也，初起二三日，其脉不浮不沉而数，昼夜发热，日晡益甚，头疼身痛，其时邪在伏脊之前，肠胃之后。虽有头疼身痛，此邪热浮越于经，不可认为伤寒表证，辄用麻黄、桂枝之类强发其汗。此邪不在经，汗之徒伤表气，热亦不减。又不可下，此邪不在里，下之徒伤胃气，其渴愈甚。宜达原饮。”	槟榔二钱，厚朴一钱，草果仁五分，知母一钱，芍药一钱，黄芩一钱，甘草五分。	右用水一盅，煎八分，午后温服。	汤剂

续表

编号	方名	原文			剂型
		出处	处方	制法及用法	
73	升陷汤	《医学衷中参西录》（清・张锡纯）“治胸中大气下陷，气短不足以息……”	生黄芪六钱，知母三钱，柴胡一钱五分，桔梗一钱五分，升麻一钱。	水煎服。	汤剂
74	三甲复脉汤	《温病条辨》（清・吴瑭）“①下焦温病，热深厥甚，脉细促，心中憺憺大动，甚则心中痛者，三甲复脉汤主之。②燥久伤及肝肾之阴，上盛下虚，昼凉夜热，或干咳，或不咳，甚则痉厥者，三甲复脉汤主之。”	炙甘草六钱，干地黄六钱，生白芍六钱，麦门冬五钱（不去心），阿胶三钱，麻仁三钱，生牡蛎五钱，生鳖甲八钱，生龟板一两。	水八杯，煮取八分三杯，分三次服。	汤剂
75	沙参麦冬汤	《温病条辨》（清・吴瑭）“燥伤肺胃阴分，或热或咳者，沙参麦冬汤主之。”	沙参三钱，玉竹二钱，生甘草一钱，冬桑叶一钱五分，麦门冬三钱，生扁豆一钱五分，花粉一钱五分。	水五杯，煮取二杯，日再服。	汤剂
76	新加香薷饮	《温病条辨》（清・吴瑭）“手太阴暑温，如上条证，但汗不出者，新加香薷饮主之。”	香薷二钱，银花三钱，鲜扁豆花三钱，厚朴二钱，连翘二钱。	水五杯，煮取二杯，先服一杯，得汗止后服，不汗再服，服尽不汗，再作服。	汤剂
77	桑杏汤	《温病条辨》（清・吴瑭）“秋感燥气，右脉数大，伤手太阴气分者，桑杏汤主之。”	桑叶一钱，杏仁一钱五分，沙参二钱，象贝一钱，香豉一钱，栀皮一钱，梨皮一钱。	水二杯，煮取一杯，顿服之，重者再作服。	汤剂
78	益胃汤	《温病条辨》（清・吴瑭）“阳明温病，下后汗出，当复其阴，益胃汤主之。”	沙参三钱，麦门冬五钱，冰糖一钱，细生地五钱，玉竹一钱五分（炒香）。	水五杯，煮取二杯，分二次服，渣再煮一杯服。	汤剂

续表

编号	方名	原文			剂型
		出处	处方	制法及用法	
79	蠲痹汤	《医学心悟》（清・程国彭）"通治风、寒、湿三气，合而成痹。"	羌活、独活各一钱，桂心五分，秦艽一钱，当归三钱，川芎七分，甘草五分（炙），海风藤二钱，桑枝三钱，乳香、木香各八分。	水煎服。	汤剂
80	二冬汤	《医学心悟》（清・程国彭）"治上消者，宜润其肺，兼清其胃，二冬汤主之。"	天门冬二钱（去心），麦门冬三钱（去心），花粉一钱，黄芩一钱，知母一钱，甘草五分，人参五分，荷叶一钱。	水煎服。	汤剂
81	半夏白术天麻汤	《医学心悟》（清・程国彭）"眩，谓眼黑；晕者，头旋也。……有湿痰壅遏者，书云，头旋眼花，非天麻、半夏不除是也，半夏白术天麻汤主之。"	半夏一钱五分，天麻、茯苓、橘红各一钱，白术三钱，甘草五分。	生姜一片，大枣二枚，水煎服。	汤剂
82	藿朴夏苓汤	《医原》（清・石寿棠）"湿之化气，为阴中之阳，氤氲浊腻，故兼证最多，变迁最幻，愈期最缓。其见证也，面色混浊如油腻，口气浊腻不知味，或生甜水，舌苔白腻，膜原邪重则舌苔满布，厚如积粉，板贴不松，脉息模糊不清，或沉细似伏，断续不匀，神多沉困嗜睡。斯时也，邪在气分，即当分别湿多热多。"	杜藿香二钱，真川朴一钱，姜半夏钱半，赤苓三钱，光杏仁三钱，生薏仁四钱，白蔻末六分，猪苓钱半，淡香豉三钱，建泽泻钱半。	选用丝通草三钱，或五钱煎汤代水，煎上药服。	汤剂
83	丁香柿蒂散	《伤寒瘟疫条辨》（清・杨栗山）"治久病呃逆，因下寒者。"	丁香、柿蒂各二钱，人参一钱，生姜三钱。	水煎温服。	汤剂

续表

编号	方名	原文			剂型
		出处	处方	制法及用法	
84	一贯煎	《医方絜度》（清·钱敏捷）“一贯煎（柳洲）主肝血衰少，脘痛，胁疼。”	北沙参、麦门冬、当归各一钱五分，枸杞、生地各三钱，川楝子二钱。	水煎服。	汤剂
85	易黄汤	《傅青主女科》（清·傅山）“妇人有带下而色黄者，宛如黄茶浓汁，其气腥秽，所谓黄带是也。……法宜补任脉之虚，而清肾火之炎，则庶几矣。方用易黄汤。”	山药一两（炒），芡实一两（炒），黄柏二钱（盐水炒），车前子一钱（酒炒），白果十枚（碎）。	水煎服。	汤剂
86	宣郁通经汤	《傅青主女科》（清·傅山）“妇人有经前腹疼数日，而后经水行者，其经来多是紫黑块，人以为寒极而然也，谁知是热极而火不化乎！……治法似宜大泄肝中之火，然泄肝之火，而不解肝之郁，则热之标可去，而热之本未除也，其何能益！方用宣郁通经汤。”	白芍五钱（酒炒），当归五钱（酒洗），丹皮五钱，山栀子三钱（炒），白芥子二钱（炒研），柴胡一钱，香附一钱（酒炒），川郁金一钱（醋炒），黄芩一钱（酒炒），生甘草一钱。	水煎服。	汤剂
87	完带汤	《傅青主女科》（清·傅山）“妇人有终年累月下流白物，如涕如唾，不能禁止，甚则臭秽者，所谓白带也。……治法宜大补脾胃之气，稍佐以舒肝之品，使风木不闭塞于地中，则地气自升腾于天上，脾气健而湿气消，自无白带之患矣。方用完带汤。”	白术一两（土炒），山药一两（炒），人参二钱，白芍五钱（酒炒），车前子三钱（酒炒），苍术三钱（制），甘草一钱，陈皮五分，黑芥穗五分，柴胡六分。	水煎服。	汤剂
88	清经散	《傅青主女科》（清·傅山）“妇人有先期经来者，其经甚多，人以为血热之极也，谁知是肾中水火太旺乎。……治之法但少清其热，不必泄其水也。方用清经散。”	丹皮三钱，地骨皮五钱，白芍三钱（酒炒），大熟地三钱（九蒸），青蒿二钱，白茯苓一钱，黄柏五分（盐水浸，炒）。	水煎服。	汤剂

续表

编号	方名	原文			剂型
		出处	处方	制法及用法	
89	清肝止淋汤	《傅青主女科》（清·傅山）“妇人有带下而色红者，似血非血，淋沥不断，所谓赤带也。……治法须清肝火而扶脾气，则庶几可愈。方用清肝止淋汤。”	白芍一两（醋炒），当归一两（酒洗），生地五钱（酒炒），阿胶三钱（白面炒），粉丹皮三钱，黄柏二钱，牛膝二钱，香附一钱（酒炒），红枣十个，小黑豆一两。	水煎服。	汤剂
90	两地汤	《傅青主女科》（清·傅山）“又有先期经来只一、二点者，人以为血热之极也，谁知肾中火旺而阴水亏乎。……治之法不必泄火，只专补水，水既足而火自消矣，亦既济之道也。方用两地汤。”	大生地一两（酒炒），元参一两，白芍药五钱（酒炒），麦门冬肉五钱，地骨皮三钱，阿胶三钱。	水煎服。	汤剂
91	四妙勇安汤	《验方新编》（清·鲍相璈）“此症生手、足各指，或生指头，或生指节、指缝。初生或白色痛极，或如粟米起一黄泡。其皮或如煮熟红枣，黑色不退，久则溃烂，节节脱落，延至手足背腐烂黑陷，痛不可忍。……宜用顶大甘草，研极细末，用香麻油调敷。……再用金银花、元参各三两，当归二两，甘草一两，水煎服。”	金银花、元参各三两，当归二两，甘草一两。	水煎服。	汤剂

续表

编号	方名	原文			剂型
		出处	处方	制法及用法	
92	身痛逐瘀汤	《医林改错》（清·王清任）"凡肩痛、臂痛、腰痛、腿痛，或周身疼痛，总名曰痹症。明知受风寒，用温热发散药不愈；明知有湿热，用利湿降火药无功。久而肌肉消瘦，议论阴亏，随用滋阴药又不效。至此便云：病在皮脉，易于为功；病在筋骨，实难见效。因不思风寒湿热入皮肤，何处作痛。入于气管，痛必流走；入于血管，痛不移处。如论虚弱，是因病而致虚，非因虚而致病。……古方颇多，如古方治之不效，用身痛逐瘀汤。"	秦艽一钱，川芎二钱，桃仁三钱，红花三钱，甘草二钱，羌活一钱，没药二钱，当归三钱，灵脂二钱（炒），香附一钱，牛膝三钱，地龙二钱（去土）。	水煎服。	汤剂
93	除湿胃苓汤	《医宗金鉴》（清·吴谦）"此证俗名蛇串疮，有干湿不同，红黄之异，皆如累累珠形。……湿者色黄白，水皰大小不等，作烂流水，较干者多疼，此属脾肺二经湿热，治宜除湿胃苓汤。"	苍术（炒）、厚朴（姜炒）、陈皮、猪苓、泽泻、赤茯苓、白术（土炒）、滑石、防风、山栀子（生，研）、木通各一钱，肉桂、甘草（生）各三分。	水二盅，灯心五十寸，煎八分，食前服。	汤剂
94	枇杷清肺饮	《医宗金鉴》（清·吴谦）"此证由肺经血热而成。每发于面鼻，起碎疙瘩，形如黍屑，色赤肿痛，破出白粉汁，日久皆成白屑，形如黍米白屑。宜内服枇杷清肺饮。"	人参三分，枇杷叶二钱（刷去毛，蜜炙），甘草三分（生），黄连一钱，桑白皮二钱（鲜者佳），黄柏一钱。	水一盅半，煎七分，食远服。	汤剂

续表

编号	方名	原文			剂型
		出处	处方	制法及用法	
95	黄连膏	《医宗金鉴》（清・吴谦）"此证生于鼻窍内，初觉干燥疼痛，状如粟粒，甚则鼻外色红微肿，痛似火炙。由肺经壅热，上攻鼻窍，聚而不散，致成此疮。内宜黄芩汤清之，外用油纸捻粘辰砂定痛散，送入鼻孔内。若干燥者，黄连膏抹之立效。"	黄连三钱，当归尾五钱，生地一两，黄柏三钱，姜黄三钱。	香油十二两，将药煠枯，捞去渣；下黄蜡四两溶化尽，用夏布将油滤净，倾入瓷碗内，以柳枝不时搅之，候凝为度。	膏剂
96	五味消毒饮	《医宗金鉴》（清・吴谦）"夫疔疮者，乃火证也。……初起俱宜服蟾酥丸汗之；毒势不尽，憎寒壮热仍作者，宜服五味消毒饮汗之。"	金银花三钱，野菊花、蒲公英、紫花地丁、紫背天葵子各一钱二分。	水二盅，煎八分，加无灰酒半钟，再滚二、三沸时，热服。渣，如法再煎服，被盖出汗为度。	汤剂
97	桃红四物汤	《妇科冰鉴》（清・柴得华）"血多有块，色紫稠粘者，有瘀停也，桃红四物汤随其流以逐之。"	生地三钱（酒洗），当归四钱（酒洗），白芍钱五分（酒炒），川芎一钱，桃仁十四粒（去皮尖研泥），红花一钱（酒洗）。	水煎温服。	汤剂
98	散偏汤	《辨证录》（清・陈士铎）"人有患半边头风者，或痛在右，或痛在左，大约痛于左者为多，百药治之罔效，人不知其故。此病得之郁气不宣，又加风邪袭之于少阳之经，遂致半边头痛也。其病有时重有时轻，大约遇顺境则痛轻，遇逆境则痛重，遇拂抑之事而更加之风寒之天，则大痛而不能出户。痛至岁久，则眼必缩小，十年之后，必至坏目，而不可救药矣。治法急宜解其肝胆之郁气。虽风入于少阳之胆，似乎解郁宜解其胆，然而胆与肝为表里，治胆者必须治肝。况郁气先伤肝而后伤胆，肝舒而胆亦舒也。方用散偏汤。"	白芍五钱，川芎一两，郁李仁一钱，柴胡一钱，白芥子三钱，香附二钱，甘草一钱，白芷五分。	水煎服。	汤剂

续表

编号	方名	原文			剂型
		出处	处方	制法及用法	
99	清燥救肺汤	《医门法律》（清·喻嘉言）“治诸气膹郁，诸痿喘呕。”	桑叶三钱（去枝梗），石膏二钱五分（煅），甘草一钱，人参七分，胡麻仁一钱（炒，研），真阿胶八分，麦门冬一钱二分（去心），杏仁七分（炮，去皮尖，炒黄），枇杷叶一片（刷去毛，蜜涂炙黄）。	水一碗，煎六分，频频二、三次滚热服。	汤剂
100	凉血地黄汤	《外科大成》（清·祁坤）“治痔肿痛出血。”	归尾一钱五分，生地二钱，赤芍一钱，黄连（炒）二钱，枳壳一钱，黄芩一钱（炒黑），槐角三钱（炒黑），地榆二钱（炒黑），荆芥一钱（炒黑），升麻五分，天花粉八分，甘草五分。	右一剂。加生侧柏二钱，用水二大盅，煎一盅，空心服三、四剂，则痛止肿消，更外兼熏洗。	汤剂

参考文献

[1] 中医药科学研究思路与方法[M]. 上海：上海中医药大学出版社，2003：133-136.

[2] 肖顺贞 . 临床科研设计[M]. 北京：北京大学医学出版社，2005.

[3] 贲长恩 . 医学科研思路方法与程序[M]. 北京：人民卫生出版社，2009.

[4] 陈玉招 . 气虚证自评量表的初步研制及考评[D]. 福建中医药大学，2016.

[5] 刘仕利，吴天石，王凤荣 . 胸痹气虚证疗效评价量表探讨[J]. 中国中医急症，2019，28（10）:1796-1799.

[6] 邵明义 . 名老中医学术思想传承方法的思考与探索[J]. 辽宁中医杂志，2017，44（06）：1153-1154.

[7] 符宇，范冠杰，黄皓月，等 . 基于大数据名老中医学术经验传承研究方法的思考[J]. 中华中医药杂志，2017，32（04）:1644-1646.

[8] 国家中医药管理局 2019 年全国名老中医药专家传承工作室建设项目实施方案 .

[9] 中共河南省委、河南省人民政府《关于促进中医药传承创新发展的实施意见》.

[10] 杨志敏，老膺荣，胡延滨，等 . 现代知识管理视角下的名老中医学术传承瓶颈与对策[J]. 新中医，2012（04）.

[11] 国家药监局关于发布真实世界证据支持药物研发与审评的指导原则（试行）的通告（2020 年第 1 号）.

[12] 中共中央国务院关于促进中医药传承创新发展的意见（2019 年 10 月 20 日）http://www.gov.cn/zhengce/2019-10/26/content_5445336.htm.

[13] 孙昱，孙国祥，李焕德 . 人用经验在中药新药申报中的应用研究与中药新药申报的拓展思考[J]. 中南药学，2020，12:1941-1944.

[14] 刘平 . 中医药科研思路与方法[M]. 北京：人民卫生出版社，2012：113-127.

[15] 万芳 . 古代中医文献研究的分类及其研究 [J]. 中医文献杂志，2004，3（22）1-4.

[16] 刘建平 . 循证中医药临床研究方法学[M]. 北京：人民卫生出版社，2006:256-265.

[17] Web of science 数据库 http://www.isiknowledge.com/.

[18] EI Village：http://www.engineeringvillage2.org.cn/.

[19] 中国知网 https://www.cnki.net/.

[20] 中国科学引文数据库：http://sciencechina.cn/.

[21] 徐天朝，苏晶现代数理统计方法在中医方药文献研究中的应用 [J]. 中国中医基础医学杂

志，2011，4（17）.

[22] 张丰聪，王振国．中医古代临床文献研究思路和方法 [J]. 南京中医药大学学报，2013，14（3）145-146.

[23] 刘成，王小芳，朱建平，等．中医医史文献学基本名词术语英译研究．中华中医药杂志，2017，32（6）：2567.

[24] 吕爱平，邓洋洋．中医证候规范化文献研究的思路与方法 [J]. 中医杂志，2009，50（08）：743-744.

[25] 李逐波．体内药物分析及药物代谢动力学 [M]. 北京：科学出版社，2015:4-36.

[26] 梁瑞峰，张峰，李更生，等．吴茱萸对黄连有效成分在大鼠体内组织分布的影响 [J]. 中国实验方剂学杂志，2016，22（23）:89-93.

[27] 浙江省病原微生物实验室生物安全质量管理中心．生物安全实验室建设与管理 [M]. 杭州：浙江文艺出版社，2019: 19-31.

[28] 冯树根．空气洁净技术与工程应用 [M]. 北京：机械工业出版社，2013: 4-8.

[29] 赵效国．新编医学动物实验设计与方法 [M]. 北京：科学出版社，2009: 69-87.

[30] 秦川．医学实验动物学 [M]. 第 2 版．北京：人民卫生出版社，2015: 21-96.

[31] 魏伟，吴希美，李元建．药理实验方法学 [M]. 第 4 版．北京：人民卫生出版社，2010:1698.

[32] 梁瑞峰，李开言，王晓丽，等．降压宝蓝片含药血清对过氧化氢损伤的人脐静脉内皮细胞的保护作用 [J]. 中国实验方剂学杂志，2016，22（3）：112-115.

[33] 马杰，黄霞，刘惠霞，等．中风胶囊对动脉粥样硬化大鼠血脂及相关细胞因子的影响 [J]. 中国实验方剂学杂志，2015，21（19）:101-105.

[34] 王慧森，刘明，梁瑞峰，等．基于 HPLC-PDA 及滋阴作用的地黄苷类提取物工艺优选 [J]. 时珍国医国药，2019，30（9）:2053-2056.

[35] 王廷华，刘佳，夏庆杰．PCR 理论与技术 [M]. 第 3 版．北京：科学出版社，2013: 1-22.

[36] 陈丽梅．分子生物学实验—实用操作技术与应用案例 [M]. 北京：科学出版社，2013: 24-28.

[37] 李思汉，李书楠，周福，等．关于中医证候动物模型研究的思考 [J]. 中华中医药杂志，2019，34（8）:3357-3361.

[38] 林兴栋，刘叶，李华锋，等．2 种不同生物致病因子致温病湿热证动物模型分子免疫学特征研究 [J]. 新中医，2012，44（12）:135-137.

[39] 李华锋，刘叶，林兴栋．小鼠肝炎病毒温病湿热证模型血清 Th/h2a 胞因子变化研究 [J]. 辽宁中医药大学学报，2012，14（9）：57-60.

[40] 罗泽飞，苏旭春，孔嘉欣，等．黄芪多糖对环磷酰胺导致大鼠气虚血瘀证的影响 [J]. 现代肿瘤医学，2016，24（1）：30-32.

[41] 杨栋，张培彤．手术、放、化疗对恶性肿瘤患者血瘀证的影响 [J]. 辽宁中医杂志，2015，42（1）：16-18.

[42] 徐亚林，李承晏，王鹏．局灶性脑缺血气虚血瘀证动物模型的构建 [J]. 湖北中医学院学报，

2004，6（3）：16-17.
[43] 何书芬，居文政，胡浩彬，等，肾阳虚抑郁症模型大鼠的肝脏药物代谢活性变化研究[J]. 药学学报，2017（2）：258-263.
[44] 黄江荣，李祥华，张家均，等．六味地黄丸对甲状腺功能亢进肾阴虚型小鼠基础代谢的影响[J]. 中药药理与临床，2011，27（5）：1-3.
[45] 太史春，王哲，孙大宇，等．肾气虚模型大鼠肺肾组织 AQPI 的蛋白表达研究[J]. 辽宁中医药大学学报，2008，10（3）：124-125.
[46] 黄燕琼，秦华珍，余腾飞，等．10 味温中散寒药对胃实寒证大鼠交感神经 - 肾上腺机能的影响[J]. 中国中医基础医学杂志，2016，22（1）:119-121.
[47] 秦华珍，余腾飞，黄燕琼，等．10 味温中散寒药对胃实寒证大鼠胃组织 AC，PDE，cAMP，cGMP 及 cAMP/cGMP 的影响[J]. 中国中药杂志，2013，38（22）:3967-3969.
[48] 王亚，杨军辉，芮天奇，等．酒炙前后对上焦病症及肝脏能量代谢酶活性的影响[J]. 南京中医药大学学报，2014，30（4）:335-339.
[49] 梁晓光，吴飞，王优杰，等．基于现代电子舌技术的传统苦味中药黄连的苦味物质基础研究[J]. 中国中药杂志，2014，39（17）:3326-3329.
[50] 王晓林．清热解毒类中草药的微量元素分析[J]. 中国实用医药，2010，5（19）:145-146.
[51] 杜思邈，李强，李秋芬，等．芪麝丸中多效应组分在大鼠体内的组织分布研究[J]. 中国实验方剂学杂志，2013，19（19）:171-176.
[52] 喻斌，阮鸣，董小平，等．不同间隔时间冰片处理对大鼠栀子苷脑靶效应的影响[J]. 中国药理学通报，2012，28（6）:862-866.
[53] 孙备，吕凌，陆忠祥，等．三妙丸中牛膝对关节炎大鼠引药作用的机制研究[J]. 中国中药杂志，2008，33（24）:2946-2949.
[54] 周远，苏式兵．中药复方配伍的研究方法及其进展[J]. 中国实验方剂学杂志，2019，25（23）:202-208.
[55] 张天玲，周钱梅，杜佳，等，和解利湿方对酒精性慢性胰腺炎大鼠胰腺纤维化及 TGFfISmad/ERK 信号通路的影响[J]. 中华中医药杂志，2013，28（5）：1168-1173.
[56] 王丽静，贾晓斌，陈彦，等．中药复方拆方研究的思路与方法[J]. 中成药，2008，30(9)：1343-4346.
[57] 陈高，吴巧凤，张小霞，等．黄连厚朴药对 9 个配伍比例对抑制神经氨酸酶活性的影响[J]. 中成药，2017，39（7）：1394-1397.
[58] 刘志寿，艾佳晨，李小清，等，正交设计探讨糖痹康防治糖尿病神经病变最佳配方的体外研究[J]. 中药药理与临床，2016，32（5）：85-90.
[59] 李雪梅，胡义扬．基于均匀设计的抗肝纤维化中药有效组分配伍研究[J]. 中国中西医结合杂志，2010，30（1）：58-63.
[60] 蒋文仪，包艺运，都广礼．网络中药药理学研究进展[G]中医药信息，2018，35（5）：122-26.

[61] 许海玉，侯文彬，李珂，等．基于整合药理学的中药质量标志物发现与应用 [J]. 中国实验方剂学杂志，2019，25（6）：1-8.

[62] 毕胜，谢若男，金传山．中药饮片炮制机制研究方法概述及展望 [J]. 安徽中医药大学学报，2019，38（6）:89-92.

[63] 曲丛丛，吴鹏，张学兰，等 .HPLC-TOF/MS 法研究远志炮制过程中寡糖酯和皂苷类成分的转化机制 [J]. 中药材，2018，41（3）:576-580.

[64] 任丽，李高攀，谌赛男，等．钩吻炮制减毒存效的物质基础分析 [J]. 中国实验方剂学杂志，2020，26（3）:117-124.

[65] 孙娥，韦英杰，张振海，等．基于黄酮成分吸收代谢的炙淫羊藿炮制机制研究 [J]. 中国中药杂志，2014，39（3）:383-390.

[66] 张小艺，刘久石，高石曼，等．中药谱效关系的研究方法及应用进展 [J]. 中国中药杂志，2019，44（20）:4405-4411.

[67] 马文凤，许浚，韩彦琪，等．仿生技术在中药五味辨识研究中的进展与实践 [J]. 中草药，2018，49（5）:993-1001.

[68] 费程浩，戴辉，苏杭，等．电子鼻技术的研究进展及其在中药行业中的应用 [J]. 世界中医药，2019，14（2）:257-262.

[69] 刘昌孝，陈士林，肖小河，等．中药质量标志物（Q-Marker）: 中药产品质量控制的新概念 [J]. 中草药，2016，47（9）:1443-1457.

[70] 孙塑伦，翁维良，杨龙会．中医临床研究实施方案设计与优化 [M]．北京：中国中医药出版社，2008：76-77.

[71] 田少雷．《药物临床试验与 GCP 实用指南》[M]．北京：北京大学医学出版社 2003：100-130.

[72]《国家卫生健康委员会科技重大专项档案管理办法》.

[73] 国家市场监督管理总局．《药品注册管理办法》. 2020 年 1 月 22 日公布．

[74] 梁生旺，贡济宇．中药分析 [M]. 北京：中国中医药出版社，2016：6，8，98.

[75] 国家药典委员会. 中华人民共和国药典. 四部 [S]. 北京：中国医药科技出版社，2020: XII.

[76] 胡世林．中药道地药材 [M]．哈尔滨：黑龙江科学技术出版社，1989:7.

[77] 周玉新．中药指纹图谱研究技术 [S]．北京：化学工业出版社，2002:3.

[78] 宿凌．药事管理与法规 [M]. 北京：中国医药科技出版社，2018：35，37，46，55，117.

[79] 彭星星，王德群，彭华胜．历代本草中“九蒸九晒”药材加工的沿革与变迁浅谈 [J]. 皖西学院学报，2018，02: 92-99.

[80] 裴瑾. 中药资源学 [M]. 北京：人民卫生出版社，2017：49.

[81] 李炳生，易东阳．中药鉴定技术 [M]. 北京：人民卫生出版社，2018: 7.

[82] 中药、天然药物制剂研究的技术指导原则，2012-02-23.

[83] 国家药典委员会．中华人民共和国药典．一部 [S]．北京：中国医药科技出版社，2020:

469，478.
[84] 方开泰，马长兴．正交与均匀试验设计[M]. 北京：科学出版社，2001：35，83.
[85] 宋雨婷．中药学综合知识与技能[M]. 北京：人民卫生出版社，2017: 216.
[86] 卢艳花．中药有效成分提取分离技术[M]. 北京：化学工业出版社，2005：12.
[87] 裴月湖．有机化合物波谱解析［M］. 中国医药科技出版社，2015: 23，68，80，158.
[88] 黄巧文．红外光谱技术对中药鉴别的研究进展[J]. 海峡药学，2008，12:151-153.
[89] 战皓，柳梦婷，方婧，等．近红外分析技术在中药鉴定和含量测定中的应用研究进展[J]. 中国实验方剂学杂志，2015，12:231-235.
[90] 北京医学院，北京中医学院．中草药成分化学［M］. 人民卫生出版社，1984：18，47，50，54，57.
[91] 国家药典委员会. 中华人民共和国药典. 四部［S］. 北京：中国医药科技出版社，2020: 39，61.
[92] 国家药典委员会. 中华人民共和国药典. 四部［S］. 北京：中国医药科技出版社，2020: 481.
[93] 王智民，高慧敏，付雪涛，等．“一测多评”法中药质量评价模式方法学研究[J]. 中国中药杂志，2006，23: 1925-1928.
[94] 高慧敏，宋宗华，王智民，等．适合中药特点的质量评价模式——QAMS研究概述[J]. 中国中药杂志，2012，04: 405-416.
[95] 刘明，李更生，王慧森，等．地黄九蒸九晒炮制过程中益母草苷的含量测定及其动态变化[J]. 中国药学杂志，2009，09:658-660.
[96] 薛淑娟，陈随清．基于代谢组学分析不同蒸制次数熟地黄中糖类成分的变化规律[J]. 中国实验方剂学杂志，2018，22:1-5.
[97] 成颜芬，聂欣，谭睿，等．基于经典“九蒸九晒”法不同炮制程度何首乌的化学质量概貌评价[J]. 中国中药杂志，2019，23:5151-5158.
[98] 郑晓倩，金传山，张业中，等．黄精九蒸九晒炮制过程中糖类成分动态变化[J]. 中成药，2020，07:1837-1841.
[99] 董顺福，韩丽琴，刘建华，等．黄芪等中药总黄酮与金属元素含量测定及聚类分析[J]. 时珍国医国药，2010，03:650-652.
[100] 李婷，郑彩美，张彤，等．葛根总黄酮提取物的含量测定研究[J]. 时珍国医国药，2010，05:1088-1090.
[101] 李晋，郭新荣，张秋红，等．中药独活中总香豆素高通量分析方法的建立[J]. 中国民族民间医药，2011，09:48-49.
[102] 杜卓，刘芳，谭淑仪，等．紫外分光光度法测定丁香油膜剂丁香酚含量的方法学研究[J]. 时珍国医国药，2017，02:315-316.
[103] 范哲贤，胡悦，赖宏强，等．中药复方制剂整体复杂成分体内外含量测定的方法学研究[J]. 中医临床研究，2016，13:11-15.

[104] Du G, Zhao HY, Song YL, et al. Rapid simultaneous determination of isoflavones in Radix puerariae using high — performance liquid chromatography — triple quadrupole mass spectrometry with novel shel — type column [J]. J Sep Sci, 2011, 34 (19):2576.
[105] Chen YQ, Yu HL, Wu H, et al. Characterization and quantification by LC — MS /MS of the chemical components of the heating products of the flavonoids extract in Pollen typhae for transformation rule exploration[J]. Molecules, 2015, 20 (10):18352.
[106] 吴伟杰，周伟娥，张元，等 .LC-MS/MS 技术在中药化学成分分析中的应用 [J]. 时珍国医国药，2016，27 (11) :2735-2737.
[107] 黄端华，童萍，何聿，等 . 毛细管电泳用于中药白鲜皮中生物碱的分析 [J]. 分析测试技术与仪器，2011，17 (1) :23-28.
[108] 刘菁，李志浩，郑芳，等 . 高效毛细管电泳法测定绞股蓝中芦丁和槲皮素的含量 . 中南药学，2009，7 (12) :920-923.
[109] 房娟娟，翟慧磊，闫滨，等 . 毛细管电泳法测定含黄连成药中盐酸小檗碱的含量 [J]. 山东中医药大学学报，2012，36 (1) :63-66.
[110] 朱晓伟，陈建平，郭妍妍，等 . 高效毛细管电泳在中药分析中的应用 [J]. 世界科学技术－中医药现代化，2015，17 (1)：214-218.
[111] 孙笛，袁佳，胡晓雁，等 . 一种基于近红外光谱的华蟾素醇沉过程指标成分及其转移率快速测定方法 [J]. 中国中药杂志，2011，18:2479-2483.
[112] 魏高文 . 卫生统计学 (新世纪第二版) [M]. 北京 : 中国中医药出版社，2018.
[113] 周登远 . 临床医学研究中的统计分析和图形表达实例详解 (第二版) [M]. 北京 : 北京科学技术出版社，2017.
[114] 李康，贺佳 . 医学统计学 [M]. 北京 : 人民卫生出版社，2018.
[115] 魏高文，魏歆然 . 医学统计设计与数据分析的 SPSS 应用 (供中医学针灸推拿学中西医结合) [M]. 北京 : 中国中医药出版社，2020.
[116] 陈峰，于浩 . 临床试验精选案例统计学解读 [M]. 北京 : 人民卫生出版社，2015.
[117] 史周华 . 中医药统计学与软件应用 [M]. 北京 : 中国中医药出版社，2017.
[118] 杜素伟 . 医学统计方法学 [M]. 北京 : 中国中医药出版社，2019.
[119] 郭秀花 . 医学统计学与 SPSS 软件实现方法 [M]. 北京 : 科学出版社，2017.
[120] 方积乾 . 医学统计学与电脑实验 (第四版) [M]. 上海 : 科学技术出版社，2012.
[121] 何雁 . 中医药统计学 [M]. 北京 : 中国中医药出版社，2016.
[122] 隋建峰 . 医学科研方法概论 [M]. 科学出版社，2019.
[123] 李江 . 中医科研思路与方法 [M]. 中国中医药出版社，2019.
[124] 申杰，徐宗佩 . 中医科研思路与方法 [M]. 科学出版社，2013.
[125] 河南省科技厅 . 河南省科技计划项目管理办法，2016.
[126] 河南省中医管理局 . 河南省中医药科学研究专项课题管理办法 (试行)，2014.
[127] 河南省中医管理局 . 河南省中医药科学研究专项课题验收管理实施细则 (试行)，2017.

[128] 河南省科技厅 . 河南省科技计划项目管理办法，2016.
[129] 河南省中医管理局 . 河南省中医药科学研究专项课题管理办法（试行），2014.
[130] 河南省中医管理局 . 河南省中医药科学研究专项课题验收管理实施细则（试行），2017.
[131] 周文献 . 中医科研方法与论文写作指南 . 中国医药科技出版社，2003.
[132] 河南省科技厅 . 河南省科学技术奖励办法，2000.
[133] 河南省中医管理局 . 河南省中医药科技成果奖评审办法（试行），2016.
[134] 国务院 . 实施《中华人民共和国促进科技成果转化法》若干规定，2016.
[135] 河南省人民政府办公厅 . 关于贯彻落实关于促进科技成果转化若干规定的实施意见，2000.
[136] 河南省科技厅 . 河南省促进科技成果转化条例，2020.
[137] 教育部，国家知识产权局，科技部 .《提升高等学校专利质量促进转化运用的若干意见》2020.
[138] 中共中央办公厅，国务院办公厅 . 关于进一步完善中央财政科研项目资金管理等政策的若干意见，2016.
[139] 财政部，科技部，教育部，发展改革委 . 进一步做好中央财政科研项目资金管理等政策贯彻落实工作，2017.
[140] 中共河南省委办公厅，河南省人民政府办公厅 . 关于进一步完善省级财政科研项目资金管理等政策的若干意见，2017.
[141] 河南省财政厅 . 关于加强省级财政科研经费管理服务，2018.
[142] 河南省财政厅 . 河南省省级科技研发专项资金管理办法，2017.